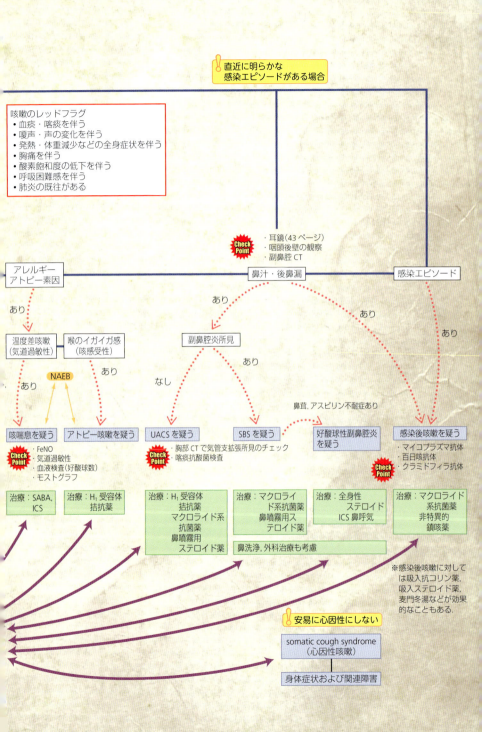

慢性咳嗽マップ

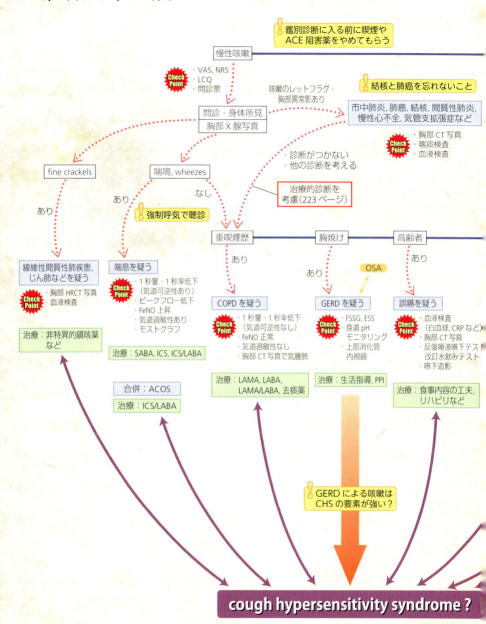

咳のみかた，考えかた

倉原　優
国立病院機構近畿中央胸部疾患センター内科

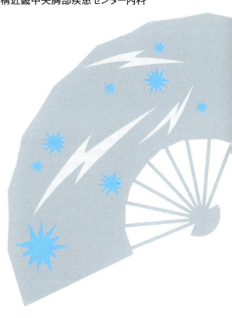

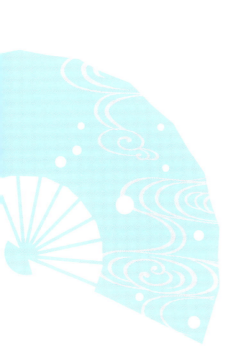

中外医学社

はじめに

　私は咳嗽が嫌いです．私とて3週間におよぶ遷延性咳嗽の経験があるのですが，本当にアレはしんどい．息を吸うたびに胸がピリピリ・イガイガして，ゴホンゴホン！ 会議中でも人前でも，胸のピリピリ・イガイガは容赦なく襲いかかってきます．

　ある質的研究によれば，咳嗽を訴えて外来を受診する患者さんは，平均6.5個の鑑別疾患を頭に浮かべているとされています．彼らは決して医学の勉強をしているわけではなく，この鑑別疾患の中には巷の情報から得た無用の心配ごとも含まれています．一方，医師は平均2.8個しか鑑別疾患を挙げません．ありゃ，6.5個と比べるとえらい少ないですね．

　どれだけ鑑別疾患を挙げられるか，という順位を医師間で競っているわけではありませんし，慢性咳嗽の鑑別疾患を20個列挙できたら名医という簡単なものでもありません．この本を読んでいただければ，患者さんの咳嗽にまつわるエピソードにどれだけ傾聴できたかということが，慢性咳嗽の原因に至る最も確実な道しるべであるかわかっていただけると思います．

　———今も地球のどこかで咳嗽で苦しむ患者さんがいる．そのことを忘れずに咳嗽診療を続けていきたいと思います．

　執筆の企画発案をいただきました中外医学社の岩松宏典様に感謝申し上げます．また，執筆に協力していただいた当院の片山加奈子先生，市立福知山市民病院総合内科川島篤志先生，西村康裕先生にも心よりお礼申し上げます．世界を舞台に活躍するテキスタイルデザイナー・アーティストの谷川幸さん（C.a.w Design Studio代表），中学校・高校時代のクラスメイトというよしみで2回目のデザインを引き受けてくれてありがとう．私が咳に抱くイメージにぴったりの美しい装丁になりました．そしていつも私にパワーをくれる妻の実佳子，長男の直人，次男の恵太もありがとう．

　　2017年3月

　　　　　　　　　　　　　　　　　　　　　　　　　　　　倉原　優

目次

第1章 咳嗽とは何なのか　1

1. 咳嗽という漢字 …………………………………………………………… 2
2. 咳嗽の定義 ………………………………………………………………… 3
3. 咳嗽のメカニズム ………………………………………………………… 5
4. 知っておきたい咳嗽パラメータ ………………………………………… 12

第2章 咳嗽の概論　15

1. 急性咳嗽 …………………………………………………………………… 17
2. 遷延性咳嗽・慢性咳嗽の原因疾患 ……………………………………… 18
3. 咳嗽グラフ ………………………………………………………………… 23
4. 喀痰の有無 ………………………………………………………………… 23
5. 咳嗽発生時間帯 …………………………………………………………… 24

第3章 咳嗽を診療する前の鉄則　27

1. あらゆる疾患が咳嗽を呈しうる ………………………………………… 28
2. 咳嗽のレッドフラグ ……………………………………………………… 28
3. 患者さんのQOLを第一に考える ………………………………………… 29

第4章 咳嗽の診断ツール　31

1. 問診 ………………………………………………………………………… 32
2. 咳嗽強度，咳嗽関連QOL ………………………………………………… 37
3. 身体所見 …………………………………………………………………… 42
　　①バイタルサイン ……………………………………………………… 43
　　②鼻の観察 ……………………………………………………………… 43

③口腔咽頭の観察 ･･･ 43
　　　④聴診 ･･･ 44
　　　⑤四肢診察 ･･･ 45
　　　⑥視診 ･･･ 45
　4. 検査 ･･ 47
　　　①胸部X線写真 ･･･ 47
　　　②呼吸機能検査 ･･･ 47
　　　③呼気一酸化窒素濃度（FeNO）･･････････････････････････････････････ 51
　　　④気道過敏性検査 ･･･ 51
　　　⑤気管支平滑筋収縮誘発咳嗽反応検査（メサコリン咳誘発検査）･･････ 56
　　　⑥咳受容体感受性検査（カプサイシン咳感受性検査）･････････････････ 57
　　　⑦モストグラフ ･･･ 57
　　　⑧血液検査 ･･･ 59
　　　⑨喀痰・咽頭ぬぐい液検査 ･･･ 62
　　　⑩気管支鏡検査 ･･･ 63
　　　⑪複数の検査の組み合わせによる慢性咳嗽の判定 ････････････････････ 63

第5章　急性咳嗽疾患　65

　1. かぜ症候群などの急性気道感染症･･ 66
　2. キラー咳嗽疾患 ･･ 70

第6章　遷延性咳嗽・慢性咳嗽疾患各論　73

　1. 感染後咳嗽：百日咳，マイコプラズマ，クラミドフィラ ･･････････････････ 74
　　　①百日咳 ･･･ 75
　　　②マイコプラズマ ･･･ 78
　　　③クラミドフィラ ･･･ 84
　2. 結核，非結核性抗酸菌症，肺アスペルギルス症 ･･････････････････････････ 87
　　　①結核 ･･･ 87
　　　②非結核性抗酸菌症 ･･･ 89
　　　③肺アスペルギルス症 ･･･ 92
　3. 喘息 ･･ 94

4. 好酸球性気道炎症疾患：咳喘息，アトピー咳嗽，
   非喘息性好酸球性気管支炎 …………………………………… 102
   ①咳喘息 ……………………………………………………… 102
   ②アトピー咳嗽 ……………………………………………… 109
   ③非喘息性好酸球性気管支炎 ……………………………… 116
   ④好酸球性気道炎症疾患のまとめ ………………………… 120
5. 副鼻腔気管支症候群（sinobronchial syndrome：SBS），
   気管支拡張症 …………………………………………………… 122
6. 上気道咳症候群（upper airway cough syndrome：UACS，
   後鼻漏症候群，鼻炎を含む）………………………………… 132
7. 好酸球性副鼻腔炎（eosinophilic chronic rhinosinusitis：ECRS） …… 139
8. 胃食道逆流症 …………………………………………………… 143
9. COPD …………………………………………………………… 152
10. 慢性誤嚥 ………………………………………………………… 157
11. 特発性肺線維症 ………………………………………………… 164
12. 喫煙咳嗽 ………………………………………………………… 171
13. 薬剤性咳嗽 ……………………………………………………… 172
    ① ACE 阻害薬 ……………………………………………… 172
    ②フェンタニル ……………………………………………… 173
    ③薬剤性気管支攣縮 ………………………………………… 174
    ④薬剤性肺障害 ……………………………………………… 174
14. somatic cough syndrome（SCS），心因性咳嗽 …………… 176
15. cough hypersensitivity syndrome（CHS），
    laryngeal hypersensitivity（LH）…………………………… 179
16. 気道異物 ………………………………………………………… 187

第 7 章　非特異的鎮咳薬　189

1. 中枢性麻薬性鎮咳薬：コデインリン酸水和物（リンコデ），ジヒドロ
   コデインリン酸，オキシメテバノール（メテバニール®）…………… 190
2. 中枢性麻薬性鎮咳薬：塩酸モルヒネ ………………………… 192
3. 中枢性非麻薬性鎮咳薬：デキストロメトルファン（メジコン®，アス
   トマリ®，シーサール®）……………………………………………… 193

4. 中枢性非麻薬性鎮咳薬：ジメモルファン（アストミン®，ジメモルミンDS®），チペピジン（アスベリン®），エプラジノン（レスプレン®），ペントキシベリン（トクレス®，ガイレス®），クロペラスチン（フスタゾール®），ベンプロペリン（フラベリック®），クロフェダノール（コルドリン®），ノスカピン（ノスカピン®） ……… 196
5. ハチミツ，ハチミツコーヒー ……………………………………… 198
6. マクロライド系抗菌薬長期療法 ………………………………… 201
7. 対症療法としての吸入薬 ………………………………………… 205
8. 漢方薬（麦門冬湯，小青竜湯，清肺湯，柴朴湯） ………………… 207
9. その他 ……………………………………………………………… 210

第8章　実際の戦略の組み立て　213

1. フローチャート …………………………………………………… 214
   - ①鑑別診断に入る前に喫煙やACE阻害薬をやめてもらう ……… 217
   - ②感染後咳嗽のチェック ………………………………………… 217
   - ③レッドフラグの確認 …………………………………………… 219
   - ④聴診 ……………………………………………………………… 220
   - ⑤GERD，アトピー咳嗽，咳喘息，SBS，UACSの鑑別を試みる …… 220
   - ⑥治療介入 ………………………………………………………… 220
2. 治療的診断 ………………………………………………………… 223
   - ①マクロライド系抗菌薬 ………………………………………… 223
   - ②吸入薬＋ヒスタミンH_1受容体拮抗薬 ………………………… 224
   - ③プロトンポンプ阻害薬（PPI） ………………………………… 225
   - ④非特異的鎮咳薬 ………………………………………………… 225
   - ⑤慢性咳嗽スーパーカクテル …………………………………… 225

第9章　珍しい咳嗽たち　227

1. 咳嗽の原因はもっと上にあった ………………………………… 228
2. にわとりが先か，卵が先か ……………………………………… 230
3. 咳嗽の原因はまさかの大動脈に ………………………………… 231
4. 遠い日の記憶 ……………………………………………………… 233

COLUMN

- ▶咳嗽の速度は？ ……………………………………………………… 4
- ▶非ステロイド性抗炎症薬（NSAIDs）は咳嗽に効く？ …………… 11
- ▶インターネット調査が明かす慢性咳嗽診療の難しさ …………… 26
- ▶布団歴 ………………………………………………………………… 37
- ▶神社歴 ………………………………………………………………… 42
- ▶心臓喘息ではピークフロー値は低下しにくい？ ………………… 46
- ▶もう少しモストグラフ ……………………………………………… 58
- ▶咳喘息 vs アトピー咳嗽，現場ではどう診断すればよいのか？ ………… 116
- ▶緑膿菌の quorum-sensing …………………………………………… 132
- ▶deflation cough ……………………………………………………… 151
- ▶びまん性嚥下性細気管支炎 ………………………………………… 163
- ▶有望な鎮咳薬　$P2X_3$ 受容体拮抗薬 ……………………………… 186
- ▶末梢性鎮咳薬ベンゾナテート ……………………………………… 198
- ▶慢性咳嗽にボツリヌス毒素が効く！？ …………………………… 212

日本語索引 ……………………………………………………………… 237
欧文索引 ………………………………………………………………… 241
略語索引 ………………………………………………………………… 244
薬剤名索引 ……………………………………………………………… 246

装丁　谷川　幸

■略語一覧

ACOS	asthma-COPD overlap syndrome	
AERD	aspirin-exacerbated respiratory disease	アスピリン喘息
COPD	chronic obstructive pulmonary disease	慢性閉塞性肺疾患
DPB	diffuse panbronchiolitis	びまん性汎細気管支炎
ECRS	eosinophilic chronic rhinosinusitis	好酸球性副鼻腔炎
FeNO	fractional exhaled nitric oxide	呼気一酸化窒素濃度
GERD	gastroesophageal reflux disease	胃食道逆流症
ICS	inhaled corticosteroids	吸入ステロイド薬
ICS/LABA	inhaled corticosteroids/long-acting β_2-agonist	吸入ステロイド薬/長時間作用性β_2刺激薬
IIPs	idiopathic interstitial pneumonias	特発性間質性肺炎
IPF	idiopathic pulmonary fibrosis	特発性肺線維症
LABA	long-acting β_2-agonist	長時間作用性β_2刺激薬
LAMA	long-acting muscarinic antagonist	長時間作用性抗コリン薬
LAMA/LABA	long-acting muscarinic antagonist/long-acting β_2-agonist	長時間作用性抗コリン薬/長時間作用性β_2刺激薬
LH	laryngeal hypersensitivity	
MAC	*Mycobacterium avium* complex	
NAEB	non-asthmatic eosinophilic bronchitis	非喘息性好酸球性気管支炎
PPI	proton-pump inhibitors	プロトンポンプ阻害薬
RARs	rapidly adapting receptors	急速適応受容体
SABA	short-acting β_2-agonist	短時間作用性β_2刺激薬
SAMA	short-acting muscarinic antagonist	短時間作用性抗コリン薬
SCS	somatic cough syndrome	
UACS	upper airway cough syndrome	上気道咳症候群
UCC	unexplained chronic cough	説明できない慢性咳嗽

第 1 章

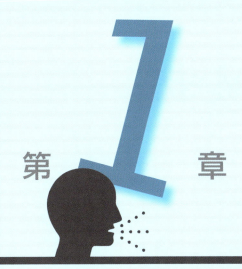

咳嗽とは何なのか

1. 咳嗽という漢字 ……………………………………………………… 2
2. 咳嗽の定義 …………………………………………………………… 3
3. 咳嗽のメカニズム …………………………………………………… 5
4. 知っておきたい咳嗽パラメータ ……………………………………12

1. 咳嗽という漢字

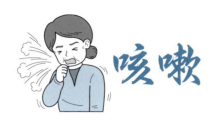

「咳」．英語で書くと cough．漢字1文字に表される代表的な呼吸器症状です．咳という漢字のつくりには「亥（イノシシ）」という文字があります．はて，咳の音がイノシシの鳴き声に似ているからでしょうか．いえいえ，実はこの「亥」は元来，子どもの笑い声を表す漢字だったようです．子どもの笑い声を意味する漢字はその後「孩」→「咳」と変化し，「咳」はコンコンと咳をするという意味に変化していきました．その理由については，読み方の「ガイ」が咳の音に似ているなどの諸説がありますが，詳しくはわかっていません．咳は音読みで「ガイ」と読みますが，訓読みでは「しわぶく」と呼びます．そう，咳をすることをしわぶくと言うのです※．皆さん，知っていましたか？　源氏物語に「しはぶきおぼほれて起きにたり（咳をしてむせて起きてしまった）」，「大夫，妻戸を鳴らして，しはぶけば（大夫が戸を叩いて咳ばらいをすると）」という言葉が登場します．「しはぶく」の由来は「繁（しは）吹く」とする説，または「唇・舌（しは）吹く」とする説があります．皆さんも「いやー，風邪ひいて結構しわぶいちゃってー」と使ってみてください．おそらく現代では誰にも通じないでしょう．

> ※ただし，現代においては，「しわぶく」とは咳払いをするというニュアンスが強いようです．

「嗽」という漢字も「咳をする」という意味です．夏目漱石の「漱」は，実は「咳」とほぼ同じ意味だと言われています．さんずいの「漱」はどちらかといえばうがいをするという意味合いが強いイメージですが，実は咳をするという意味も持ち合わせています．とはいえ，呼吸器内科医にとっては口へんの「嗽」のほうがしっくりきますね．「漱」も「嗽」も，形声文字です．すばやく（束）屈んで（欠）咳をする（口）様子を表しているそうです．「嗽」は訓読みで「嗽ぐ（すすぐ・くちすすぐ）」と読みます．

そのため，咳嗽は「しわぶく・すすぐ」という意味の熟語なんですね．「河

川」,「巨大」,「歓喜」などの熟語と同様に,同じ意味の漢字をつなげた構成です.いやあ,勉強になりました.ちなみに咳嗽はラテン語で「tussis」と書きます.百日咳（pertussis）の単語に使われています.

2. 咳嗽の定義 >>

さて,この本は読み物なれど医学書のつもりで書いています.咳嗽をちゃんと医学的に定義しましょう.まず,日本のガイドライン[1]では「咳嗽とは,気道内に貯留した分泌物や異物を気道外に排除するための生体防御反応である」と記載されています.生態防御反応というところがミソですね.ふむふむ,これなら小学生でも簡単に理解できそうな定義です.では,海外のガイドラインではどうでしょう.

アメリカでは,2006年以降,細かい項目（メカニズム,治療など）に1つ1つ言及したアメリカ胸部学会（American Thoracic Society：ATS）のガイドラインが作成されています.ただ,咳嗽の厳格な定義については規定していません.かの有名なメイヨークリニックのウェブサイトには「咳嗽の定義」というページがあり,「A cough is your body's way of responding when something irritates your throat or airways.（咳嗽とは喉や気道がイガイガしたときの身体の反応である.）」というシンプルな記述があります（http://www.mayoclinic.org/symptoms/cough/basics/definition/sym-20050846）.ヨーロッパ呼吸器学会（European Respiratory Society：ERS）のガイドライン[2]では,「咳嗽とは吸気努力（吸気相）,声門を閉じた状態の呼気努力（圧縮相）,声門を開放して強い呼気へ移行（呼気相・排除相）するという3相から構成され,閉鎖した声門に向かって呼出される特徴的な音を呈するもの」と書かれています（図1-1,1-2）[3].3相という考え方以外にも,咳開始前の咳誘発の相を含めて,吸気,胸腔内圧上昇,爆発的呼気と併せた4相という考え方もあります.イギリス胸部学会（British Thoracic Society：BTS）も基本的にはERSと同じ定義を採用しています[4].

オーストラリアのガイドライン[5]では「咳嗽は随意コントロールできる反射」であり,中国や韓国のガイドライン[6,7]ではそれは「正常な防御的反応」であると書かれています.世界のガイドラインをザッと読んでみると,定義に関してはヨーロッパが一番詳しく記載されているように感じました.

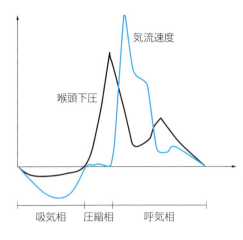

図 1-1 咳のプロセスその1（Braga PC, et al. Cough. New York: Raven Press; 1989. p.29-36[3] より改変引用）

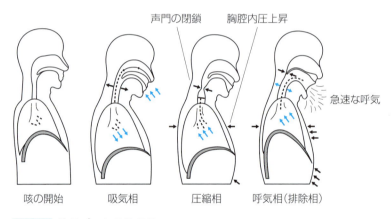

図 1-2 咳のプロセスその2

COLUMN

咳嗽の速度は？

　これまで，咳嗽の速度は時速200〜400 kmくらいではないかと考えられてきましたが，デジタルハイビジョン・ハイスピードビデオシステムを用いてくしゃみや咳嗽のスピードを測定した研究では，くしゃみは速くても7 m/秒（時速25 km）程度，咳嗽は速くても5 m/秒（時速18 km）程度と考えられています[a]．ヒトが全速力で走ったら追いつくくらいのスピードです．

（参考文献）
a) Nishimura H, et al. A new methodology for studying dynamics of aerosol particles in sneeze and cough using a digital high-vision, high-speed video system and vector analyses. PLoS One. 2013; 8: e80244.

3. 咳嗽のメカニズム

　さて，咳嗽はどのように出るのでしょうか．子どもがわかるように書くなら「イガイガしてゴホン！」ですが，この本は子ども向けの絵本じゃないので，ちょっと小難しく書いてみましょう．

　咳嗽に関わる神経で最も重要なのは，迷走神経です．この神経の終末枝（図1-3の●印）があるところで咳刺激をまず受けます．この刺激は延髄の孤束核や大脳皮質にまで送られます．脳から「こりゃいかん，咳をしろ！」という命令が出ると，咳がしたい・イガイガするという感覚を覚えるのです．咳中枢に届けられた刺激が，中枢パターン発生器（central pattern generator）というところを介して，下喉頭神経や横隔神経，肋間神経を経て声帯，肋間筋，横隔膜の収縮を起こします．これが咳嗽の遠心路です．

　慢性咳嗽の診療に携わる方は，咳嗽求心路の細かい点について知っておかねばなりません．イガイガを感じる経路には主に2つあります．1つは気管支上皮からの刺激，もう1つは気管支平滑筋からの刺激です．前者は気道分泌物が多い気管支炎やアトピー咳嗽が関与する部位で，後者は喘息や咳喘息が関与する部位です．気管支上皮からの刺激のほうが気管支平滑筋からの刺激よりもイガイガを感じやすいとされています．そのためアトピー咳嗽では喉がイガイ

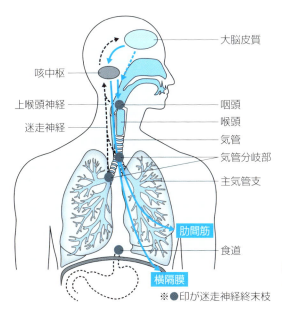

図1-3 咳嗽のメカニズム（Chung KF, et al. Lancet. 2008; 371: 1364-74[8]）より引用）

ガするのです.

　生理学の授業で習った記憶があると思いますが，神経には神経伝導速度や細胞体の大きさによっていくつか種類があります．有髄線維で鋭い痛みを伝えるAδ線維，無髄線維で鈍い痛みを伝えるC線維．ああ，習った習った！　さて，これらの神経のなかで咳反射の主役とも言えるのは有髄線維のAδ線維です．この神経の終末受容体は刺激に対する閾値が低く順応が速やかであるため，**急速適応受容体**（rapidly adapting receptors：RARs）と呼ばれています．鋭い刺激を伝えるのが有髄神経のメリットですから，当然ですよね．RARsは気道において，気道分泌物や気道異物などの機械的な刺激によって活性化します．いいですか，**物理的な刺激に対して主にRARsが関与して咳嗽が出る**．RARsは喉頭〜肺門といった中枢気道に広く分布し（図1-4），気道上皮に神経終末として存在します．異物や粘液などによる機械的刺激，また吸入などによる化学的刺激に反応して，典型的な咳反射が誘発されます．

　一方，化学的な刺激についてはどうでしょう．実はこれにはRARsは直接的に関与しておらず，無髄線維のC線維が受容な役割を担っています．鈍い刺激を伝える，鈍感な神経線維ですね．C線維は末梢気道の上皮や粘膜内に存在し，腺細胞，毛細血管，気管支平滑筋にも無髄線維が到達しています．C線維には，色々な化学物質の受け皿があり，化学刺激はこのC線維が引き受けています．実は，この順向性（求心性）の刺激は咳嗽にはほとんど寄与していないとされています．もともと気管支C線維受容体は，中枢に対しては咳嗽

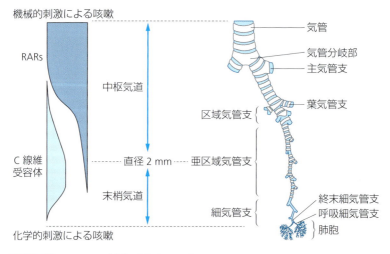

図 1-4 RARs と C 線維受容体の分布

3. 咳嗽のメカニズム

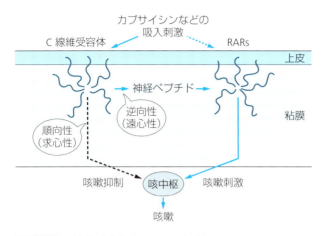

図 1-5 C 線維受容体と RARs の役割（Widdicombe JG. Eur Respir J. 1995; 8: 1193-202[9] より改変引用）

を抑制性に作用しています（図1-5）．え，そうだったの？ C 線維は中枢方向に順向性（求心性）に伝導されるだけでなく，逆向性（遠心性）に C 線維側枝の軸索にも伝導されます．発咳ではこの逆向性が大事です．C 線維末端からは，気管支の外的刺激によってサブスタンス P などの内因性神経ペプチド*が放出され，RARs を刺激して咳嗽誘発の手助けをします（図1-5）．実は，C 線維は敵なのか味方なのか何とも言えないあやふやな存在なのです．初期のセーラームーンで言えば，タキシード仮面のような存在です．え？ そんな古いアニメ知らない？ ただ，咳嗽のお勉強をするときは，C 線維は敵と考えてもらってよい．

そのため，ここでは C 線維の逆向性（遠心性）について理解しておけばよろしい．繰り返しますが，刺激を受けた C 線維は，逆向性（遠心性）に神経ペプチドを放出します．神経ペプチドは RARs を活性化させます（図1-6）．RARs が活性化するので，咳嗽が出ます．

最もよく知られた咳嗽関連の神経ペプチドであるサブスタンス P は，大脳基底核にある黒質線条体で産生されるドパミンによって合成が促進されます．そのため，同部位の脳梗塞では脳幹反射の 1 つである咳嗽反射が障害されてしまいます．また，ACE 阻害薬による咳嗽では，このサブスタンス P が増加することが知られています（ブラジキニンが不活性化されず C 線維を過度に刺激するため）．

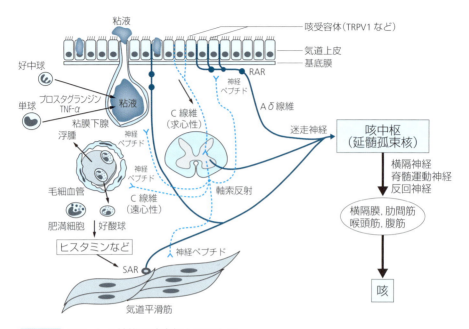

図1-6 RARsとC線維の咳中枢との関わり

> ※神経ペプチド:咳嗽にかかわる神経ペプチドは主に3種類あり,サブスタンスPは血管透過性亢進,ニューロキニンAは気管支平滑筋収縮,カルシトニン遺伝子関連ペプチド(calcitoningene-related peptide:CGRP)は毛細血管拡張の作用をもたらします.

というわけで,ざっくり理解するのであれば,「**RARs は機械的刺激,C 線維は化学的刺激**」と覚えてしまってよいのです.咳嗽が起こるかどうかは,① **RARs に対する直接的刺激,②C 線維から放出されるサブスタンスPなどの神経ペプチドによる間接的な RARs 刺激,③C 線維反射応答による中枢咳嗽抑制作用の3つのバランスによって決定する**と言えます.なお,移植肺では迷走神経が既に切断されているため,直接的刺激によって咳嗽は誘発されません.

ここから先はさらに難しい話になるので,興味のない人は16ページまですっ飛ばしてもらって結構です.

気道壁の深層には,有髄線維にSARs(slowly adapting receptors)という受容体が存在し,これも求心路に関与しています.SARsは,RARsと対を成す存在で,もともと肺進展受容器と呼ばれていたものです.SARsは,部分的

に咳嗽には関与していますがRARsほど目立ったメインプレイヤーではありません．表1-1，1-2にも記載するように，換気によって気管の内圧が上昇すると，呼吸を抑制する方向に働くメカニズムに関与しています（Hering-Breuer反射）[10]．咳嗽においては，SARsは気管支が収縮する際に咳嗽に関与しています．SARsという名称ではわかりにくいため，あえて「slowly adapting stretch（進展）receptors」と明記する専門家もいます．

　また，近年注目されている咳受容体として，transient receptor potential vanilloid1（TRPV1）があります．これは最初に咳嗽刺激を感じる気道知覚神経のセンサーです．ブラジキニンや酸以外の刺激（カプサイシン，熱，ロイコトリエン，プロスタグランジンなど）によって活性化される6回膜貫通型のイオンチャネル受容体です．活性化すると，C線維末端からサブスタンスPなどのタキキニン類を放出します．さて，慢性咳嗽患者ではTRPV1発現が亢進していることが知られています[11]．またライノウイルスによってもこの受容体発現が増えることがわかっており，感染後咳嗽にTRPV1が強く関与していることが示唆されています[12]．そんな研究を臨床につなぐ希望の光として，慢性咳嗽治療薬であるTRPV1阻害薬が注目を浴びています．慢性咳嗽を呈する患者さんに，プラセボあるいはTRPV1阻害薬（SB-705498）を投与したランダム化比較試験では，咳感受性を一部改善する効果はあったと報告されています（図1-7）[13]．ただ，臨床的な咳嗽軽減効果はなかったそうです．2017年1月時点で実用化されていません．

　気道感染症において，誘導型一酸化窒素合成酵素（inducible nitric oxide synthase：iNOS）が誘導されることで，気道上皮や炎症細胞から多量の一酸

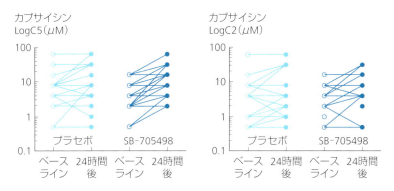

図1-7 TRPV1阻害薬の咳受容体感受性検査（Khalid S, et al. J Allergy Clin Immunol. 2014; 134: 56-62[13] より引用）

化窒素(NO)が放出されます.このNOは,カプサイシン受容体であるTRPV1の活性化に関与するとされています.麦門冬湯(207ページ)はこのNO産生を抑制する作用があるため,呼気NOが増加する咳喘息,喘息などの咳嗽に効果があると考えられています.

TRPファミリーには,TRPV1以外にも,TRPA1,TRPM8,TRPV4などがよく知られています.このなかではTRPA1が有名で,神経炎や痛覚過敏の発生にも関与していると考えられています.TRPファミリーの各受容体には対応する刺激や温度があります(図1-8).

咳嗽に対する刺激と標的求心性神経をまとめた簡単な表1-1,1-2を提示します.とはいえ,ちょっとマニアックな内容かもしれませんが…….

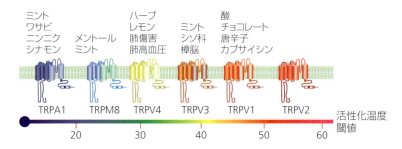

図1-8 TRPファミリーとその対応刺激・温度〔Fernández-Carvajal A, et al. Pharmaceuticals(Basel).2011; 5: 16-48[14] より改変引用〕

表1-1 咳嗽の刺激要因,反射の誘発,求心性神経の標的(田中繁宏.健康運動科学.2010; 1: 1-6[15] より改変引用)

刺激要因	反射の誘発	標的求心性神経
気管支攣縮	粘液分泌,過換気	RARs
食道部胃酸	気管の収縮,粘液分泌	食道部侵害受容器
上気道の刺激	くしゃみ,粘液分泌	求心性三叉神経
気管内圧の上昇	呼吸低下(Hering-Breuer反射)	SARs
気管内圧の低下	頻換気	RARs
アデノシン	頻換気,呼吸困難	RARs,C線維
肺塞栓	頻換気,呼吸困難	RARs,C線維

RARs: rapidly adapting receptors, SARs: slowly adapting receptors

3. 咳嗽のメカニズム

表 1-2 咳嗽の誘発，活性化様式，求心性神経の標的（田中繁宏. 健康運動科学. 2010; 1: 1-6[15] より改変引用）

刺激物質	活性化様式	標的求心性神経
カプサイシン	TRPV1	C 線維
酸	TRPV1，酸感受性イオンチャネル	C 線維，RARs
TRPA1 作動薬	TRPA1	C 線維
ブラジキニン	ブラジキニン B_2 受容体	C 線維
微細粒子	不明	C 線維，RARs
プロスタグランジン E_2	プロスタグランジン EP_3 受容体	C 線維
ニコチン	ニコチン受容体	C 線維
ヒスタミン	ヒスタミン H_1 受容体を介して ATP 遊離	C 線維，RARs
ATP	P2X 受容体	RARs

ATP：アデノシン三リン酸

COLUMN

非ステロイド性抗炎症薬
(non-steroidal anti-inflammatory drugs：NSAIDs) は咳嗽に効く？

　C 線維を刺激する代表的な物質として，プロスタグランジンが挙げられます．気道炎症によって，プロスタグランジン E_2 やプロスタグランジン $F_{2\alpha}$ が増加し，C 線維にある受容体を刺激して，C 線維からタキキニン放出を増加させます．では，この流れをブロックする NSAIDs は咳嗽に効くのではないか，という仮説が出てきます．

　しかし，かぜ症候群に対する NSAIDs の効果を報告したコクランレビューでは，くしゃみに幾分かの効果はあるものの，咳嗽症状を軽減する効果はないとされています[a]．ただ，COX-2 阻害薬は喘息患者さんのカプサイシン咳閾値を上昇させる（咳嗽を軽減する）可能性があるそうです[b]．

（参考文献）
a) Kim SY, et al. Non-steroidal anti-inflammatory drugs for the common cold. Cochrane Database Syst Rev. 2015 Sep 21: CD006362.
b) Ishiura Y, et al. COX-2 inhibition attenuates cough reflex sensitivity to inhaled capsaicin in patients with asthma. J Investig Allergol Clin Immunol. 2009;19: 370-4.

4. 知っておきたい咳嗽パラメータ >>>>>>>>>>>>>>>>>>>>>>>>>

　咳嗽を評価するうえで，咳嗽に関するパラメータをいくつか知っておくと論文が読みやすくなります．文中に説明があってもイマイチわかりにくいものもあります．例を挙げてみましょう．

＜客観的指標＞
- cough count：咳嗽数
　咳嗽の数のことなので，これは簡単です．1ゴホッ！ が1カウントです．1時間当たりの咳嗽数などで評価されることが多いです．他にも cough bouts（cough episodes），cough epoch など色々な咳嗽数評価項目がありますが，最も広く知られているのは cough count なので，これさえ押さえておけば大丈夫です．

- cough latency：咳休止時間，咳潜時
　咳嗽と咳嗽の間の休止時間のこと[2]．イガイガが強いと，この時間は当然短くなりますよね．ゲッホゲホ！ と連発して咳嗽を呈している患者さんは，cough latency が短いということです．

- cough effort：咳嗽努力
　咳嗽音響スペクトラムの AUC（図1-9）[2,16]．周波数と音の大きさをグラフにした積分に該当します．この AUC が大きいほど，咳エネルギーが大きいということを意味します．これを咳嗽努力と呼びます．

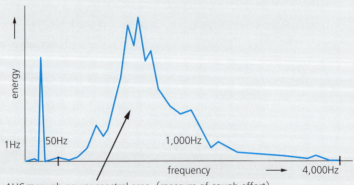

AUC＝cough power spectral area（measure of cough effort）

図1-9 咳嗽音響スペクトラムの AUC（Pavesi L, et al. Chest. 2001; 120: 1121-8[16] より引用）

- cough intensity：咳強度（咳嗽努力／咳嗽数）

「cough effort」÷「cough count」のこと[2]．咳1回当たりの咳嗽努力の強さを意味します．軽い咳払い程度であればcough intensityは少ないですが，気道にとれそうでとれない分泌物があるような場合，cough intensityは上昇します．

- cough peak flow：咳嗽時呼気流量

咳嗽の際の呼気流量．これが160 L/分を下回ると，十分な気道分泌除去ができなくなるとされています．通常のピークフローメーターでも咳嗽時に簡易測定が可能です．誤嚥性肺炎を起こしやすい高齢者に実施することが有効とされています[17]．

- urge-to-cough：咳衝動

読んで字のごとく，咳が出そうな感覚のことです．カプサイシンやクエン酸を吸入してもらい，咳衝動が出現するかどうか調べることができます．女性のほうがこの感受性が亢進しており，また誤嚥性肺炎の高齢者ではこの機能が破綻していると言われています．

＜主観的指標＞

- VAS（visual analog scale）（37ページ）

最もシンプルかつわかりやすい主観的指標．100 mmの線を引いて，「あなたの咳はどれに該当しますか？」と聞くもの．「これまでつらかった咳の最高点を10点としたら今の咳は何点くらいですか？」というNRS（numerical rating scale）でもよいと思います．

- LCQ（Leicester cough questionnaire）[18]（39ページ）

身体的，精神的，社会的因子に関する質問を含む咳嗽患者への客観的QOL問診票ですが，やや煩雑です．回答するのに5分くらいかかります．日本語に翻訳されたものがありますが，普及はまだまだと言えるでしょう．厳密には客観的指標に該当するかもしれませんが，内容はいたって主観的なものです．スコアが低いほど咳が強いことを意味し，3〜21点で評価します．総スコアで1.3点の上昇があれば有意な改善と評価されます．

- CQLQ（cough-specific quality-of-life questionnaire）[19]（41ページ）

LCQより項目数は多いですが，スコアリングがやや簡単．28〜112点で評価し，スコアが高いほどQOL障害が強いことを表します．

- SMIT (sensation of mucus in the throat)

喉に何か引っかかったような感じのことをSMITと言います．慢性咳嗽の患者さんでSMITがあれば，喀痰の真菌培養陽性と関連があるとされています[20]．SMITがあると当然ながら咳払いが出やすいです．

(参考文献)
1) 日本呼吸器学会. 咳嗽に関するガイドライン第2版作成委員会, 編. 咳嗽に関するガイドライン. 第2版. 大阪: メディカルレビュー社; 2012.
2) Morice AH, et al. ERS guidelines on the assessment of cough. Eur Respir J. 2007; 29: 1256-76.
3) Braga PC, Allega L, editors. Cough. New York: Raven Press; 1989. p.29-36.
4) Morice AH, et al. Recommendations for the management of cough in adults. Thorax. 2006; 61 Suppl 1: i1-24.
5) Gibson PG, et al. CICADA: Cough in Children and Adults: Diagnosis and Assessment. Australian cough guidelines summary statement. Med J Aust. 2010; 192: 265-71.
6) Asthma Workgroup, Chinese Society, Respiratory, Diseases (CSRD), Chinese Medical, Association. The Chinese national guidelines on diagnosis and management of cough (December 2010). Chin Med J (Engl). 2011; 124: 3207-19.
7) Rhee CK, et al. The Korean Cough Guideline: Recommendation and summary statement. Tuberc Respir Dis (Seoul). 2016; 79: 14-21.
8) Chung KF, et al. Prevalence, pathogenesis, and causes of chronic cough. Lancet. 2008; 371: 1364-74.
9) Widdicombe JG. Neurophysiology of the cough reflex. Eur Respir J. 1995; 8: 1193-202.
10) Polverino M, et al. Anatomy and neuro-pathophysiology of the cough reflex arc. Multidiscip Respir Med. 2012; 7: 5.
11) Groneberg DA, et al. Increased expression of transient receptor potential vanilloid-1 in airway nerves of chronic cough. Am J Respir Crit Care Med. 2004; 170: 1276-80.
12) Abdullah H, et al. Rhinovirus upregulates transient receptor potential channels in a human neuronal cell line: implications for respiratory virus-induced cough reflex sensitivity. Thorax. 2014; 69: 46-54.
13) Khalid S, et al. Transient receptor potential vanilloid 1 (TRPV1) antagonism in patients with refractory chronic cough: a double-blind randomized controlled trial. J Allergy Clin Immunol. 2014; 134: 56-62.
14) Fernández-Carvajal A, et al. New strategies to develop novel pain therapies: addressing thermoreceptors from different points of view. Pharmaceuticals (Basel). 2011; 5: 16-48.
15) 田中繁宏. アスリートと咳 (慢性咳嗽を中心に) —最近の研究の動向—. 健康運動科学. 2010; 1: 1-6.
16) Pavesi L, et al. Application and validation of a computerized cough acquisition system for objective monitoring of acute cough: a meta-analysis. Chest. 2001; 120: 1121-8.
17) Bianchi C, et al. Cough peak flow as a predictor of pulmonary morbidity in patients with dysphagia. Am J Phys Med Rehabil. 2012; 91: 783-8.
18) Birring SS, et al. Development of a symptom specific health status measure for patients with chronic cough: Leicester Cough Questionnaire (LCQ). Thorax. 2003; 58: 339-43.
19) French CT, et al. Evaluation of a cough-specific quality-of-life questionnaire. Chest. 2002; 121: 1123-31.
20) Ogawa H, et al. Chronic cough management: dealing with a sensation of mucus in the throat. Respirology. 2013; 18: 732-3.

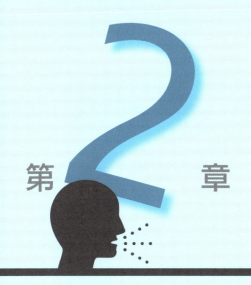

第2章 咳嗽の概論

1. 急性咳嗽 …………………………………………………………… 17
2. 遷延性咳嗽・慢性咳嗽の原因疾患 ………………………………… 18
3. 咳嗽グラフ ………………………………………………………… 23
4. 喀痰の有無 ………………………………………………………… 23
5. 咳嗽発生時間帯 …………………………………………………… 24

咳嗽のなかでも，3週間未満と日が浅い咳嗽のことを急性咳嗽と呼びます．それ以降のものは，遷延性咳嗽，慢性咳嗽と呼びます．咳嗽診療では，この急性咳嗽と遷延性・慢性咳嗽の2つを分けて考える必要があります．遷延性咳嗽と慢性咳嗽は，感染後咳嗽（74ページ）が遷延性咳嗽の多くを占めること以外は，含まれる鑑別診断が似通っているため，一緒に扱うことが多いのです．厳密には以下のように定義されています（表2-1）．この本で扱うのは，主に遷延性咳嗽・慢性咳嗽ですが，急性咳嗽についてもちょっとだけ触れます．

実は，この咳嗽の分類は国によってまちまちです．例えば，アメリカでは2006年のACCPガイドライン発刊以降，3週間未満の咳嗽を急性咳嗽（acute cough），3〜8週間の咳嗽を亜急性咳嗽（subacute cough），8週間を超える咳嗽を慢性咳嗽（chronic cough）と定義しています[1]．日本とは，3〜8週間の咳嗽の呼称が少し違いますね．イギリスでは，イギリス胸部学会（British Thoracic Society: BTS）のガイドラインで定義が示されていますが，3〜8週間には呼称が存在せず，急性咳嗽（acute cough）と慢性咳嗽（chronic cough）のみが示されています[2]．

この書籍で主に取り上げている慢性咳嗽がなぜ「8週間」という数字なのかというと，以下の理由が挙げられます．①感染後咳嗽のほとんどは8週間以内に軽快し，慢性咳嗽に占めるその頻度は多くても10％程度であるため[3,4]，②遷延性咳嗽（prolonged cough）の原因疾患は感染後咳嗽が最も多いため[5]．つまり，8週間以上続く咳嗽というのは，自然に治りにくい咳嗽であることを示唆しており，そこに診断学という刀を持って斬り込んでいかねばならないことを意味しているのです．

表2-1 咳嗽の分類

咳嗽の分類	咳嗽の期間
急性咳嗽（acute cough）	3週間未満の咳嗽
遷延性咳嗽（prolonged cough）	3〜8週間の咳嗽
慢性咳嗽（chronic cough）	8週間を超える咳嗽

（参考文献）
1) Irwin RS, et al. Diagnosis and management of cough executive summary: ACCP evidence-based clinical practice guidelines. Chest. 2006; 129 (1 Suppl): 1S-23S.
2) Morice AH, et al. Recommendations for the management of cough in adults. Thorax. 2006; 61 (Suppl 1): i1-24.
3) Jones BF, et al. Duration of cough in acute upper respiratory tract infections. Aust Fam Physician. 2002; 31: 971-3.
4) Matsumoto H, et al. Prevalence and clinical manifestations of gastro-oesophageal reflux-associated chronic cough in the Japanese population.

Cough. 2007; 3: 1.
5) Kwon NH, et al. Causes and clinical features of subacute cough. Chest. 2006; 129: 1142-7.

1. 急性咳嗽

　急性咳嗽のなかで最も頻度が高いのは，感染性疾患です．特に，上気道のウイルス感染によるかぜ症候群が圧倒的多数を占めます．実際にアメリカにおいて，咳嗽を主訴に外来受診した成人の7割が急性上気道感染症と診断されています[1]．

　子どもでも知っていることですが，かぜ症候群は自然治癒することが多い．急性上気道炎，急性気管支炎の症状は，それぞれ1～2週間，3週間程度とされ，遷延性咳嗽の定義に入る前にほとんどが治癒します[2]．つまり，急性咳嗽の期間に自然軽快する咳嗽のほとんどは呼吸器系のウイルスが原因だと言い換えることもできます．そのため，3週間以上咳嗽が続く場合，原因をつぶさに調べなくてはならないのです（もちろん急性咳嗽でも原因検索は行うべきですが）．急性咳嗽のなかでも，キラー咳嗽疾患と考えられる場合は，早急に診断と治療を進めなければいけません（70ページ）．

　急性咳嗽を過ぎて咳嗽の持続期間が長くなってくると，非感染性疾患による遷延性・慢性咳嗽の頻度が増加してきます（図2-1）．長期化すればするほど，呼吸器内科医の腕のみせどころが増えてきます．もちろん，みせるほどの腕が必要なのは言うまでもありません．この本を読んで咳嗽診療の筋トレをしていただければ幸いです．さて気をつけておきたいのは，どんな慢性咳嗽も最初は

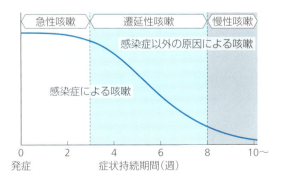

図2-1　症状持続期間と感染症による咳嗽比率
（日本呼吸器学会. 咳嗽に関するガイドライン. 第2版. 大阪: メディカルレビュー社; 2012[3] より引用）

急性咳嗽であるということです．当たり前ですよね．誰だって最初は「ただの風邪かなぁ」と思うもの．急性咳嗽が慢性化し，だんだんQOLが悪くなっていきます．

> (参考文献)
> 1) Metlay JP, et al. National trends in the use of antibiotics by primary care physicians for adult patients with cough. Arch Intern Med. 1998; 158: 1813-8.
> 2) Centre for Clinical Practice at NICE (UK). Respiratory Tract Infections - Antibiotic Prescribing : Prescribing of Antibiotics for Self-Limiting Respiratory Tract Infections in Adults and Children in Primary Care. London: National Institute for Health and Clinical Excellence (UK); 2008 Jul.
> 3) 日本呼吸器学会．咳嗽に関するガイドライン第2版作成委員会，編．咳嗽に関するガイドライン．第2版．大阪：メディカルレビュー社; 2012.

2. 遷延性咳嗽・慢性咳嗽の原因疾患 >>>>>>>>>>>>>>>>>>>>>>>

遷延性咳嗽だけを取り上げた場合，その多くが感染後咳嗽であることがわかっています．

ただ，プライマリケアで遭遇する疾患は，遷延性咳嗽なのか慢性咳嗽なのか判断が難しい例が多いため，大事をとって慢性咳嗽として扱うほうがよいと思います．

慢性咳嗽の主たる原因は咳喘息/喘息，アトピー咳嗽，感染後咳嗽，上気道咳症候群（upper airway cough syndrome: UACS），胃食道逆流症（gastro-esophageal reflux disease: GERD）といったところでしょう．咳全体でみれば，**咳喘息/喘息，感染後咳嗽，UACSが3大咳嗽疾患だと思います．咳嗽が慢性化するほど，GERDとアトピー咳嗽の頻度が相対的に増えてくる**，そういうイメージを持っています（あくまで個人的な印象です）．そのため，結局のところ，今書いた5疾患は押さえておかないといけない．以前，後鼻漏と呼ばれていたものは，現在はその呼び名をUACSという包括的な疾患概念で呼ぶことが慣例になっています．

咳喘息/喘息は気道過敏性を有する疾患としてこの本ではまとめて紹介することが多いですが，呼吸器内科診療をさらに突っ込んでやりたい人は，喘息を別疾患として深く学ぶ必要があります．これらの疾患の違いについては各論で紹介します（102ページ）．また，咳喘息は気道過敏性が亢進する疾患というよりは，咳嗽反応性が亢進する疾患として捉えるべきと考えられているため，喘息とは全く違う概念として捉えるべきというエキスパートも多いです．そのため，欧米の論文のように咳喘息/喘息と一緒にして扱うべきではないと考えられています（この項目では便宜的に一緒にして記載しますが）．

2. 遷延性咳嗽・慢性咳嗽の原因疾患

　日本のガイドライン[1]に記載されている疫学研究を含め，慢性咳嗽の原因疾患を報告した国内外の文献を集めてみました（表2-1）．海外に目を向けると，UACS，GERDが上位に食い込んできています．日本ではUACSの疾患概念がまだ普及していません．これらの論文は報告した国によって条件がまちまちなので，実臨床にそのまま適用できない点に注意してください．

　咳嗽をたくさん診療している開業医の方々とお話しすると，やはり私と同じように咳喘息/喘息，感染後咳嗽，UACS，GERD，アトピー咳嗽あたりがランキング上位と考えているようです．このなかでは咳喘息/喘息が多いと思います．

　日本特有の事情（疾患概念の定着など）もあってか，日本ではアトピー咳嗽と副鼻腔気管支症候群（sinobronchial syndrome：SBS）の頻度が他国より多いです．SBSには，おそらくUACSと考えられる例も存在するでしょうから，過去の文献に関してはSBSとUACSは一緒に解釈してもよいかもしれません．アトピー咳嗽は2005年の藤村らの報告で頻度が高く報告されているものの，それ以外の文献だとあまり目立ちません．個人的には年単位の超慢性咳嗽の多くはSBSではないかと感じています．

　呼吸器内科に勤務している市中病院の医師は，むしろ慢性咳嗽をみた場合に肺がん，結核，間質性肺炎などのほうが圧倒的に多く感じると思いますので，ここで紹介した疫学データはあくまで参考程度にとどめておくべきだと思います．

　うちの病院はアトピー咳嗽が第1位だ，イヤイヤうちは感染後咳嗽だが第1位だ！　などと言い合っててもキリがないので，この本に記載してある慢性咳嗽の各論の疾患さえ押さえておけば大丈夫です．

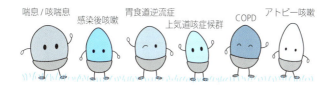

慢性咳嗽の原因は報告によってその頻度が様々（どんぐりの背比べ？）

　原因疾患の違いはあれど，慢性咳嗽は中高年の女性に多いことがわかっています（図2-2）[28]．これは11の咳嗽クリニックのデータを集めた結果ですから，実臨床に極めて近いと言えるでしょう．

　クエン酸やカプサイシンに対する咳感受性についても女性のほうが亢進していることがわかっていますが[29,30]，そもそも呼吸器系の症状になぜ女性が不

第2章 咳嗽の概論

表2-1 遷延性咳嗽・慢性咳嗽の各国の原因
(各文献をもとに作成)

	筆頭著者 (報告年/国)	症例数	感染後咳嗽	咳喘息/喘息	アトピー咳嗽	GERD	SBS	UACS (後鼻漏)	COPD/慢性気管支炎	不明	好酸球性気管支炎・その他・複合因子
日本	Fujimura M (2005/日本)[2]	176[※1]		31%/9.6%	34%	2.3%	24%				1.7%
	Matsumoto H (2009/日本)[3]	112	6.3%	55%[※2]	15%	7.1%	7.7%			3.4%	3.7%
	Yamasaki A (2010/日本)[4]	54	11%	9.3%/45%		4.8%	7.4%		15%	9.3%	0.5%
	Ishida T (2010/日本)[5]	218	39%	8.7%/7.8%	4.1%	0.9%	2%		3.2%	41%	3.2%
	Niimi A (2013/日本)[6]	313	8.0%[※3]	42%/28%	7.3%	2.2%	1.9%		6.7%		
欧米	Irwin RS (1981/アメリカ)[7]	49		25%+α[※4]		10%		29%+α[※4]	12%		6.1%
	Poe RH (1989/アメリカ)[8]	139	11%	33%		5.0%		28%	7.2%	12%	8.6%
	Irwin RS (1990/アメリカ)[9]	102[※5]		24%		21%		41%	4.6%		8.4%
	O'Connell F (1994/イギリス)[10]	87	10%	10%		22%		24%		27%	4.6%
	Mello CJ (1996/アメリカ)[11]	88		14%		40%		38%			
	McGarvey LP (1998/イギリス)[12]	43		35%		19%[※6]		35%		19%	16%
	Birring SS (2004/イギリス)[13]	236	7%	17%		15%		12%	4.2%	23%	16%
	Niimi A (2004/イギリス)[14]	50		26%		10%		14%		40%	
	Kastelik JA (2005/イギリス)[15]	131	8.4%	24%		22%		6.1%	4.6%	6.8%	26%
	Dąbrowska M (2015/ポーランド)[16]	131		25%		62%		46%			36%
韓国・中国	Joo JH (2002/韓国)[17]	92		16%		14%		33%	15%		12%
	Ma HN (2003/中国)[18]	86		28%				26%			15%
	Yang ZM (2005/中国)[19]	105	8.5%	51%		1.9%		27%			5.7%
	Lai KF (2006/中国)[20]	194		14%	12%	12%		17%			22%

(次ページへつづく)

2. 遷延性咳嗽・慢性咳嗽の原因疾患

表 2-1 つづき

	筆頭著者（報告年/国）	症例数	感染後咳嗽	咳喘息/喘息	アトピー咳嗽	GERD	SBS	UACS（後鼻漏）	COPD/慢性気管支炎	不明	好酸球性気管支炎・その他・複合因子
中国	Wang ZH (2007/中国)[21]	106	3.8%	66%		10%		14%			1.9%
	Lu GL (2009/中国)[22]	123		33%	3%	20%		24%			5%
	Cao GQ (2009/中国)[23]	233	2.1%	26%		9.1%		44%			12.5%
	Si SY (2010/中国)[24]	96		39%	12%	1.9%		14%			12.5%
	Lai K (2012/中国)[25]	704		33%	13%	5%		19%			17%
	Liu WY (2016/中国)[26]	173	8.1%	26%		8.1%		20%	4.6%	8.1%	33.3%
韓国	Koo HK (2016/韓国)[27]	302		15%		4.1%		47%	26%		

※1 診断を試みた患者でフォローアップができた 176 人を母数として計算
※2 咳喘息の診断を受けた 52 人中 24 人は疑い例
※3 百日咳 1.3% を含む
※4 後鼻漏と喘息を合併した例が＋αで 18% 存在する
※5 この研究では 102 人で同定できた慢性咳嗽の原因疾患数が 131 あるため，母数は 131 に設定されている
※6 この研究では合併症例が多いが，GERD に関しては重複してカウントしている

（注意点）
・その他以外の 25% 以上のものは青字にした
・副鼻腔炎とだけ記載されているものは UACS に入れた（なかには SBS のものもあるのだろうが，国によって疾患概念が異なるのでやむを得ない）
・有効数字 2 桁で記載しており，重複疾患をカウントしている研究もあるため，合計 100% にならないことがある

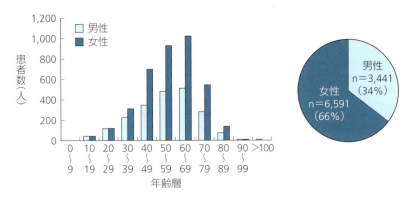

図 2-2 慢性咳嗽をきたした患者の年齢層と性別（Morice AH, at al. Eur Respir J. 2014; 44: 1149-55[28]）より引用）

　利なのか根本的な原因はまだよくわかっていません．男性に比べて女性では咳嗽出現直前のカプサイシン濃度で，第一感覚皮質の血流が増加していたという報告があり（図2-3）[22]，脳の機能的な性差が影響しているのかもしれませんね．生まれつきそういう性別なのだと言われると，女性としてはいかんともしがたい．

　さて，多くの呼吸器内科医が慢性咳嗽に注目している理由は，QOLが徐々に低下していくだけでなく，肺機能すらも弱らせていく消耗性症候であるためです．頑張って精査しても原因がわからなかった慢性咳嗽患者さんの7年後の状況を調査した研究によれば，慢性咳嗽が治っていたのは14％，減弱して

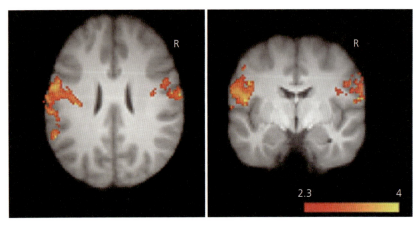

図 2-3 機能的MRIによる咳衝動の男女比較（変色部分は女性で特に血流が豊富な部位）（Lu GL, et al. Zhonghua Jie He He Hu Xi Za Zhi. 2009; 32: 422-5[22]）より引用）

いたのは26％でした．すなわち，残りの60％が不変ないし悪化しているということを意味します．またこれらの超長期慢性咳嗽の患者さんでは1秒量が低下していることが示されているのです[31]．

3. 咳嗽グラフ >>

本書では，咳の強さ，長さ，またQOLの悪さを患者さんの視点から可視化したグラフを各論で提示します（図2-4）．これによって，典型的な咳嗽のイメージをつかんでいただきたいと思います．

例えば図2-4は特発性肺線維症（idiopathic pulmonary fibrosis：IPF）の患者さんのグラフですが，咳嗽を感じ始めた頃から軽快することなく症状の遷延とともにQOLの悪化をきたしています．IPFの患者さんはこのようにダラダラとした咳嗽を呈することが多く，その疾患の特徴を知るうえでこうしたグラフによる咳嗽の可視化はとても役に立つと思っています．もちろん，この書籍独自の試みなので，全く普及していませんが……．

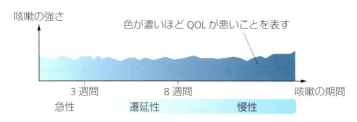

図 2-4 咳嗽グラフ（例）

4. 喀痰の有無 >>

喀痰がある咳嗽のことを湿性咳嗽，喀痰がない咳嗽のことを乾性咳嗽と言います．そんなの医学部を目指す高校生でも知っています．後者は患者さんにとっては「空咳（からぜき）」と呼んだほうがわかりやすいですね．気道分泌物が多い疾患は当然湿性になりますし，咳喘息のようにそもそも気道分泌物が多くない疾患は乾性咳嗽になります．もちろん各々に例外はあります．

喀痰があるかないかで咳嗽を分類しても実はあまり臨床には役に立ちません．咳喘息は乾性咳嗽ですが，なかには喀痰を呈する咳喘息の報告もあり[32]，喀痰の有無で一対一対応の線をつなぐことはできません．明らかに膿性の喀痰がガバガバ出ている場合は感染症を疑ってGram染色や細菌培養を実施すべき

です．呼吸器臨床では，どちらかといえば湿性咳嗽のほうが診断がつきやすい．その多くは胸部画像で異常が同定できるからです．乾性咳嗽かつ慢性咳嗽，これが一番，厄介なのです．

5. 咳嗽発生時間帯

日中のうちで咳嗽が発生しやすい時間からも，ある程度咳嗽の原因を類推することが可能です．

例えば，夜間から早朝にかけて眠れないほど強い咳嗽で，心不全が否定的ならばまず間違いなく喘息・咳喘息と考えてよいでしょう（図2-5）[33]．「夜中に

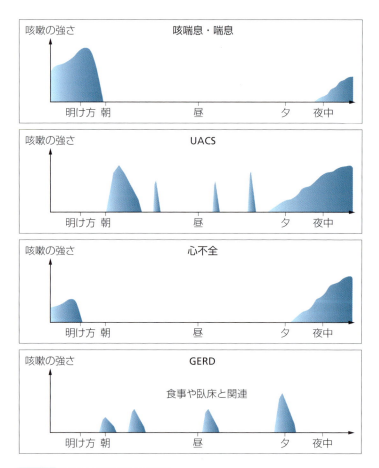

図2-5 咳嗽の疾患別日内変動

搬送されてきた咳嗽患者は心不全か喘息を疑え」という格言があるくらいです．また，起床してから出勤するあたりにゴホゴホと咳嗽が出たり，就寝前に喀痰がいやに絡む咳嗽の場合，アレルギー性鼻炎や慢性副鼻腔炎によるUACSが多いです（図2-5）．UACSは，日内変動が大きく咳嗽発作が強く出たと思えばピタっとおさまることもあるので，受診時に咳が出ないので「本当か？」と医療従事者に疑われることもあります．GERDは食事と関連することが多いですが，特に夕食時の症状が強く出ます（図2-5）．

〈参考文献〉
1) 日本呼吸器学会．咳嗽に関するガイドライン第2版作成委員会，編．咳嗽に関するガイドライン．第2版．大阪：メディカルレビュー社; 2012.
2) Fujimura M, et al. Importance of atopic cough, cough variant asthma and sinobronchial syndrome as causes of chronic cough in the Hokuriku area of Japan. Respirology. 2005; 10: 201-7.
3) Matsumoto H, et al. Prevalence and clinical manifestations of gastro-oesophageal reflux-associated chronic cough in the Japanese population. Cough. 2007; 3: 1.
4) Yamasaki A, et al. Cough and asthma diagnosis: physicians' diagnosis and treatment of patients complaining of acute, subacute and chronic cough in rural areas of Japan. Int J Gen Med. 2010; 3: 101-7.
5) Ishida T, et al. Clinical investigation of postinfectious cough among adult patients with prolonged cough. Nihon Kokyuki Gakkai Zasshi. 2010; 48: 179-85.
6) Niimi A, et al. Cough variant and cough-predominant asthma are major causes of persistent cough: a multicenter study in Japan. J Asthma. 2013; 50: 932-7.
7) Irwin RS, et al. Chronic persistent cough in the adult: the spectrum and frequency of causes and successful outcome of specific therapy. Am Rev Respir Dis. 1981; 123: 413-7.
8) Poe RH, et al. Chronic persistent cough. Experience in diagnosis and outcome using an anatomic diagnostic protocol. Chest. 1989; 95: 723-8.
9) Irwin RS, et al. Chronic cough. The spectrum and frequency of causes, key components of the diagnostic evaluation, and outcome of specific therapy. Am Rev Respir Dis. 1990; 141: 640-7.
10) O'Connell F, et al. Capsaicin cough sensitivity decreases with successful treatment of chronic cough. Am J Respir Crit Care Med. 1994; 150: 374-80.
11) Mello CJ, et al. Predictive values of the character, timing, and complications of chronic cough in diagnosing its cause. Arch Intern Med. 1996; 156: 997-1003.
12) McGarvey LP, et al. Evaluation and outcome of patients with chronic non-productive cough using a comprehensive diagnostic protocol. Thorax. 1998; 53: 738-43.
13) Birring SS, et al. Induced sputum inflammatory mediator concentrations in chronic cough. Am J Respir Crit Care Med. 2004; 169: 15-9.
14) Niimi A, et al. Reduced pH and chloride levels in exhaled breath condensate of patients with chronic cough. Thorax. 2004; 59: 608-12.
15) Kastelik JA, et al. Investigation and management of chronic cough using a probability-based algorithm. Eur Respir J. 2005; 25: 235-43.
16) Dąbrowska M, et al. Causes of Chronic Cough in Non-smoking Patients. Adv Exp Med Biol. 2015; 873: 25-33.
17) Joo JH, et al. Clinical features of eosinophilic bronchitis. Korean J Intern Med. 2002; 17: 31-7.
18) Ma HM, et al. Etiological diagnosis of chronic cough with unknown causes. Zhonghua Jie He He Hu Xi Za Zhi. 2003; 26: 675-8.
19) Yang ZM, et al. A prospective study on the causes of chronic cough. J Tongji Univ. 2005; 26: 62-64.
20) Lai KF, et al. Etiology and a diagnostic protocol for patients with chronic cough. Zhonghua Jie He He Hu Xi Za Zhi. 2006; 29: 96-9.

21) Wang ZH, et al. Etiological diagnosis and specific treatment of chronic cough in 106 patients. Zhongguo Yi Xue Ke Xue Yuan Xue Bao. 2007; 29: 665-8.
22) Lu GL, et al. The spectrum and clinical features of causes for chronic cough. Zhonghua Jie He He Hu Xi Za Zhi. 2009; 32: 422-5.
23) Cao GQ, et al. A multi-center study on clinical and etiological diagnosis of chronic cough in Chongqing City. Chin J Rispir Crit Care. 2009; 8: 565-8.
24) Si SY, et al. Distribution of causes and clinical features of chronic cough in Shenyang and its surrounding districts. Chin J Tuberc Respir Dis. 2010; 33: 862-3.
25) Lai K, et al. A prospective, multicenter survey on causes of chronic cough in China. Chest. 2013; 143: 613-20.
26) Liu WY, et al. The distribution characteristics of etiology of chronic cough in Lanzhou. Zhonghua Jie He He Hu Xi Za Zhi. 2016; 39: 362-7.
27) Koo HK, et al. Prevalence of chronic cough and possible causes in the general population based on the Korean National Health and Nutrition Examination Survey. Medicine (Baltimore). 2016; 95: e4595.
28) Morice AH, et al. A worldwide survey of chronic cough: a manifestation of enhanced somatosensory response. Eur Respir J. 2014; 44: 1149-55.
29) Rostami-Hodjegan A, et al. The placebo response to citric acid-induced cough: pharmacodynamics and gender differences. Pulm Pharmacol Ther. 2001; 14: 315-9.
30) Dicpinigaitis PV, et al. The influence of gender on cough reflex sensitivity. Chest. 1998; 113: 1319-21.
31) Yousaf N, et al. The long term outcome of patients with unexplained chronic cough. Respir Med. 2013; 107: 408-12.
32) 細井慶太, 他. 初診の遷延性・慢性咳嗽患者における喀痰の出現頻度の検討. 日本呼吸器学会雑誌. 2011; 49: 181.
33) Barnes P, et al. Nocturnal asthma and changes in circulating epinephrine, histamine, and cortisol. N Engl J Med. 1980; 303: 263-7.

COLUMN

インターネット調査が明かす慢性咳嗽診療の難しさ

　研究ベースでの報告では「全く原因がわかりませんでした」という症例が除外されていたり，あるいは過小に記載されていることがあります．そのため，患者さん側からみた実態を表した文献はほとんどないと言われています．

　2015年にヨーロッパで実施されたインターネット調査による横断研究の結果が発表されました[a]．1,120人がアンケートに答えています．年単位の難治性慢性咳嗽でクリニックを受診した患者さんの47%は診断がつかず，また治療によって咳嗽が軽減したのはたったの7%だったという結果でした．

　私たちが想定しているよりも，プライマリケアにおける慢性咳嗽というのは手ごわい相手なのかもしれません．

（参考文献）
a) Chamberlain SA, et al. The impact of chronic cough: a cross-sectional European survey. Lung. 2015; 193: 401-8.

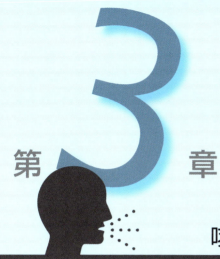

第3章 咳嗽を診療する前の鉄則

1. あらゆる疾患が咳嗽を呈しうる ……………………………………… 28
2. 咳嗽のレッドフラグ ……………………………………………………… 28
3. 患者さんのQOLを第一に考える ……………………………………… 29

1. あらゆる疾患が咳嗽を呈しうる >>>>>>>>>>>>>>>>>>>>>>>>>>>>

　呼吸器疾患には残念ながら，疾患特異的な呼吸器症状と呼べるものは多くありません．咳嗽，喀痰，息切れ．そのすべてがあらゆる呼吸器疾患で起こる，カオスな世界．そのため，慢性咳嗽を診るうえで念頭におくべき呼吸器疾患は星の数ほど存在するのです．そのため，咳嗽患者さんに然るべき問診や検査を行わなければ正確な診断に至ることはできません．

　頭が喘息診療モードになっているときに慢性咳嗽の患者さんを診察すると，気胸や肺血栓塞栓症といった疾患を見逃しやすい，そんなヒヤリとする事例も目にしたことがあります．咳嗽があるから○○を疑う，咳嗽がないから○○は否定的，というのが通用しないのが呼吸器疾患の怖いところでもあります．

　どうしても原因がわからないとき，肺の外に目を向けてください．亡くなった祖父が言っていました，「こだわりを捨てろ」と．何ごとも視野を狭くしていては，見えるものも見えません．この本の終わりに紹介しますが，まさかと思うような咳嗽の原因がポロリと出てくることがあります．脳腫瘍による咳嗽（228ページ），大動脈炎症候群による咳嗽（231ページ）などなど……．

　肺外の咳嗽といえば，研修医がよく挙げるのは心不全です．心臓喘息という言葉があるくらいですからね．心不全例ではピークフロー値が低下しにくいので，典型的喘息やCOPDとは鑑別が可能かもしれません（46ページ）．そして，心音の聴診を心がけましょう．余裕があれば，頸静脈の怒張や四肢末梢の浮腫もチェックしましょう．とはいえ，慢性咳嗽の鑑別診断で困るほど診断が難しい心不全に遭遇することはほとんどないと思いますが．

2. 咳嗽のレッドフラグ >>>>>>>>>>>>>>>>>>>>>>>>>>>>>>>>>>>>

　咳嗽のレッドフラグとは何でしょう．レッドフラグというのは，緊急度・重症度の高い疾患に表れる危険信号のことです．咳嗽の徴候のみでレッドフラグを想起することはほとんどなく，重篤な随伴症状や検査所見の異常がついてきますから，それを見逃さないことが重要です．咳嗽のレッドフラグを以下に挙げます（表3-1）[1]．レッドフラグというより，臨床上の注意点みたいになっちゃいました．このなかで大事なのは，肺血栓塞栓症です．肺血栓塞栓症は初療ではパッと診断できない難易度の高い疾患であり，なおかつまるでコモンな呼吸器疾患に似ることがあるので，どんな場合にでも常に頭においておかなければならないスペシャル重要な疾患なのです[2]．

表 3-1 咳嗽のレッドフラグ（Gibson PG, et al. BMJ. 2015; 351: h5590[1] より改変引用）

血痰・喀血を伴う
　急性の場合，肺血栓塞栓症などを考えるが同疾患で血痰を呈することはあまり多くない（9人に1人程度[2]）．慢性の場合，肺結核，肺癌，気管支拡張症などを考える．出血源の同定，止血剤の投与だけでなく気管支動脈閉塞栓術が必要になることもある．

嗄声・声の変化を伴う
　急性の場合，アナフィラキシー反応，気道異物，喉頭蓋炎などを考える．重篤ならば気道確保を行う．慢性の場合，肺がんによる反回神経麻痺や胃食道逆流症などを考える．慢性咳嗽と嗄声を合併している場合はファイバーによる声帯〜気管の観察を推奨する〔Laryngeal hypersensitivity（180 ページ）の可能性を考慮して〕．

発熱・体重減少などの全身症状を伴う
　急性の場合，細菌性肺炎（敗血症・ARDS の合併に注意）などの感染症を考える．慢性の場合，肺結核や肺癌などの消耗性疾患を考える．

胸痛を伴う
　急性の場合，肺血栓塞栓症，急性冠症候群，気胸などを考える．ただ，主症状が咳嗽で急性冠症候群というのは極めて珍しい．慢性の場合，進行した肺癌の頻度が高い．

酸素飽和度の低下を伴う
　急性・慢性の経過にかかわらず，入院適応であり早急に原因を同定すべきである．急性の場合，肺血栓塞栓症，急性心不全，気胸，重症肺炎を念頭に置くが，遭遇する頻度としては細菌性肺炎が多い．慢性の場合，COPD，間質性肺疾患，肺高血圧症などの慢性呼吸器疾患を考える．

呼吸困難感を伴う
　咳嗽が激しいと呼吸困難感を伴うのが通常だが，"度が過ぎる"かどうかは臨床医の判断に委ねられる．急性の場合，肺血栓塞栓症，急性心不全，COPD 急性増悪，間質性肺炎の急性増悪などを考える．慢性の場合，間質性肺疾患，COPD，肺高血圧症などを考える．

肺炎の既往がある
　過去に肺炎を繰り返している場合，今回も肺炎の可能性は高い．ただし，高齢者の場合は誤嚥がないかチェックが必要である．

3. 患者さんの QOL を第一に考える >>>>>>>>>>>>>>>>>>>>>>>>

　咳嗽診療では，診断前に治療をするのか，診断しながら治療をするのか，治療してから診断をするのか，色々な戦略が考えられます．もちろんケースバイケースで対応しなければいけませんから，これらの戦略すべてが正しいとも言えます．

　その日のうちに確定診断がつかない咳嗽患者さんは必ず存在します．「また後日，検査結果を聞きに来てください」と言って，無処方で帰してしまうのは私は好きではありません．理解のある患者さんであればそういう手法でも可能ですが，多くの患者さんは「咳をどうにかしてほしい」と思って来院されてい

るのですから，何かしらの治療アクションは起こしておきたいというのが多くの医療従事者のホンネでしょう．患者さんのQOLを改善させる方向に進まなければ，患者さんもモヤモヤした気持ちが残ってしまいます．再受診してもらえなければ，その後の診断も進みません．

　そのため，基本的に咳嗽診療というのは，診断前治療あるいは治療的診断が許されると思っています．もちろん，その日のうちに典型的な喘息，典型的なアトピー咳嗽，と診断がつけられることもありますが，どうしたって診断がつかない患者さんはザラにいます．

　この本では後半に，治療的診断についても紹介しています（223ページ）．具体的に推奨されている手法ではありませんが，多くのプライマリケア医が無意識に実践されている内容ではないかと思います．

〈参考文献〉
1) Gibson PG, et al. Management of chronic refractory cough. BMJ. 2015; 351: h5590.
2) Stein PD, et al. Clinical characteristics of patients with acute pulmonary embolism: data from PIOPED II. Am J Med. 2007; 120: 871-9.

第4章 咳嗽の診断ツール

1. 問診 …………………………………………………………… 32
2. 咳嗽強度，咳嗽関連 QOL ……………………………… 37
3. 身体所見 ……………………………………………………… 42
4. 検査 …………………………………………………………… 47

1. 問診

　呼吸器科の問診といえば，研究会・学会レベルになると布団歴（37ページコラム参照）や神社歴（42ページコラム参照）なんていうマニアックな質問まで入ってしまうので，ここでは咳嗽に特化した問診について書いていきましょう．

　ゴホゴホと咳嗽をしている患者さん．さて何を聞きましょうか．うーん，何を聞いたらいいかわかないくらい，聞かねばならない項目は多いですね……．こういうときは，魔法の覚え方「OPQRST」に登場してもらいましょう．「疼痛の問診には"OPQRST"を聞きなさい」なんて研修医時代に習いましたよね．すなわち，以下の項目です（表4-1）．

　私はこれはそのまま咳嗽に当てはめても問題ないと思っています．部位や放散痛については咳嗽の問診で聞くことはまずないのでちょっぴりRのところをイジっていますが，その他は同じです（表4-2）．

　咳嗽に特化した最低限の問診はこれだけでよいと思います．ただし，当然ながら喫煙歴，アレルギー歴，職業歴などの通常の問診は必須なのでお忘れなく！　特に**喫煙歴**は，呼吸器内科に限らずすべからく問診すべき事項です．呼吸器内科医が喫煙歴を聞かないというのは，眼科が目を診ないのと同じようなものです．え，さすがに言い過ぎ？　しかし，禁煙せずに鎮咳薬を漫然と処方していたなんて本末転倒な呼吸器診療はしたくないものです．

表4-1 疼痛のOPQRST

O（Onset）：発症経過
P（palliative/provocative）：増悪・寛解因子
Q（quality/quantity）：症状の性質・生活への影響度
R（region/radiation）：部位・放散痛
S（associated symptom）：随伴症状
T（time course）：時間経過

表4-2 咳嗽のOPQRST

O（Onset）：発症経過
P（palliative/provocative）：増悪・寛解因子
Q（quality/quantity）：症状の性質・生活への影響度
R（reflux）：逆流症状（胸焼け）の有無
S（associated symptom）：随伴症状
T（time course）：時間経過

前述の「OPQRST」で大事な項目があります．それが，「P」の増悪・寛解因子です．実はこの問診，気道過敏性を疑ううえで重要な問診なのです．気道過敏性というのは，気道平滑筋の収縮性が過敏になっている状態で，咳喘息や喘息のときの気管支がまさにその状態です．「冷たい空気を吸ったときに突発的に咳が出る」，「人前で話そうとすると突発的に咳が出る」という人は，気道過敏性が亢進している可能性が高いです．その昔，冷凍魚の卸売りをしている人で「冷凍室に入ったら咳が出る」という人がいました．一度の受診だけでその後来院していないので詳しい経過はわかりませんが，気道過敏性が亢進していたのかもしれません．実は，私も子どもの頃に「南極を体験しよう」という企画でマイナス何十度という冷凍室に入ったことがありますが，強い咳嗽が出たのをよく覚えています．私は運動誘発性気管支攣縮の既往があり，健常の人よりは気道過敏性が高い状態です．このように咳嗽が出るタイミング以外にも，花粉症によって咳嗽が増悪していないかどうかは要チェックです．花粉症の存在はアトピー咳嗽を強く示唆するものです．そのため，「P」を問診するときは寒暖差や季節性についてぜひ聞いてみてください．

　また，特徴的な咳嗽としては，横になったら咳が出るという人がいます．そう，上気道咳症候群（upper airway cough syndrome：UACS）や胃食道逆流症（gastroesophageal reflux disease：GERD）の患者さんですね．日中は咳が軽度なのに夕方〜夜に咳が出るという場合はUACSやGERDを疑う必要があります．24時間pHモニタリングなどの詳しい検査を実施しないと，最後までUCASかGERDか鑑別がつかないこともあります．

　病院で独自に慢性咳嗽の問診票を作ってみるのもよいかもしれません．重要な項目を網羅したオリジナル問診票を掲載します（表4-3）．

　この本では遷延性・慢性咳嗽を主体に話が進んでいきますので，問診や病歴からパッと頭に思い浮かべるべき疾患を表4-4にまとめてみました．

　また，各疾患ごとに聴取すべき問診の一覧も記載しました（表4-5）．

表 4-3 咳が長引く患者さんの問診票

1. 咳はいつ頃から続いていますか？
   (　　　　　　　　　　　　) 頃から

2. 咳の症状はこの1週間でどうなっていますか？（○をつけてください）
   (悪化している ・ 日によって異なる ・ 軽快している)

3. 咳が出るようになった頃，以下のような症状がありましたか？（○をつけてください）
   (たん ・ 鼻水 ・ 鼻づまり ・ 熱 ・ のどの痛み ・ 頭痛 ・ その他の症状 [　　　])

4. ぜいぜい，ヒューヒューといった喘鳴を感じることはありますか？（○をつけてください）
   (はい ・ いいえ)

5. 現在ある症状に○をつけてください
   (くしゃみ ・ 鼻水 ・ 鼻づまり ・ 黄色/緑色の鼻水 ・ いびき ・ 胸焼け ・ 胃酸がこみ上げてくる感覚
   目/鼻/のどのかゆみ ・ ぜいぜい/ヒューヒューといった喘鳴 ・ その他の症状 [　　　])

6. 咳が強く出る時に○，咳が少しだけ出る時に△をつけてください．
   (起床時 ・ 日中 ・ 夜〜就寝前 ・ 就寝中 ・ 食後 ・ 横になると ・ 運動時 ・ 会話時
   その他 [　　　　　　　])

7. 同じような咳を過去に経験したことがありますか？同じ季節に症状が出ますか？
   (　　　　　　　　　　　　　　) に同じような症状が出る/出た

8. 子どもの頃から今までの間にアレルギーなどを指摘されたことはありますか？（○をつけてください）
   (はい [　　　　　　　　　　　] ・ いいえ)

9. ご家族にアトピー，喘息などの病気にかかった方はいらっしゃいますか？（○をつけてください）
   (はい [　　　　　　　　　　　] ・ いいえ)

10. この咳についてどこかで診断や治療を受けましたか？
    (　　　　　　　　　　　　　　　　　　　　　　　　　　)

11. 他に何かお気づきの点やお困りの点がありましたらお書きください
    (　　　　　　　　　　　　　　　　　　　　　　　　　　)

表 4-4 遷延性・慢性咳嗽疾患の特徴

	随伴症状	喀痰	鼻汁	咳嗽誘発因子	聴診所見
感染後咳嗽	発熱	+	±	特になし	肺炎合併時は crackles など
結核	微熱, 体重減少	±	−	特になし	非特異的
非結核性抗酸菌症	微熱, 体重減少, 血痰	±	−	特になし	非特異的
肺アスペルギルス症	微熱, 体重減少	±	−	特になし	非特異的
喘息	喘鳴	−	−	アレルゲン, 寒暖差, ストレス, 月経, 妊娠など	wheezes
咳喘息	なし	−	−	煙, 運動, 会話, 寒暖差など	正常
アトピー咳嗽	アトピー素因, 咽頭部違和感	−	−	煙, 運動, 会話, 花粉症など	正常
SBS	膿性鼻汁	+	+	鼻汁による後鼻漏, 臥位	非特異的
気管支拡張症	体重減少, 血痰	±	−	なし	非特異的
UACS	鼻炎症状	−	+	鼻汁による後鼻漏, 臥位	正常
GERD	胸やけ	−	−	臥位, 食後	正常
COPD	呼吸困難感	±	−	運動など	呼吸音低下, 感染合併時は rhonchi など
IPF	呼吸困難感	−	−	運動など	fine crackles
SCS	精神症状	−	−	ケースバイケース	正常
CHS/LH	CHS: なし LH: 咽頭部違和感, 嗄声	−	−	不明	LH は声帯部に stridor 様の低い音を聴取することも

SBS: sinobronchial syndrome
UACS: upper airway cough syndrome
GERD: gastroesophageal reflux disease
IPF: idiopathic pulmonary fibrosis
SCS: somatic cough syndrome
CHS: cough hypersensitivity syndrome
LH: laryngeal hypersensitivity

表 4-5 慢性咳嗽に対するやや特異的な問診

	聴取すべき問診 （「はい」という回答を期待する）※
感染後咳嗽	・最近（1〜2週間）のどの痛みや熱といった，何かに感染したような経験はありましたか？ ・喀痰まじりの咳が出ますか？　また色のついた喀痰が出ますか？ ・周囲に同じような咳をしている人がいましたか？
結核	・家族や親しい人に結核と診断された方はいましたか？ ・微熱や体重減少が続いていますか？
非結核性抗酸菌症	・ここ数年，体重が増えない，あるいは減っていますか？ ・咳をすると血痰が出ることがありますか？
肺アスペルギルス症	・過去に肺の病気をしたことがありますか？
喘息	・咳をすると，ヒューヒュー，ぜいぜいという音がしますか？ ・呼吸器症状は夜中や早朝に多いですか？ ・花粉や食物などにアレルギーを持っていますか？
咳喘息	・咳は夜中や早朝に多いですか？ ・寒暖差や会話などで咳が悪化しますか？
アトピー咳嗽	・寒暖差や会話などで咳が悪化しますか？ ・喉がイガイガしますか？ ・症状の季節性はありますか？
SBS	・色の付いた鼻水や喀痰が出ますか？ ・蓄膿と言われたことはありますか？ ・ここ数年，体重が増えない，あるいは減っていますか？ ・咳をすると血痰が出ることがありますか？
気管支拡張症	・ここ数年，体重が増えない，あるいは減っていますか？ ・咳をすると血痰が出ることがありますか？
UACS	・鼻炎のような症状はありますか？ ・寝ているときに咳が悪化しますか？
GERD	・食後や寝ているときに胸やけを感じることはありますか？ ・ここ最近体重が増えましたか？
COPD	・現在あるいは過去にたばこを吸っていましたか？ ・歩くと息切れを感じますか？
IPF	・これまで肺に異常を指摘されたことはありますか？ ・歩くと息切れを感じますか？

※あくまで期待する回答です
SBS：sinobronchial syndrome
UACS：upper airway cough syndrome
GERD：gastroesophageal reflux disease
IPF：idiopathic pulmonary fibrosis

布団歴

内科学会の地方会に行った友人と話をしていたとき，彼がこんなことを言っていました．

「会場に入ったら，ちょうどある演題が終わった後で，フロアから質問が出ていたんだよ．それが，『布団歴はどうですか？ 羽毛ですか？』っていう質問で」．

呼吸器内科医にとって，「布団歴」というのは非常に重要な問診なのですが，他科の医師にとってはオドロキの質問のようです．これは過敏性肺炎の原因として羽毛布団の使用が関連していないかどうか？ という意味での質問だったのです．実際に関連性を示す報告があります[a]．医師国家試験的には「鳥飼病」という名前が知られていますが，羽毛布団がこの原因にもなります．特にびまん性肺疾患の分野では，通常の問診に加えて以下の内容を聴取することが重要です．

- 布団やまくらが羽毛かどうか
- 住宅が木造かどうか，築何年か
- 近くに多くの鳥が飛来する場所がないか（神社など）
- 古い加湿器やエアコンを使用していないか
- 循環風呂を使っていないか（古いお湯を使いまわすタイプ）
- 職場環境（具体的な作業工程）

などなど．

何も説明せずに患者さんに向かって「自宅で使っている布団は羽毛布団ですか？」なんて問診すると，ヘンタイだと思われかねないので注意してください．

（参考文献）
a) Inase N, et al. Chronic bird fancier's lung presenting with acute exacerbation due to use of a feather duvet. Intern Med. 2004; 43: 835-7.

2. 咳嗽強度，咳嗽関連 QOL

あらかた問診が終わったら，咳の強さやQOLを聞いてみましょう．強度については，VAS（Visual Analog Scale）が一番お勧めです．皆さんご存知ですね，100 mmの線を引いて，「あなたの咳はどれに該当しますか？」と聞くのですね．「これまでつらかった咳の最高点を10点としたら今の咳は何点くらいですか？」という NRS（Numerical Rating Scale）でもよいと思います（図4-1）．紙が必要ないという点ではNRSの使い勝手がよいですね．

のちに，然るべき治療によって鎮咳効果があった場合，ベースラインの咳嗽VASやNRSが参考になります．

VASの最小重要差（minimally important difference：MID）は100 mmスケールの場合，17 mmとされています[1]．MIDというのはQOLを評価するうえでその増減に臨床的に意味があるのかどうかの指標です．この17 mmというのは急性咳嗽におけるMIDであって，慢性咳嗽のそのまま適用してもよいかはわかりません．個人的にはVASのMIDはだいたい15 mmと覚えて臨床に使用しており，NRSについてはだいたい1.5〜2点と考えています．

ここで，ある慢性咳嗽の患者さんのNRSを記録したグラフ（図4-2）を提示します．この患者さんは季節性アレルギーによるUACSでした．途中，他院でスギ舌下免疫療法を受けてから，春に出現していた重度の慢性咳嗽はじわじわ軽快しているのがわかります．普段からNRSでも1〜2くらいの咳を感じている人だったので，NRSで強度を記録しておくと，こういう効果が視覚的にもわかりやすいのだと気づきました．この患者さんはまだ完全に咳をゼロにできていないので，スギ舌下免疫療法を継続してもらう予定です．

さて，QOL指標としては，LCQ（Leicester Cough Questionnaire）があります（図4-3）[2]．耳にしたことがあるようなないような……．大丈夫です，

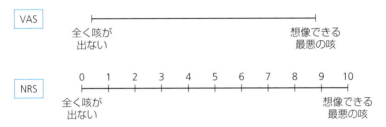

図4-1 VASとNRS

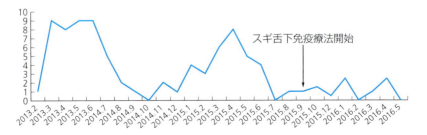

図4-2 UCASの咳NRS推移

この質問票は，咳があなたの生活に与える影響を調べるものです．質問をしっかりと読んで，最も当てはまる番号に丸をつけてください．すべての質問にできる限り正直に回答してください．

①この2週間で，咳によって胸やお腹に痛みを感じたことはありますか？
  1. 常に感じる 2. ほとんどの時間感じる 3. 相当な時間感じる 4. 時折，感じる
  5. 少しの時間感じる 6. ほとんど感じない 7. 全く感じない

②この2週間で，咳をしたときに痰に悩まされたことはありますか？
  1. 毎回ある 2. ほとんどある 3. 何度かある 4. 時にある 5. たまにある
  6. めったにない 7. 全くない

③この2週間で，咳によって疲労感を感じたことはありますか？
  1. 常に感じる 2. ほとんどの時間感じる 3. 相当な時間感じる 4. 時折，感じる
  5. 少しの時間感じる 6. ほとんど感じない 7. 全く感じない

④この2週間で，咳がよくなっていると感じたことはありますか？
  1. 全く感じない 2. ほとんど感じない 3. 少しの時間感じる 4. 時折，感じる
  5. 相当な時間感じる 6. ほとんどの時間感じる 7. 常に感じる

⑤この2週間で，咳によって恥ずかしいと感じた頻度はどのくらいですか？
  1. 常に感じる 2. ほとんどの時間感じる 3. 相当な時間感じる 4. 時折，感じる
  5. 少しの時間感じる 6. ほとんど感じない 7. 全く感じない

⑥この2週間で，咳によって不安を感じましたか？
  1. 常に感じる 2. ほとんどの時間感じる 3. 相当な時間感じる 4. 時折，感じる
  5. 少しの時間感じる 6. ほとんど感じない 7. 全く感じない

⑦この2週間で，咳によって仕事やその他の日課に支障をきたしましたか？
  1. 常に感じる 2. ほとんどの時間感じる 3. 相当な時間感じる 4. 時折，感じる
  5. 少しの時間感じる 6. ほとんど感じない 7. 全く感じない

⑧この2週間で，咳によって生活の楽しみが邪魔されたと感じましたか？
  1. 常に感じる 2. ほとんどの時間感じる 3. 相当な時間感じる 4. 時折，感じる
  5. 少しの時間感じる 6. ほとんど感じない 7. 全く感じない

⑨この2週間で，化粧品やにおいによって咳が出たと感じましたか？
  1. 常に感じる 2. ほとんどの時間感じる 3. 相当な時間感じる 4. 時折，感じる
  5. 少しの時間感じる 6. ほとんど感じない 7. 全く感じない

⑩この2週間で，咳はあなたの睡眠を邪魔しましたか？
  1. 常に 2. ほとんどの時間 3. 相当な時間 4. 時折 5. 少しの時間
  6. ほとんどない 7. 全くない

⑪この2週間で，1日にどのくらい咳をしましたか？
  1. 常に 2. ほとんどの時間 3. 相当な時間 4. 時折 5. 少しの時間
  6. ほとんどない 7. 全くない

⑫この2週間で，咳によって不満を感じましたか？
  1. 常に感じる 2. ほとんどの時間感じる 3. 相当な時間感じる 4. 時折，感じる
  5. 少しの時間感じる 6. ほとんど感じない 7. 全く感じない

⑬この2週間で，咳によってうんざりしましたか？
  1. 常に感じる 2. ほとんどの時間感じる 3. 相当な時間感じる 4. 時折，感じる
  5. 少しの時間感じる 6. ほとんど感じない 7. 全く感じない

（次ページにつづく）

図 4-3 LCQ（Birring SS, et al. Thorax. 2003; 58: 339-43[2]）より引用）

⑭この2週間で，咳によって声のかすれに悩まされましたか？
  1. 常に感じる 2. ほとんどの時間感じる 3. 相当な時間感じる 4. 時折，感じる
  5. 少しの時間感じる 6. ほとんど感じない 7. 全く感じない
⑮この2週間，あなたはエネルギーに満ち溢れていると感じました？
  1. 全く感じない 2. ほとんど感じない 3. 少しの時間感じる 4. 時折，感じる
  5. 相当な時間感じる 6. ほとんどの時間感じる 7. 常に感じる
⑯この2週間，咳が重大な病気の原因なのではないかと心配しましたか？
  1. 常に 2. ほとんどの時間 3. 相当な時間 4. 時折 5. 少しの時間
  6. ほとんどない 7. 全くない
⑰この2週間，咳によって体調がよくないと他人に思われているのではと懸念しましたか？
  1. 常に 2. ほとんどの時間 3. 相当な時間 4. 時折 5. 少しの時間
  6. ほとんどない 7. 全くない
⑱この2週間，咳によって会話や電話が遮られましたか？
  1. 毎回ある 2. ほとんどある 3. 何度かある 4. 時にある 5. たまにある
  6. めったにない 7. 全くない
⑲この2週間，自分の咳がパートナー，家族，友人をイライラさせたと思いますか？
  1. 咳の度，毎回イライラさせた 2. 咳をする度，ほとんどイライラさせた
  3. 咳をすると何度かイライラさせた 4. 咳をすると時にイライラさせた
  5. 咳をするとたまにイライラさせた 6. 咳をしてもめったにイライラさせていない
  7. 咳をしても全くイライラさせていない

質問にお答えいただきありがとうございました．

評価
1. ドメイン
身体的ドメイン：①，②，③，⑨，⑩，⑪，⑭，⑮
精神的ドメイン：④，⑤，⑥，⑫，⑬，⑯，⑰
社会的ドメイン：⑦，⑧，⑱，⑲
2. ドメインスコア：各ドメインの平均点数
3. 総合スコア：ドメインスコアの合計（3～21点）

図 4-3 つづき

　呼吸器内科医もほとんど知りませんから！　このLCQ，なぜ普及していないかというと，スコアリングが煩雑だからです．全部で質問が19項目もあり，普通にやっても5分くらいかかってしまいます．直近の2週間でどのくらい咳に悩んだかを調べるもので，遷延性咳嗽あるいは慢性咳嗽を念頭においています．スコアが低いほど咳が強いことを意味し，3～21点で評価します．**臨床試験ではこのLCQが最もよく使われる咳嗽の指標**です．総スコアで1.3点の上昇があれば有意な改善と評価されます．

　他のQOLの指標も紹介しましょう．例えば，CQLQ（Cough-Specific Quality-of-Life Questionnaire）（図4-4）[3]．え？　もうお腹いっぱい？　LCQとCQLQは咳の代表的な指標なので，ここまできたら名前くらいは知っ

以下の 28 項目について，あなたが同意できる度合いについてスコア（数字）をつけてください．
（1. まったく同意できない，2. 同意できない，3. 同意できる，4. とても同意できる）

1. 家族や親しい人が，もはや私の咳に耐えられない
2. 咳のために仕事，学校，ボランティアなどの重要な活動を休んだことがある
3. 咳のために仕事，学校，ボランティアなどの重要な活動が完全にできなかった
4. 咳のせいで食欲がない
5. 咳のせいで胃が気持ち悪くて吐く
6. 咳をして吐きそうになる（空えずき）
7. エイズや結核なのではないかと不安に思う
8. 咳のせいで頭痛がある
9. 癌ではないかと心配だ
10. 咳のせいでめまいがする
11. 咳で尿失禁した
12. 咳で便失禁した
13. 咳で汗が出る
14. 咳のせいで声がかすれている
15. 息をすると痛む
16. 咳のせいで肋骨が折れた
17. 咳のせいで眠れない
18. 咳のせいで電話で会話するのが難しい
19. 咳のせいで，例えば教会などで，もはや歌うことができない
20. 咳のせいで映画，遊び，集会といった社会的活動をやめてしまった
21. 咳のせいで自分のライフスタイルの変更を余儀なくされた
22. 咳のせいで体中が痛い
23. 咳のせいで疲れている
24. 咳をするので恥ずかしい
25. 自分が病気だと思われているのではないかとイライラしている
26. 自分には何も深刻な問題はないのだと周囲を安心させたいと思う
27. 人目が気になる
28. 自分に何か深刻な問題があるのではないかと心配だ

図 4-4　CQLQ（French CT, et al. Chest. 2002; 121: 1123-31[3]）より引用）

ておきましょう．LCQより項目数は多いですが，スコアリングが少し簡単です．そのため煩雑さについてはLCQと五分五分といったところでしょうか．これは28〜112点で評価し，スコアが高いほどQOL障害が強いことを表しています．

　LCQはイギリスで，CQLQはアメリカで開発されたものですが，LCQは複数の言語に翻訳されており，こちらのほうが人気の評価法です．

　もう少し簡便な評価として，咳嗽症状スコアシステム（cough symptom score system）（表 4-6）があります．中国のガイドラインではVASとともにこの使用が推奨されています[4]．シンプルでわかりやすいですね．

表 4-6 咳嗽症状スコアシステム（Lai K. J Thorac Dis. 2014; 6: S683-8[4]）より引用）

スコア	日中の咳嗽症状	夜間の咳嗽症状
0点	咳嗽がない	咳嗽がない
1点	たまに日中に一時的に咳嗽が出る	睡眠前に一時的に咳嗽が出る，あるいは夜間にたまに咳嗽が出る
2点	日常生活に軽度の支障をきたすほど頻繁に咳嗽が出る	夜間睡眠に軽度の支障をきたすほど咳嗽が出る
3点	日常生活に重度の支障をきたすほど頻繁に咳嗽が出る	夜間睡眠に重度の支障をきたすほど咳嗽が出る

　実臨床での使いやすさは，こういったスコアリングよりもVASやNRSに軍配が挙がります．しかしながら，主観的なVASやNRSの単発評価はどうしても信頼性に欠けるため，QOLの指標であるLCQやCQLQのような複数の側面からスコアリングした評価法がより正確であり有用性が高いとされています[5]．しかし，いくら信頼性があっても実用性がなけりゃ話になりません．敗血症のqSOFAみたいに，少ない項目でパッと咳嗽の評価ができる指標が普及すればベストなんですが．

COLUMN

神社歴

　びまん性肺疾患では神社歴も問診することがあります．といっても「あなたの神社歴はどのくらいですか？」なんて聞いても，神主さんくらいしかまともな返答は返ってきません．過敏性肺炎の場合，たくさんの鳥が飛来する場所が家の近くにあると，リスクであるとされています．

　家の隣が大量にハトが飛来する患者さんが，それによる過敏性肺炎だったという事例もあります．そのため，別に神社に限ったことではありませんが，鳥がたくさん飛来する場所が家の近くにないかという問診も有用なことがあるのです．

3. 身体所見

　咳嗽を呈した患者さんが目の前にいたら，どういった身体所見をとるべきでしょうか．「何言ってんだ，頭の先からつま先まで全部だよ，全部！」と言われると返す言葉もないのですが……．さすがに毎回咳嗽を呈した患者さんの全身を診察する時間はないので，ここでは「特に慢性咳嗽でコレだけは！」とい

う身体所見について書いてみたいと思います※.

> ※私が研修医の頃,とある慢性咳嗽の患者さんを診たときの話.全身の診察をしっかりするという鉄則のもとしっかり身体所見をとったのですが,陰部の診察をしていませんでした.そりゃ,いくらなんでも慢性咳嗽で陰部まで診ないですよ.結果的にAIDSを発症したニューモシスチス肺炎で,陰部には梅毒の所見があったのです.こういうレアなケースもあるといえばあります.

①バイタルサイン

当然ながらバイタルサインは全例しっかり記録してください.39℃の発熱があるのに「咳喘息か,いやアトピー咳嗽か……」などと頭をひねっていては本末転倒です.呼吸器疾患の存在を疑う患者さんでは,呼吸数もしっかりと記録しておきましょう.

②鼻の観察

副鼻腔炎がないかどうか,後鼻漏がないかどうか,そのためには鼻汁の有無を判断する必要があります.膿性鼻汁なら副鼻腔炎の確からしさが増します.また,副鼻腔炎を疑っているときは,前頭洞や上顎洞に圧痛がないか,患者に下を向いてもらって頭が重くならないかを確かめます.亀井三博先生の名著『私は咳をこう診てきた』(南山堂)[6]では耳鏡を使って鼻腔を観察するというテクニックが紹介されています.私はこれを目にしたとき,感銘を受けました.確かに耳鏡を使えば,中鼻甲介付近の観察は容易です.恥ずかしながら,この本を読むまで耳鏡で鼻を観察するという小ワザを知りませんでした.鼻汁症状がない"サイレント後鼻漏"のケースも存在するため,鼻がズルズル鳴っていないから後鼻漏ではないと否定するのはよくありません.慢性咳嗽の診察で毎回耳鏡を使うわけではありませんが,コンパクトで安いものでもよいので手元に置いておくとよいでしょう.安心感があります.

上顎洞や前頭洞の光透過性を調べるために,ライトを顔表面から当てて口腔内からその透過性の低下がないか覗き込むトランスイルミネーションテストが研修医時代に有効と教えられました.しかし,厳密には完全な暗室と筒状の光源が必要になるうえ,プライマリケア医が実施した場合の感度・特異度はともに高くないため,お墨付きの診断法というわけではありません.

③口腔咽頭の観察

舌圧子を使いながら,咽頭後壁を観察します.後鼻漏の場合,ここにcobblestone appearance(敷石状所見)が見られることが多いとされています

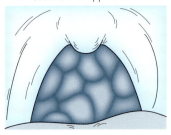
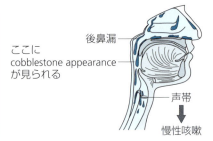

図 4-5 後鼻漏

(図 4-5)．これは咽頭後壁のリンパ濾胞の肥厚です．ただ，正常のリンパ濾胞との鑑別が難しいこともあり，口腔咽頭の診療に慣れていないと感度も特異度もたいして高くありません．個人的には，鼻汁が上からツツーッと咽頭後壁に向かって垂れている所見のほうが特異度は高いと感じていますが，なかなか流れてくれないので気まずい時間だけが過ぎることもしばしば．

④聴診

　慢性咳嗽の診断に聴診は必須です．特に喘息などの末梢気管支が攣縮する病態では聴診が有用です．ピークフロー値や1秒量が低下していることでも類推は可能ですが，wheezes を聴取するということは気管支の攣縮を強く裏づける臨床所見であり，呼吸器内科医にとって自信がもてる瞬間でもあります．呼気だけでなく吸気にも wheezes を聴取する場合，呼気時間のなかの wheezes の占める時間が長い場合，wheezes の音が高い場合は，気管支攣縮が非常に高度であることを示唆します．

　発作中ならば通常の呼吸で wheezes を聴取しますが，**強制呼気**で検出する方法もあります．患者さんに「フー！」ではなく「ハー！」と吐いてもらってください．呼気終末にクーッという wheezes が聴こえることがあります．もう一歩ステップアップした手法としては，「スローモーションで咳をしてください」という方法です．ゆっくりゆっくり咳をしてもらうと，徐々に胸腔内圧が上がってきて，口からゲホっと破綻した空気がそのうち出ます．この破綻するかしないかのところをゆっくりとスローモーションでやってもらうのです．一気に破綻したらだめです，それはただの咳嗽です．破綻すらもゆっくりと．どうでしょう，伝わりますでしょうか．実はこの**スローモーション咳嗽**※，咳感受性が亢進した患者さんで咳嗽を惹起しやすく，かつ喘息の場合でも

wheezesの検出力が高いのです．咳が出るか出ないか微妙なラインで「ハー」をゆっくりやってもらうとよいです．

> ※スローモーション咳嗽は，認知された手法ではなくあくまで筆者の私見に過ぎません．後述するdeflation cough（151ページ）とはちょっと異なるやり方で，あくまで，深く，ゆっくり，咳をする手法です．urge-to-cough（咳衝動）を随意的に起こすようなイメージですが，喘息や咳喘息でも咳嗽誘発しやすいです．

なお，聴診する際は，胸鎖乳突筋を使った呼吸をしていないかどうか，呼吸様式に異常がないか，など五感を使って診察しましょう．

⑤四肢診察

若年者であればアトピー性皮膚炎などのアレルギー性皮膚疾患，高齢者では四肢末梢の浮腫の有無が重要です．高齢者になって発症する喘息はまれなので，高齢者が喘鳴や慢性咳嗽を呈していたら，誤嚥，心不全は必ず疑うようにしてください．また，診察室でたとえベッドを用いなくとも頸静脈の怒張が確認できるかもしれません．例えば著明な肺高血圧症がある患者さんでは，椅子に座っているだけで頸静脈が怒張することがあります※．

> ※本来はベッドを45度にギャッジアップし，胸骨角から定規を当て，頸静脈拍動の最高点が4.5cmを超えれば中心静脈圧が高いと判断しますが，忙しい外来ではなかなかできません．

⑥視診

視診というほど大それたことではありませんが，脊椎後弯症や肥満のある患

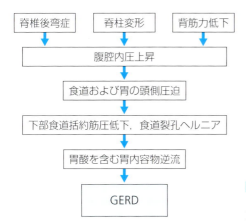

図4-6 脊椎後弯症とGERDの関連性
(Imagama S, et al. Eur Spine J. 2012; 21: 2149-57[7])より引用)

者さんでは，GERDのリスクが高いとされています．当院は高齢者の患者さんが多いため，脊椎後弯症とGERDを合併した慢性咳嗽患者さんによく遭遇します．前かがみになってしまい，腹腔内圧が高くなるのが原因です（図4-6）[7]．

COLUMN

心臓喘息ではピークフロー値は低下しにくい？

心不全の場合，ピークフロー値は喘息発作やCOPD急性増悪ほど低下しません．急性呼吸不全を呈して救急部を受診した患者のピークフロー値を測定した小規模な前向き観察研究では，心不全の方がCOPD急性増悪より有意にピークフロー値が高いことが報告されています（224±82L/分 vs 108±49L/分，p<0.001）（図4-7）[a]．ただ，ピークフロー値の絶対値ではなく予測値からの乖離をみたほうがよいとする意見もあります[b]．高齢者ではピークフロー値の予測値が低いためです．

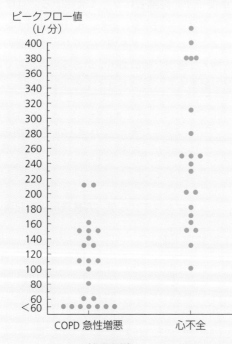

図4-7 COPD急性増悪と心不全のピークフロー値
(McNamara RM, et al. Chest. 1992; 101: 129-32[a] より引用)

（参考文献）
a) McNamara RM, et al. Utility of the peak expiratory flow rate in the differentiation of acute dyspnea. Cardiac vs pulmonary origin. Chest. 1992; 101: 129-32.
b) Pollack CV Jr. Utilization of the peak expiratory flow rate in evaluation of acute dyspnea of cardiac or pulmonary origin. Chest. 1993; 103: 1306-7.

4. 検査

①胸部X線写真

　咳嗽の患者さんが来たからといって，何でもかんでも胸部X線写真を撮影すればよいというものではありません．

　保育園に入ったばかりの子どもが風邪をひいて，親である患者さんも咽頭痛，発熱，咳嗽がある場合，胸部X線写真を撮影する必要はありません．明らかなかぜ症候群であり，自然に治癒していく可能性が高いからです．しかし，コントロール不良の糖尿病患者さんが3週間続く湿性咳嗽を訴えて来院したとき，胸部X線写真を撮影したくなるのは明らか．「肺の器質的疾患を疑ったとき」に胸部X線写真は撮影されるべきですが，つまるところ主治医が何を疑って胸部X線写真を撮影するか説明できればよいのです．その判断に，正解も間違いもありません[※]．

> ※その昔，喉が痛いといって歩いて受診してきた高齢女性に胸部X線写真をオーダーしたところ，指導医に「さすがにこれはかぜ症候群じゃないか」と言われました．しかし，できあがった写真には大動脈解離を疑わせる所見があり，すぐに緊急入院になったヒヤッとする思い出も．

　胸部X線写真を撮影しておくべき急性咳嗽疾患の代表格は，細菌性肺炎，自然気胸です．同様に遷延性～慢性咳嗽疾患には，肺結核，肺癌，間質性肺炎，じん肺などが挙げられます．「とりあえず撮っておきましょう」というスタンスも，疾患サーベイランスという意味では責められるものではありませんが．

②呼吸機能検査

　まず，急性咳嗽では呼吸機能検査はほとんど必要ありません．喘息発作時にピークフロー値を測定することはありますが，基本的に呼吸機能を細かく測定する検査は遷延性～慢性咳嗽に適用するものと思ってください．咳嗽でしんどいのに，息を吐く検査なんてできるの？　と思われがちですが，意外にできます．ただ，外来の問診中も連続的に咳嗽を発しているようなケースでは，うまく吐くことができません．しばらく呼吸機能検査室で待機して落ち着いてもらったり，色々工夫はできるはずです．ただ，発咳が怖くて患者さん自身も本気を出せないことがあります．

　呼吸機能検査を実施するタイミングにコンセンサスはありませんが，喘息を

疑った症例に実施するという医師もいれば，慢性咳嗽例全例に実施すべきという医師もいます．個人的には閉塞性肺疾患を疑ったときに1秒量をチェックするために呼吸機能検査を実施しています．拘束性肺疾患は，初診時の胸部画像検査で異常を発見できることのほうが多いです．

まず，ピークフローメーター．ピークフロー値と1秒量の違いをよく研修医に質問されるのですが，ピークフロー値は思い切り吐いたときの最大呼気流速です．速度です，速度．1秒量は，思い切り吐いたときの1秒間の呼気量です．量です，量．そう，速度と量の違いですね．1秒量と比べて，ピークフロー値のほうが測定しやすい．なぜなら，ややこしい機器が必要ないからです．ピークフロー値は，停電時でも無人島でも測れるスグレモノ！

代表的なピークフローメーターをご紹介しましょう（表4-7）．どれもたい

表4-7 主なピークフローメーター

商品名	ミニライト	パーソナルベスト	アズマチェック	アズマプランプラス	トルーゾーン
測定範囲(L/分)	60〜800	60〜810	60〜810	50〜800	60〜800
重量（g）	80	85	55	74	35
特徴	世界で最初に製品化されたピークフローメーター．ヨーロッパをはじめ世界で最もよく使用されている．	収納ケース一体型で携帯性に優れる．収納時のデザインがシンプル．ゾーンポインター装備．	ゾーンポインター装備．カラーゾーンにより患者さんごとの最適ピークフロー値が設定可能．	可動式カラーゾーン装備．	ゾーン管理が可能．かなり軽量．
販売元	松吉医科器械	フィリップス・レスピロニクス合同会社	フィリップス・レスピロニクス合同会社	宝通商	東京エム・アイ商会
値段	3,800円	2,800円	1,900円	3,800円	2,500円

した差はないので，使い勝手のよいものを選べばよいと思います．トルーゾーン®が最軽量で，アズマチェック®が最安値です．最近は海外で，デジタルでピークフローが測定できる小さな機器が登場しています（図4-8）．これ，実はピークフローだけでなく1秒量まで測れるとんでもない革命児なのです．じゃあもうコレだけでいいじゃん，と思うかもしれませんが，日本ではまだ普及していないんですよ……．トホホ．あ，でも市販はされているので輸入品をネットショッピングで買うことは可能ですよ．価格は3～5万円くらいです．ぐぬぬ，さすがに高い！

ピークフロー値があまりに低いときは喘息やCOPDを疑ってください．300 L/分未満で要注意，200～250 L/分を下回ればエライコッチャです．100 L/分台では速やかな治療導入が必要です．そこまで低下すれば，ピークフロー値を測定できる状態ではないかもしれませんね．閉塞性肺疾患でなければ，いくら咳嗽患者さんとはいえピークフロー値がガクンと下がることはありません．なお，ピークフロー値は，3回測定したうちの最高値を適用すべきです．平均値のほうがいい，という意見もあります．

次に一般的な呼吸機能検査．別名スパイロメトリーです．これは測定・観察項目が非常に多いのですが，大事なのはフローボリュームカーブの形です！慢性咳嗽では，カーブの形だけチェックしておけば大丈夫でしょう．ここが大きく凹んでいたら，閉塞性肺疾患の存在を強く疑います．ここが急峻に尖っていたら，間質性肺疾患などの存在を疑います．どのパラメータが何と相関して……と説明し出すとマニアックな話になってしまいますので，ここではフローボリュームカーブの形だけを覚えてください．覚えるべきは凹んだカーブと，尖ったカーブの2種類だけです（図4-9）．慢性咳嗽のプライマリケアで重要なのは，凹んだカーブを見逃さないことです．

最後に気道可逆性検査．ベースラインの1秒量を測定し終わったら，メプチン®などの短時間作用性β_2刺激薬（SABA）を吸入します．メプチン®やサルタノール®などの吸入薬であれば2～4吸入でOKです．SABAを吸入して，

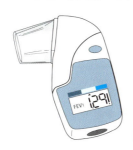

図4-8 ピークフローメーター

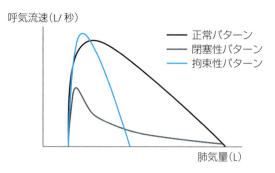

図 4-9　フローボリュームカーブのパターン

表 4-8　気道可逆性検査前に中止することが望ましい薬剤（日本アレルギー学会. 喘息予防・管理ガイドライン 2015. 東京: 協和企画; 2015[8] より）

薬剤	剤型・用法	休薬時間
β₂刺激薬	吸入（短時間作用性）	8 時間
	吸入（長時間作用性）	
	1 日 2 回	18 時間以上（24 時間が望ましい）
	1 日 1 回	36 時間以上（48 時間が望ましい）
	内服	24 時間
	貼付	24 時間
抗コリン薬	吸入（短時間作用性）	8 時間以上（12 時間が望ましい）
	吸入（長時間作用性）	36 時間以上（48 時間が望ましい）
キサンチン製剤（テオフィリン）	内服	
	1 日 2 回	24 時間
	1 日 1 回	48 時間
	（点滴）静注	8 時間
ステロイド薬	吸入	
	1 日 2 回	12 時間
	1 日 1 回	24 時間
	内服，注射	24 時間
ロイコトリエン拮抗薬	内服	48 時間
抗アレルギー薬	内服	
	1 日 2 回	24 時間
	1 日 1 回	48 時間
	吸入	12 時間

20分経過したら再度1秒量を測定します．吸入前1秒量と吸入後1秒量を比較することを気道可逆性検査と呼びます．ベースラインから1秒量が12%以上かつ絶対値200 mL以上の改善があれば，気道可逆性ありと診断できます．慢性咳嗽の場合，気道可逆性の存在は喘息を強く示唆するものです．COPDの患者さんだと，1秒量を底上げするほど可逆性は発揮できません．ちなみに咳喘息の場合は，喘息で計測される可逆性の50〜80％くらいにとどまることが多いものの，ちょびっとだけ可逆性があると覚えておいてください．なお，気道可逆性検査の前には気管支拡張薬を中止する必要があります（表4-8）[8]．

③呼気一酸化窒素濃度（FeNO）

呼気一酸化窒素濃度．これは，末梢気道に好酸球性炎症があるかどうかを調べる検査です．一酸化窒素は好酸球性炎症のバイオマーカーとして呼気中で増加します．そのため，喘息や咳喘息で上昇することが多いのです（咳喘息の上昇率が高くないので確定診断には用いませんが）．ただし，中枢気道に好酸球がウジャウジャいるアトピー咳嗽ではFeNOは上昇しません．FeNO測定機器は，日本ではNIOX（図4-10）という製品がよく使われています．当院もこの機器を使用しています．

コンパクトタイプのものとして，Bedfont社製のNObreathはラクラク測定できるFeNO測定器です（図4-11）．日本では原田産業が取り扱っています．イギリスのNICEガイドライン推奨機器というのがウリです．重さは400 gとペットボトルのお茶より軽いです．そして，乾電池3本さえあれば作動するので使いやすい．

FeNOの解釈は，20〜25 ppb以下で喘息は否定的，25〜50 ppbは喘息の可能性がある，50 ppbを超えていたら喘息の可能性が高いと考えてよいです[9]．咳喘息は経験的に30〜40 ppb前後になることが多いので，FeNOが有用かと問われるとYESとは言えません．この検査は，10秒以上息を吐き続けなければいけないため，咳嗽が強い患者さんは測定がなかなか難しいでしょう．

主な疾患におけるFeNOの目安は表4-9を参考にしてください．

④気道過敏性検査

気道過敏性検査というのは，気管支平滑筋がどれだけ収縮しやすいかを調べる検査のことです．喘息や咳喘息では気道過敏性が亢進しており，気管支平滑

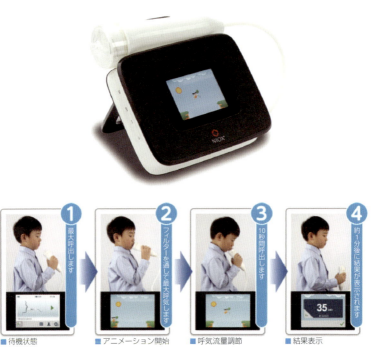

図 4-10 NIOX VERO®
〔チェスト(株)より許諾を得て転載〕

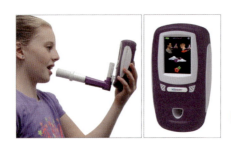

図 4-11 NObreath
〔原田産業(株)より許諾を得て転載〕

筋が収縮しやすい状態にあります．気道過敏性と咳感受性がごっちゃになる人が多いですが，咳感受性は気道表層の感覚神経が過敏になっていることを指します．咳感受性が亢進するアトピー咳嗽（109ページ）は，気道平滑筋が収縮するわけではなく，気道粘膜がアレルギーでイガイガ・ヒリヒリしている状態です．気道過敏性は咳喘息の患者さんでも正常に近い数値を示すことがあるため，教科書的に書かれているほど，アトピー咳嗽と咳喘息を鑑別できる画期的

4. 検査

表 4-9 各疾患における呼気一酸化窒素濃度（FeNO）の目安

疾患	FeNO（ppb）
気管支喘息	80 前後（50〜100）
アトピー咳嗽	20〜40
咳喘息	30〜60
鼻副鼻腔炎	30〜80
感染症	30〜60
COPD	20 未満
GERD	20 未満
健常者	20 未満

（種々の文献を参考に作成）

検査法というわけではありません※.

> ※咳喘息は気道過敏性あり咳感受性なし，アトピー咳嗽は気道過敏性なし咳感受性あり，という組み合わせは厳密には誤りで，咳喘息の全例に有意な気道過敏性ありと断言できるほどの根拠はないと考えられています．

　気道過敏性検査は，メサコリンを低濃度から倍々に濃度を上げて吸入するものです．一般名は正式にはメタコリンなのですが，私は長らくメサコリンと教えられて育った人間なので，本書ではメサコリンと書かせてください．ちょっとしたオジサンのわがままです．気道過敏性検査は，国際的にはアメリカ胸部学会（American Thoracic Society：ATS）[10]，ヨーロッパ呼吸器学会（European Respiratory Society：ERS）[11] の 2 つのガイドラインが参考にされています．ATS では 2 つの手法を推奨しており，さらにそれぞれ細かい変法があり統一がありません．手法の差が喘息診断に影響するんじゃないのという懸念も出ています[12]．日本では，日本アレルギー学会標準法，アストグラフ法が代表的な方法です．アストグラフ法のためには呼吸抵抗を測定する機器（図4-12）が必要になるので，これを持っていない病院は日本アレルギー学会標準法に準じるしかありません．とはいえ，ネブライザーとスパイロメトリーを交互に実施する必要があるので，これはこれで非常に大変なのですが……．

　本来メサコリンはアストグラフ法に用いる検査薬ですが，添付文書上は日本アレルギー学会標準法に用いることも可能です．日本ではプロボコリン®とケンブラン®という 2 つのメサコリン試験薬が販売されていますが，どちらも 1 バイアルに含まれるメサコリンは 100 mg です．1 バイアルを生理食塩水 5 mL

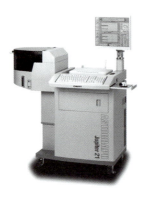

図 4-12 気道過敏性測定装置 アストグラフ Jupiter 21
〔チェスト(株)より許諾を得て転載〕

に溶解した濃度(20 mg/mL)を含めて,全部で 10 濃度(A〜J)の試験液を作成します(表 4-10).これを低濃度から吸入していき,1 秒量が 20% 以上低下したとき,気管支拡張薬を使用して 1 秒量が増加するかどうかみるものが日本アレルギー学会標準法,呼吸抵抗が初期抵抗の 2 倍になったときに気管支拡張薬を使用して初期抵抗に戻ることを確認するのがアストグラフ法(表 4-11)です.アストグラフ法では,呼吸抵抗が上昇し始める時点までのメサコリン累積負荷量(Dmin)が用いられ,10 単位(1 単位=1 mg/mL のメサコリンを 1 分間吸入した量)がカットオフ値として用いられていることが多いです.ただ,色々な意見があり,まだコンセンサスはありません.前述したように,メサコリンに関してはアストグラフ法のほうが推奨されています.アス

表 4-10 日本アレルギー学会標準法 (プロボコリン®,ケンブラン®添付文書より引用)

希釈液	作製法	濃度
A	100mg (1 バイアル) に生理食塩水 5mL を加え,溶解する.	20mg/mL
B	A から 3mL を別の容器に取り分け,生理食塩水 3mL を加え,希釈する.	10mg/mL
C	B から 3mL を別の容器に取り分け,生理食塩水 3mL を加え,希釈する.	5mg/mL
D	C から 3mL を別の容器に取り分け,生理食塩水 3mL を加え,希釈する.	2.5mg/mL
E	D から 3mL を別の容器に取り分け,生理食塩水 3mL を加え,希釈する.	1.25mg/mL
F	E から 3mL を別の容器に取り分け,生理食塩水 3mL を加え,希釈する.	0.625mg/mL
G	F から 3mL を別の容器に取り分け,生理食塩水 3mL を加え,希釈する.	0.313mg/mL
H	G から 3mL を別の容器に取り分け,生理食塩水 3mL を加え,希釈する.	0.156mg/mL
I	H から 3mL を別の容器に取り分け,生理食塩水 3mL を加え,希釈する.	0.078mg/mL
J	I から 3mL を別の容器に取り分け,生理食塩水 3mL を加え,希釈する.	0.039mg/mL

表 4-11 アストグラフ法（プロボコリン®，ケンブラン®添付文書より引用）

希釈液	作製法	濃度
A	100mg（1バイアル）に生理食塩水 4mL を加え，溶解する．	25mg/mL
B	A から 2mL を別の容器に取り分け，生理食塩水 2mL を加え，希釈する．	12.5mg/mL
C	B から 2mL を別の容器に取り分け，生理食塩水 2mL を加え，希釈する．	6.25mg/mL
D	C から 2mL を別の容器に取り分け，生理食塩水 2mL を加え，希釈する．	3.125mg/mL
E	D から 2mL を別の容器に取り分け，生理食塩水 2mL を加え，希釈する．	1.563mg/mL
F	E から 2mL を別の容器に取り分け，生理食塩水 2mL を加え，希釈する．	0.781mg/mL
G	F から 2mL を別の容器に取り分け，生理食塩水 2mL を加え，希釈する．	0.391mg/mL
H	G から 2mL を別の容器に取り分け，生理食塩水 2mL を加え，希釈する．	0.195mg/mL
I	H から 2mL を別の容器に取り分け，生理食塩水 2mL を加え，希釈する．	0.098mg/mL
J	I から 2mL を別の容器に取り分け，生理食塩水 2mL を加え，希釈する．	0.049mg/mL

トグラフ法の良いところは，呼吸機能検査がうまく実施できない小児に有効である点です（強制呼出が不要のため）．

　気道過敏性検査は気道可逆性検査よりもはるかに煩雑であるため，研究などでもともと実施できるシステムが整っている大きな病院でないとスムーズに実施できません（慣れている施設だと 30 分以内に終了するそうです）．最近はアストグラフ法の機械を導入している実践的な喘息専門クリニックもありますので，「やっているところはやっている」というイメージですね．強制オシレーション法を使用した気道過敏性検査は，少なくともスパイロメトリーと同等ないしそれ以上の検査として捉えられています．簡便性を考慮するとスパイロメトリーのほうが施設として導入しやすいでしょうが，今後，気道過敏性検査が普及することに期待しています．

　さて，この検査の注意点．気道過敏性検査は閉塞性肺疾患の重症例・不安定例には絶対行わないということを覚えておいてください．1 秒量が 1L 未満や予測値の 50％未満の場合は禁忌とされています（表 4-12）．負荷試験ですからリスクは決して低くありません．また，高血圧や虚血性心疾患があるケースも避けたほうがよいでしょう．

　なお，気道過敏性検査の前でも気管支拡張薬を中止しておいたほうがよいとされています．中止期間は気道可逆性検査（表 4-8）に準じてよいと思いますが，アメリカでは吸入ステロイド薬は 2～3 週間くらい休薬するのがスジだ，とする意見もあります．

表 4-12 気道過敏性検査の禁忌（種々の文献を参考に作成）

絶対禁忌	重度の気流閉塞（％1秒量＜50％，1秒量＜1Lなど） 3カ月以内の急性冠症候群 重度の高血圧症（収縮期血圧＞200 mmHg または拡張期血圧＞100 mmHg） 大動脈瘤 脳動脈瘤 その他重篤な合併症の存在
相対禁忌	中等度の気流閉塞（％1秒量＜60％，1秒量＜1.5Lなど） 再現性のあるスパイロメトリーが実施できない 妊娠（メサコリンが相対禁忌） 授乳婦（メサコリンが相対禁忌） 重症筋無力症に対してコリンエステラーゼ阻害薬を内服中 低酸素血症（PaO_2＜60Torr）や酸素療法中 6週間以内の気道感染症 検査にあたる中止該当薬がやめられない 検査前後に高強度の運動を行う場合

　気温の変化や，とっさの会話などで咳嗽が誘発されるとき，気道過敏性が亢進していると考えられますので，プライマリケアではそういった問診内容を気道過敏性検査の代替として使っているクリニックもあろうかと思います．ただ，こういった問診に基づく気道過敏性の判断は，感度も特異度もかなり低いと考えてください．

⑤気管支平滑筋収縮誘発咳嗽反応検査（メサコリン咳誘発検査）

　気道過敏性検査と類似の検査ですが，気道過敏性検査よりも専門性の高い検査であり，一部の施設を除いて国内で実施しているところはありません（耳にするのは一部の有名施設だけです）．この検査も，気道過敏性検査と同様にメサコリンを用いるのですが，**弱い気管支平滑筋収縮を誘発する検査**であり，咳喘息を特異的に拾い上げることができる画期的なアイデアです．

　2倍希釈系列のメサコリン溶液（313〜160,000γ）を低濃度から1分間ずつ吸入負荷し，呼吸抵抗が2倍に上昇した段階（1秒量が10％程度減少した時点）で吸入を中止します．その後，30分間に誘発される咳嗽数（メサコリン誘発咳嗽）を指標とします．このとき，咳喘息患者さんでは健常者と比べて咳嗽反応が亢進することが示されています．喘息患者さんでは，この弱い気管支平滑筋収縮下では咳嗽反応はむしろ減弱しています．

　古典的な気道過敏性が亢進しているのが喘息，気管支平滑筋収縮による咳嗽反応が亢進しているのが咳喘息，という考え方が主流になりつつあります．

⑥咳受容体感受性検査（カプサイシン咳感受性検査）

いわゆる咳感受性検査です．この検査は，咳嗽誘発物質であるカプサイシンやクエン酸の吸入負荷に対する咳嗽反応をみたものです．カプサイシン溶液を低濃度から順番に 15 秒間吸入して 45 分間観察し，最初に咳嗽が 5 回以上誘発されるカプサイシン濃度（咳閾値：C5）を決定します．C5 以外にも C2 をアウトカムとして用いる臨床試験も多いです．

疾患の定義通り，咳喘息ではこの検査では異常はみられませんが，アトピー咳嗽では咳感受性が亢進しています．ただ，この検査はプライマリケアではまず実施されておらず，市中病院でも実施できないところがほとんどでしょう．アトピー咳嗽以外にも，感染後咳嗽，GERD による慢性咳嗽でも咳感受性が亢進することがあります．

⑦モストグラフ

アストグラフとよく似た言葉に**モストグラフ**という言葉があります．モストグラフは強制オシレーション法を利用して気道抵抗を測定する手法で，過敏性検査のための機器は用いず，そもそも負荷試験を行いません．そのため，患者さんに一切の努力を強いることなく，安静呼吸をしてもらうだけで末梢気道の評価ができるという，呼吸器内科医にとっては夢のような機器なのです．何より，結果がカラー画像で表示されるため，患者さんへの説明にも使いやすいと評判は良いです（図 4-13）．

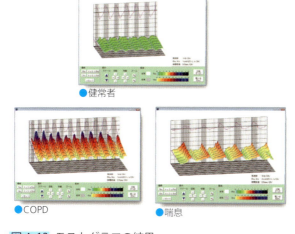

図 4-13 モストグラフの結果
〔チェスト(株)より許諾を得て転載〕

第 4 章　咳嗽の診断ツール

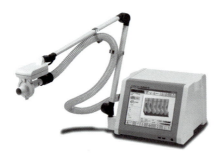

図 4-14　総合呼吸抵抗測定装置 MostGraph-02
〔チェスト(株)より許諾を得て転載〕

　図4-14のコンパクトタイプのMostGraph-02はデスクトップに設置でき、呼吸抵抗だけでなく肺機能も測定できます．1台で両方の検査に対応できるのです．しかしモストグラフのパラメータは、アストグラフの判定と必ずしも一致するわけではありません[13]．

　モストグラフによる呼吸抵抗測定は、1秒量やピークフローの低下を感知できないような咳喘息→喘息への移行過程にある患者さんを拾い上げるにはもってこいの検査だと思います．実際に、導入している病院では喘息・咳喘息の診断や効果判定などに用いられています．ただ、まだエビデンスが蓄積されておらず、どのように用いればよいのか一定のコンセンサスはありません．

COLUMN

もう少しモストグラフ

　モストグラフは、チェスト社と東北大学により2009年に開発された機器です．そのため、日本でも東北エリアでは普及が進んでいるような気がします（学会レベルでの私の印象ですが）．モストグラフでは、5Hzおよび20Hzにおける呼吸抵抗（R5およびR20）、5Hzにおけるリアクタンス値（X5）、リアクタンスが0となる共振周波数（Fres）が測定結果として表示されます．これらのパラメータは1秒量と関連していると考えられています[a, b]．

　東北大学は平成27年度知財功労賞として経済産業大臣表彰を受け、その代表的な発明の1つとしてモストグラフが紹介されました．

（参考文献）
a) 粒来崇博, 他. 治療により安定した成人気管支喘息患者における強制オッシレーション法を用いた気流制限の評価. アレルギー. 2012; 61; 184-93.
b) 柴崎篤, 他. モストグラフとスパイロメトリーによる気道狭窄の評価―可逆性試験を用いた検討―. アレルギー. 2013; 62: 566-73.

⑧血液検査

　急性咳嗽で，明らかに細菌性肺炎だなというときには血液検査や血液培養を採取しますが，こういった症例にはプロカルシトニンを測定，こういった症例にはβ-Dグルカンを測定……と書き始めると日が暮れてしまいますので，ここでは遷延性〜慢性咳嗽の患者さんに対する特異的な血液検査について記載したいと思います．

　血算では好酸球の比率と絶対値が重要です．普段の好酸球比率が2〜3%の患者さんが10%を超えている場合，慢性咳嗽の患者さんでは気道過敏性の亢進やアレルギー性疾患の存在を疑うべきです．総IgEが高いケースでも同じように考えます．

　血液生化学検査で議論にのぼるのは，マイコプラズマ抗体，百日咳抗体です．クラミドフィラ抗体を測定することもあります．

　マイコプラズマ抗体は，PA法（主にIgMを測定）とCF法（主にIgGを測定）があり，急性咳嗽〜遷延性咳嗽を想定してPA法のほうがよく検査されます．PA法では，咳嗽の患者さんが来院したときに一度，その後期間をおいて再度測定し，ペア血清で4倍以上の上昇があれば診断に有用とされています．しかし，ペア血清での診断が果たして実臨床でどのくらい実施されているでしょうか．急性咳嗽でないとすでに初診時の抗体価は上昇しており，よしんば初診時の採血がとれたとしても軽快後に再受診する患者さんは多くありません．そのため急性期には単一血清で診断することになりますが，PA法では320〜640倍で診断できるとされています．

　では，イムノカード®はどうでしょう．マイコプラズマIgM抗体を測定できる迅速EIAキットのイムノカード®は偽陽性が多く，成人では陽性率すら低いのが欠点です．国内のガイドラインでも推奨されていません[14]．後述するリボテスト®マイコプラズマなどの新しい検査の登場（79ページ）によって，もはや過去の検査に追いやられそうな感じもします．マイコプラズマの感染症で咳嗽を呈して受診される患者さんの多くは気管支炎どまりであり，肺炎にまで到達しているケースは多くありません．そのため，よほどマイコプラズマを疑っているときでなければ迅速キットは実臨床では意味を成さないのではないかと思います．とはいえ，その際迅速キットが陰性でも結局マイコプラズマの治療を実施するのですから，何のために測定するのか自分なりの答えをもっておかないといけません※．

　寒冷凝集素は，市中肺炎をみたときに単一で64倍以上が確認されれば，マイコプラズマ肺炎の可能性が高いと考えられます．しかし，感度・特異度とも

に 50％ 程度です．1 日おきなどに連続的に複数回測定して，上昇傾向があれば診断に有用とする意見もあります[15]．

> ※亀井三博先生の著書『私は咳をこう診てきた』[5] でも，イムノカードは数字で言えば陽性の時＋15％，陰性の時－20％ぐらい事前確率を変化させるものと思っておけばよい，と記載されています．何度も書きますが，名著です．

百日咳抗体は，細菌培養や PCR が実臨床で汎用されていないため，その代替として用いられています．古典的によく知られた方法は，東浜株，山口株を用いた凝集素価の測定ですが，現在この山口株，東浜株の検査は試薬製造中止により検査ができません．そのため，百日咳毒素（pertussis toxin：PT），線維状赤血球凝集素（filamentous hemagglutinin：FHA）の IgG 検査（EIA 法）を用いて検査します．PT-IgG 抗体は咳嗽が出現して 2～4 週間で上昇し，4 カ月後には陰性化します．PT-IgG 抗体が 100 EU/mL 以上であれば最近の感染を示すとされています．また，咳嗽出現後 4 週間以上経過したとき，10 EU/mL 未満なら百日咳は否定できます．PT-IgG 抗体の特異度は 99％ と高く，ガイドラインでもこの抗体の使用が推奨されています（図 4-15）[14]．

急性期の早期診断を可能にすべく，2016 年 7 月に「ノバグノスト百日咳／

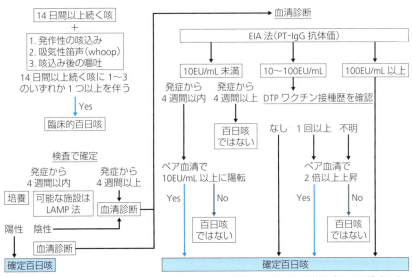

※LAMP 法が陽性なら百日咳確定．IgM・IgA 抗体のいずれかが陽性なら百日咳の可能性が高いと考えられる．

図 4-15　百日咳診断のフローチャート（日本呼吸器学会．咳嗽に関するガイドライン第 2 版．大阪：メディカルレビュー社；2012[14] より引用改変）

IgM」,「ノバグノスト百日咳/IgA」が発売されています．これらはいずれ百日咳の診断基準に収載されると考えられます（小児呼吸器感染症ガイドライン2017には記載あり[16]）．PT-IgG抗体と同様に特異度は高いですが，感度は低いです．

クラミドフィラ抗体をクラミドフィラ気管支炎・肺炎の確定診断に用いることは厳しいでしょう．なぜなら，健常な成人の多くが抗体を保有しているためです．新たな吸着剤を使用した陽性基準（表4-13）が改訂されたものの，それでも偽陽性は多くて30％にのぼるとされています．ヒタザイム法の偽陽性と偽陰性を解決するため，特異度が高いエルナス法が使用可能となりました．10～15分で診断が可能な迅速検査（エルナス®肺炎クラミドフィラIgM）が開発され，2015年3月に保険収載されています．エルナス法は特異度が高く，検査時期は症状出現後3～8週目あたりで行うことが妥当とされています．

アレルゲン検査も血液検査を用いて行います．特に喘息，咳喘息，アトピー咳嗽などの呼吸器系の好酸球性炎症を疑っているときに積極的にアレルゲンを検索します．ここで疑問が湧きます．「一体どのアレルゲンを検査すればよいのか？」．

基本的に呼吸器科領域でアレルギー検査をする場合，原因物質が不明のことが多いので，可能性が高いアレルゲンをいくつか提出します．ハウスダスト，ダニ，花粉などがそれに該当します．とりあえず，幅広くスクリーニングする手法が一般的で，検査項目がセットになっていることが多いでしょう．ヤケヒョウヒダニ，コナヒョウヒダニ，イヌ，ネコ，ガ，ゴキブリ，カモガヤ，ブタクサ，スギ，ヒノキ，ヨモギ，アルテルナリア，クラドスポリウム，アスペルギルスなどの環境アレルゲンをセットに組み込んでいる病院が多いと思います．IgE-MAST33といって，ヒトが陽性になりやすいアレルゲンを33種類組

表4-13 クラミドフィラ肺炎の血清診断（Kishimoto T, et al. Jpn J Infect Dis. 2009; 62: 260-4[17]）より改変引用）

急性感染	検体	抗体	ヒタザイム法
確定	シングル血清	IgM	インデックス値≧2.00
	ペア血清	IgG	インデックス値上昇≧1.35
		IgA	インデックス値上昇≧1.00
疑い	シングル血清	IgM	1.10≦インデックス値≦2.00
		IgG	インデックス値≧3.00
		IgA	インデックス値≧3.00

み入れたスクリーニング検査もあります．

⑨喀痰・咽頭ぬぐい液検査

　喀痰を伴う咳嗽の場合，喀痰検査を実施したほうがよいでしょう．また，喀痰がなくても胸部画像検査で肺結核を疑うような気道散布影や空洞があれば，誘発喀痰をお願いしてでも抗酸菌検査は実施すべきです．慢性咳嗽の代表的疾患である咳喘息やアトピー咳嗽の診断に喀痰検査を用いることはまれですが，海外では好酸球性炎症を調べるために喀痰中の好酸球数をカウントすることもあります．日本でも好酸球数をカウントすることができますが，実施している施設は少ないでしょう．すぐに顕微鏡が検鏡できるシステムがあれば，喀痰や鼻汁の好酸球が観察できます．有核細胞を200個数えて，好酸球比率が3％を超えておれば喀痰好酸球増加と判断してよいです．この場合，咳喘息，アトピー咳嗽などを考えます．鼻汁は例えば綿棒をスライドグラスに擦過しHansel染色（エオジノステイン®を用いて1～2分で完了する）を行い，400倍で1視野に1個以上好酸球が見えれば鼻汁好酸球比率増加と考えてよいでしょう．この場合，咳喘息，好酸球性副鼻腔炎などを考えます．

　マイコプラズマ感染症の診断において，LAMP法（Loopamp®肺炎マイコプラズマ検出試薬キットD）を用いた診断や咽頭ぬぐい液を検体として特異タンパクを検出する迅速キット（リボテスト®マイコプラズマ，プロラスト® *Myco*，クイックチェイサー®Myco，クイックチェイサー®Auto Myco）が保険収載されています（79ページ）．これらは感度・特異度が優れているため，特に小児科ではよく使用されています（私の子どもも陽性になったことがあります）．

　迅速キットは発症初期ではLAMP法よりも診断精度が劣りますが，インフルエンザのキットと同様にわずか10分程度で結果が判明するという大きなメリットがあります．LAMP法は外注検査の場合，2～3日程度で結果が得られます．マイコプラズマ感染症の発症初期ではLAMP法，少し時間が経過したら迅速キットといった使い分けをしているクリニックもあるようです．小児では咽頭スワブでよいと思いますが，成人の場合マイコプラズマは気道上皮に親和性があるため喀痰のほうが検出率が高いのでは，という意見もあります[18]．

　マイコプラズマの成人感染例の多くは気管支炎どまりであり，非定型肺炎を疑ったときにはマクロライド系抗菌薬を併用する例が多いことから，こうした検査を適用するかどうかが意見の分かれ目です．ちなみに，私は現在のところ迅速検査は使っていません．

まだ普及していませんが，百日咳においても咽頭ぬぐい液を用いて LAMP 法で診断する検査が保険適用になっています（77 ページ）．

⑩気管支鏡検査

慢性咳嗽で気管支鏡に踏み切ることがあります．ただ，気管支鏡の最たる適応は「診断のつかない気道〜肺内病変」です．つまり，胸部 CT などで事前に器質的な異常があることが原則です．胸部画像上，全く異常がない慢性咳嗽例では，気管支鏡によって苦しい思いをすることがあるため，積極的に推奨される検査ではありません．

しかし，原因がはっきりしない場合には気管支鏡検査を考慮してもよいと私は考えます．例えば，過去に気管にポリープがあった慢性咳嗽例を経験したことがあります．厚いスライスの水平断の胸部 CT ではなかなか同定できなかったのを覚えています．また，気管生検や気管支肺胞洗浄を行うことで，中枢気道か末梢気道のどちらに好酸球が多いのかを証明することができるので，咳喘息かアトピー咳嗽かの判断にも有用かもしれません．肉眼的に異常が見つかる可能性は低いものの，慢性咳嗽に対する経験的治療に抵抗する症例では気管支鏡を実施してよいと思います．

⑪複数の検査の組み合わせによる慢性咳嗽の判定

実臨床で最も診断に困る，咳喘息，アトピー咳嗽などの鑑別のために複数の検査を組み合わせて判定する手法が藤村医師により考案されています（表

表 4-14 長引く咳嗽を病態的診断するための専門的検査所見（藤村政樹. 呼吸器内科. 2016; 29: 115-22[19], 藤村政樹, 他. 第 77 回呼吸器合同北陸地方会[20] より引用）

	気管支喘息	咳喘息	アトピー咳嗽	SBS	GERD
誘発喀痰検査	好酸球	好酸球	好酸球	好中球	リンパ球体・好中球
気道可逆性検査	陽性	—	—	—	—
気道過敏性検査	陽性	—※	—	—	—
咳受容体感受性検査 （カプサイシン咳感受性検査）	—	—	陽性	—	陽性
気管支平滑筋収縮誘発咳嗽反応検査 （メサコリン咳誘発検査）	—	陽性	—	—	—

※咳喘息で気道過敏性検査が陽性になるのは，一部の症例と考えられています．

4-14)[19,20]. 咳受容体感受性検査と気管支平滑筋収縮誘発咳嗽反応検査はほとんどの病院で実施していないと思いますので，残りの検査で判断するとなると咳喘息とアトピー咳嗽の鑑別がいかに難しいかおわかりでしょう．

(参考文献)
1) Lee KK, et al. A longitudinal assessment of acute cough. Am J Respir Crit Care Med. 2013; 187: 991-7.
2) Birring SS, et al. Development of a symptom specific health status measure for patients with chronic cough: Leicester Cough Questionnaire (LCQ). Thorax. 2003; 58: 339-43.
3) French CT, et al. Evaluation of a cough-specific quality-of-life questionnaire. Chest. 2002; 121: 1123-31.
4) Lai K. Chinese National Guidelines on Diagnosis and Management of Cough: consensus and controversy. J Thorac Dis. 2014; 6 (Suppl 7): S683-8.
5) Schmit KM, et al. Evaluating cough assessment tools: a systematic review. Chest. 2013; 144: 1819-26.
6) 亀井三博. 私は咳をこう診てきた. 東京: 南山堂; 2013.
7) Imagama S, et al. Influence of lumbar kyphosis and back muscle strength on the symptoms of gastroesophageal reflux disease in middle-aged and elderly people. Eur Spine J. 2012; 21: 2149-57.
8) 日本アレルギー学会. 喘息予防・管理ガイドライン 2015. 東京: 協和企画; 2015.
9) Dweik RA, et al. An official ATS clinical practice guideline: interpretation of exhaled nitric oxide levels (FENO) for clinical applications. Am J Respir Crit Care Med. 2011; 184: 602-15.
10) Crapo RO, et al. Guidelines for methacholine and exercise challenge testing-1999. This official statement of the American Thoracic Society was adopted by the ATS Board of Directors. 1999. Am J Respir Crit Care Med. 2000; 161: 309-29.
11) Sterk PJ, et al. Airway responsiveness. Standardized challenge testing with pharmacological, physical and sensitizing stimuli in adults. Report Working Party Standardization of Lung Function Tests, European Community for Steel and Coal. Official Statement of the European Respiratory Society. Eur Respir J Suppl. 1993; 16: 53-83.
12) Burke RR, et al. Two ATS recommended protocols for administration of methacholine are not equal. J Asthma. 2009; 46: 740-4.
13) 町田久典, 他. 慢性咳嗽患者におけるアストグラフとモストグラフの関連について. 口演 59. 第 63 回日本アレルギー学会秋季学術大会, 2013.
14) 日本呼吸器学会. 咳嗽に関するガイドライン第 2 版作成委員会, 編. 咳嗽に関するガイドライン. 第 2 版. 大阪: メディカルレビュー社; 2012.
15) Cunha BA. The clinical diagnosis of *Mycoplasma pneumoniae*: the diagnostic importance of highly elevated serum cold agglutinins. Eur J Clin Microbiol Infect Dis. 2008; 27: 1017-9.
16) 小児呼吸器感染症ガイドライン作成委員会. 小児呼吸器感染症診療ガイドライン 2017. 東京: 協和企画; 2016.
17) Kishimoto T, et al. Assay of *Chlamydia pneumoniae*-specific IgM antibodies by ELISA method – reduction of non-specific reaction and resetting of serological criteria by measuring IgM antibodies–. Jpn J Infect Dis. 2009; 62: 260-4.
18) 三河貴裕. 尿中抗原, 抗体検査の使い方. 山本舜悟, 編. あなたも名医！ 侮れない肺炎に立ち向かう 31 の方法. 東京: 日本医事新報社; 2013.
19) 藤村政樹. 咳嗽の主要原因疾患の鑑別と治療 2)気管支喘息, 咳喘息, アトピー咳嗽. 呼吸器内科. 2016; 29: 115-22.
20) 藤村政樹, 他. 第 77 回呼吸器合同北陸地方会. 慢性咳嗽の病態的診断によるアウトカム: 治療成績.

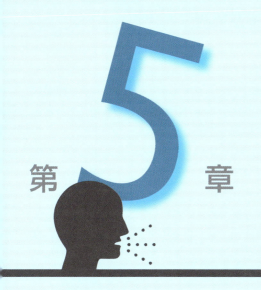

第5章 急性咳嗽疾患

1. かぜ症候群などの急性気道感染症 ……………………………………… 66
2. キラー咳嗽疾患 ……………………………………………………… 70

第 5 章　急性咳嗽疾患

1. かぜ症候群などの急性気道感染症 >>>>>>>>>>>>>>>>>>>>>>

概論と症状

　　急性咳嗽疾患として最も頻度が高い疾患は，呼吸器感染症，特にウイルス性のかぜ症候群です．当院のように複雑な患者さんが紹介されてくる呼吸器専門病院は別として，プライマリケアでは急性の咳嗽といえば第一にかぜ症候群．ただ，自分が風邪をひいたと思っている人は，その程度ではいちいち病院を受診しません．

　急性咳嗽を呈する上気道感染症の原因微生物は，いくつかの報告[1〜3]を組み合わせると以下のような感じでしょうか．

- ウイルス　50〜70％
  - ライノウイルス　25〜50％
  - コロナウイルス　8〜15％
  - インフルエンザウイルス　5〜15％
  - RSウイルス　5％
  - パラインフルエンザウイルス　5％
  - エンテロウイルス　5％未満
  - アデノウイルス　5％未満
  - ヒトメタニューモウイルス　5％未満
- クラミドフィラ，オウム病　2％未満
- マイコプラズマ　3％未満
- 不明　20〜30％

　急性咳嗽で受診するのは，これまでの人生経験から「これは風邪じゃないかもしれない！」と懸念している場合や，このまま放っておくと不安だと感じるほど強い咳嗽をがある場合です．咳嗽の強さがその疾患の重症度と関連しているとは思いませんが，患者さんの不安の増強とは有意に関連しているでしょう．

　急性咳嗽では，後述する"キラー咳嗽疾患"（70ページ）を除外して，感染症らしいかどうか判断する必要があります（表5-1）．もしそうであっても，慢性咳嗽化のリスクが高くないなら，躍起になって急性咳嗽を治療する必要はありません．経過観察のみで大丈夫です．例えば，咽頭痛や鼻汁があれば，急性咳嗽の診断はかぜ症候群にググッと偏ることでしょう．膿性の喀痰がある場合，細菌性肺炎の可能性を念頭に置かなければいけませんから，かぜ症候群か

1. かぜ症候群などの急性気道感染症

表 5-1 急性咳嗽の問診と身体所見

急性咳嗽で聴取すべき病歴と確認すべき随伴症状

咳の OPQRST（32 ページ）
既往歴・服薬
喫煙歴（受動喫煙も含む）
アレルギー歴
家族歴

発熱
食欲不振
喀痰（量，性状，血痰の有無）
鼻汁
喘鳴
呼吸困難感
嗄声
疼痛（胸痛，頭痛，耳痛など）

急性咳嗽の身体所見

バイタルサインの確認
口腔・咽頭の観察（咽頭後壁の後鼻漏所見（43 ページ），咽頭発赤，扁桃腫大など）
聴診（wheezes, crackles の有無）
触診（副鼻腔の圧痛）
四肢末梢の浮腫の確認

らはちょっと遠ざかるかもしれません．それでもなお，かぜ症候群の可能性はまだまだ高いでしょう．しかし血痰を呈している場合，かぜ症候群の可能性は相当低くなります．色々な随伴症状から総合的に判断しなければいけませんが，どういった症状がいくつ存在するかという基準はなく，目の前の患者さんがかぜ症候群らしいかそうでないかの判断は，医師の裁量に委ねられます．

テレビの CM でもやっていますが，「せきのどはな」の症状があればかぜ症候群の可能性が高いことは誰でもご存知でしょう．しかし，咳嗽診断をしていると，せきが主体でのど症状とは症状がイマイチ少ないという人も結構います．そのとき，見逃してはいけないのが，やはり下気道感染症です．

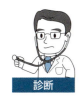

個人的には研修医時代に教えられた Diehr の肺炎予測を何となく用いています（表 5-2）[4]．今でもこの手法が良いプラクティスなのかは詳しくありませんが，発熱，頻呼吸があって咽頭痛や鼻汁がなければ，肺炎の可能性は確かに高いと思います．ただ，インフルエンザシーズンでこの Diehr の肺炎予測を使うと，スコアが高めに出てしまうので注意が必要です．おそらく体がカッカカッカして筋肉痛だけ呈する患者さんが多いからでしょう．

問診や身体所見でリスクの高低が判断できなければ，血液検査を胸部 X 線写真を実施すべきです．「CRP の測定には意味がない」という意見もあります

表 5-2 Diehr の肺炎予測 (Diehr P. J Chronic Dis. 1984; 37: 215-25[4]) より引用)

症状, 身体所見	スコア	合計スコア	肺炎可能性
鼻汁	-2 点	-3 点	0%
咽頭痛	-1 点	-2 点	0.7%
寝汗	1 点	-1 点	1.6%
筋肉痛	1 点	0 点	2.2%
喀痰が1日中続く	1 点	1 点	8.8%
頻呼吸（>25 回/分）	2 点	2 点	10.3%
発熱（≧37.8℃）	2 点	3 点	25.0%
		4 点以上	29.4%

が，CRP 測定はプライマリケアにおいて診断精度を上昇させたり抗菌薬の安易な処方を減らしたりする効果があるとされています[5,6]．もちろん，CRP が陽性だったら，とりあえず抗菌薬を投与するという医師もいるかもしれませんが……．また，マイコプラズマ，百日咳，クラミドフィラについても血液検査が参考になることもあります（59 ページ）．胸部 X 線写真については意見の分かれるところかもしれませんが，長い間撮影したことがない患者さんでは撮ってみてもよいかなとも思います．偶発的に肺癌や小さな結節影といった他の異常がみつかることがあるためです[7]．ただ，その偶発的なメリットを急性咳嗽の診療にユニバーサルに適用すべきではありません．個人的には，バイタルサインの異常がある急性咳嗽で，「風邪っぽくない」と思ったときには全例胸部 X 線写真を撮影しています．

百日咳やマイコプラズマに罹患した患者さんが，急性期に受診することはまれですが，胸部画像検査で肺炎がみつかった場合はこれらも積極的に鑑別疾患に挙げる必要があります．百日咳，マイコプラズマ，クラミドフィラの各論については遷延性・慢性咳嗽の項で述べているのでそちらを参照してください（74～87 ページ）．

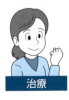
治療

よくわからない急性咳嗽にはとりあえず抗菌薬を処方しておきましょうという戦略は，どこの国でも推奨されていません．かぜ症候群に対する安易な抗菌薬使用は，近年減少しつつありますが，一時期は社会問題とも言える現象でした．え，今でもホイホイ使っている？それはいけませんね．かぜ症候群に対して抗菌薬を用いる理由は，二

次性細菌感染の予防，症状の重篤化の予防，患者さんの処方希望が主なもののようですが，もちろんそのどれにもエビデンスはありません※.

下気道感染症の場合，喀痰の色などを見て総合的に判断して抗菌薬を用いるべきであるという意見もあります．喀痰の変色がある急性気管支炎の患者さんに対して抗菌薬を用いても咳嗽の持続期間には効果がなかったとする報告もありますが[8]，コクランレビューでは急性気管支炎に対する抗菌薬に咳症状をやわらげる効果はあることが示されています[9]．病変の主座が下気道以遠にあると思っているのであれば，3日間くらいの抗菌薬もやむを得ないのかなとも感じています.

なお，湿性でないという条件つきですが，急性咳嗽に対して鎮咳薬を処方してもよいと私は思います（閉塞性肺疾患に対する鎮咳薬は病態を悪化させる可能性があるため，これらは否定しておきたい）．非特異的な鎮咳薬によって非特異的な咳をおさめることがよいのか悪いのか，エビデンスはありません．ただ，無治療のまま外来通院していただくよりはマシかもしれません.

> ※上気道炎後の肺炎などの重篤な合併症を予防するための急性上気道炎に対する抗菌薬の効果はほとんどなく，NNT（Number Needed to Treat）は4,000人以上と報告されています[10].

処方例

＜発熱／頭痛＞
アセトアミノフェンの頓用で対処

＜せきかぜ＞
全般：メジコン®3錠〜6錠分3　あるいは　コデインリン酸60 mg 分3
湿性咳嗽：清肺湯，柴朴湯など
乾性咳嗽：麦門冬湯など

＜のどかぜ＞
トランサミン（250 mg）　3錠分3
桔梗湯など

＜はなかぜ＞
流れる鼻汁・鼻閉：苓甘姜味辛夏仁湯，小青竜湯，麻黄附子細辛湯など
鼻閉感：葛根湯，辛夷清肺湯など
両側鼻炎でアレルギー性の可能性が高い場合：鼻噴霧用ステロイド薬（137ページ）

> **＜細菌性副鼻腔炎＞**
> サワシリン® (250 mg) 6錠分3　7日間
> または　サワシリン® (250 mg) 3錠分3＋オーグメンチン® (250 mg) 3錠分3　7日間

2. キラー咳嗽疾患 >>

　キラーと名づけるからには命に関わる急性咳嗽なのだろうとお思いの方，正解です．実臨床で本当に遭遇する可能性があるものは，重症細菌性肺炎（ARDSも含む），心不全，肺血栓塞栓症，喘息発作，COPD急性増悪，特発性肺線維症（IPF）急性増悪，気胸です．他にもあるよ！　と言われると返す言葉はありませんが，私が呼吸器内科医人生で特に注意しているのは上記の疾患たちです．ただ，重篤な病態の場合，直感で「これはまずい」とわかることがほとんどです．

　ARDSのような重症肺炎の場合，その徴候は咳嗽だけでは済みません．何かしらのバイタルサインの異常がありますし，100人の医師が100人とも少なくとも胸部X線写真は撮るだろう，そういう病態です．

　心不全が原因で急性咳嗽をきたしている場合，楽観視できる状態で来院することは多くありません．高齢者が「喘息だ」といって来院した場合も，虚血性心疾患や心不全の可能性を常に考えなければいけません．

　肺血栓塞栓症は，ウォークインの咳嗽で来院したケースを一度診たことがあります．ある報告によれば肺血栓塞栓症の3人に1人が咳嗽を呈していたとされており[11]，咳嗽の鑑別診断には必ず肺血栓塞栓症を挙げなければいけません．慢性の肺血栓塞栓症の場合，じわじわと咳嗽や息切れを呈するだけということもありえますので，頭のどこかで常にこの疾患を疑わないと発見は難しいでしょう．

　喘息発作とCOPD急性増悪は，来院時に間違いなく喘鳴を聴取するため，診断に苦慮することはありません．もちろん，両者の鑑別はなかなか難しいのですが[※1]．

　IPF急性増悪は，胸部X線写真あるいは胸部CT写真を撮らないと診断できません．身体所見ですさまじいfine cracklesを聴取し，絶望的な低酸素状態にある場合，この疾患を想起します．早期に人工呼吸管理が必要になることが多いです．ARDSと同じく，急性の咳嗽だけでこの疾患を疑うことはありま

せん．必ず他のクリティカルな異常を併発しているはずです．IPF急性増悪は，前の日に元気に会話していた人が次の日にはこの世からいなくなっていることもあるくらい急速な転帰をたどります．

最後に気胸．気胸で咳嗽？　と思われる方もいるかもしれませんが，咳嗽だけを呈して来院する気胸の患者さんがいます[12]．私ですら咳嗽を呈した気胸患者さんを少なくとも5人10人は診ているので，実臨床でもかなり多いのではないでしょうか．気胸における咳嗽の頻度を報告した論文は多くありませんが，100人の後ろ向き検討では20％と報告されています[13] ※2．咳嗽が先なのか気胸が先なのか，ニワトリ・たまご問題と同じように誰にもわからないことがほとんどですが……．個人的には若年者の気胸は咳嗽主体，高齢者の気胸は呼吸困難感が主体のことが多いと感じています．慢性咳嗽の気胸患者さんを一度だけ診たことがあります（230ページ）．

※1　喘息発作とCOPD急性増悪の治療は，抗菌薬の使用を除いてほぼ同じ治療内容で問題ないと思います．カンファレンスで喧々囂々と議論する前に迅速な治療を導入することが重要です．

※2　ただし，この論文は二次性気胸（半数以上が結核）も多く含まれています．結核患者さんは咳嗽を呈しやすいです．

（参考文献）
1) Mäkelä MJ, et al. Viruses and bacteria in the etiology of the common cold. J Clin Microbiol. 1998; 36: 539-42.
2) Heikkinen T, et al. The common cold. Lancet. 2003;361:51-9.
3) van Gageldonk-Lafeber AB, et al. A case-control study of acute respiratory tract infection in general practice patients in The Netherlands. Clin Infect Dis. 2005; 41: 490-7.
4) Diehr P. Prediction of pneumonia in outpatients with acute cough--a statistical approach. J Chronic Dis. 1984; 37: 215-25.
5) van Vugt SF, et al. Use of serum C reactive protein and procalcitonin concentrations in addition to symptoms and signs to predict pneumonia in patients presenting to primary care with acute cough: diagnostic study. BMJ. 2013; 346: f2450.
6) Andreeva E, et al. Usefulness of C-reactive protein testing in acute cough/respiratory tract infection: an open cluster-randomized clinical trial with C-reactive protein testing in the intervention group. BMC Fam Pract. 2014; 15: 80.
7) van Vugt S, et al. Incidental chest radiographic findings in adult patients with acute cough. Ann Fam Med. 2012; 10: 510-5.
8) Llor C, et al. Efficacy of anti-inflammatory or antibiotic treatment in patients with non-complicated acute bronchitis and discoloured sputum: randomised placebo controlled trial. BMJ. 2013; 347: f5762.
9) Smith SM, et al. Antibiotics for acute bronchitis. Cochrane Database Syst Rev. 2014; 3: CD000245.
10) Petersen I, et al. Protective effect of antibiotics against serious complications of common respiratory tract infections: retrospective cohort study with the UK General Practice Research Database. BMJ. 2007; 335: 982.
11) Stein PD, et al. Clinical characteristics of patients with acute pulmonary embolism: data from PIOPED II. Am J Med. 2007; 120: 871-9.
12) O'Beirne SL, et al. Chronic Cough and Bilateral Pneumothoraces in a Non-smoker. Chest. 2016; 149: e49-55.

13) Saiphoklang N, et al. Prevalence, clinical manifestations and mortality rate in patients with spontaneous pneumothorax in Thammasat University Hospital. J Med Assoc Thai. 2013; 96: 1290-7.

第6章 遷延性咳嗽・慢性咳嗽疾患各論

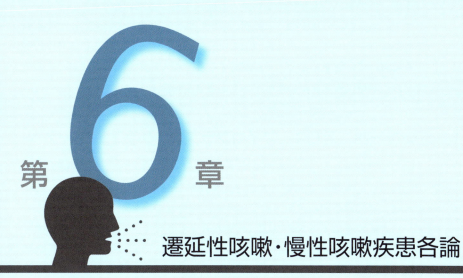

1. 感染後咳嗽：百日咳，マイコプラズマ，クラミドフィラ …………… 74
2. 結核，非結核性抗酸菌症，肺アスペルギルス症 ………………… 87
3. 喘息 …………………………………………………………………… 94
4. 好酸球性気道炎症疾患：咳喘息，アトピー咳嗽，
    非喘息性好酸球性気管支炎 ………………………………………… 102
5. 副鼻腔気管支症候群（SBS），気管支拡張症 …………………… 122
6. 上気道咳症候群（UACS，後鼻漏症候群，鼻炎を含む）………… 132
7. 好酸球性副鼻腔炎（ECRS）………………………………………… 139
8. 胃食道逆流症 ………………………………………………………… 143
9. COPD ………………………………………………………………… 152
10. 慢性誤嚥 …………………………………………………………… 157
11. 特発性肺線維症 …………………………………………………… 164
12. 喫煙咳嗽 …………………………………………………………… 171
13. 薬剤性咳嗽 ………………………………………………………… 172
14. somatic cough syndrome（SCS），心因性咳嗽 ………………… 176
15. cough hypersensitivity syndrome（CHS），
    laryngeal hypersensitivity（LH）…………………………………… 179
16. 気道異物 …………………………………………………………… 187

第6章　遷延性咳嗽・慢性咳嗽疾患各論

さて，この本のメインディッシュ，遷延性咳嗽・慢性咳嗽です．プライマリケアで咳嗽に悩むのはやはり，長期に咳嗽に悩まされている患者さんです．具体的なフローチャートなどは後（214ページ）で示すとして，まずは各々の疾患を紐解いていきましょう．ただ解説するだけなら他の呼吸器の成書で十分ですから，咳嗽に重きをおいたポイントを書いていきます．

1. 感染後咳嗽：百日咳，マイコプラズマ，クラミドフィラ >>>

国内で実施された 2006～2008 年に受診した 3～8 週間の遷延性咳嗽症例で，胸部 X 線写真が正常だった 218 人を解析した報告があります[1]．これによれば，遷延性咳嗽に占める感染後咳嗽の頻度は 39.4％を占めていたそうです．かぜ症候群によるものが 21.1％もありましたので，いかに遷延性咳嗽で感染後咳嗽が多いかがおわかりでしょう．その中で，百日咳 9.2％，マイコプラズマ 5.5％，クラミドフィラ 4.1％という頻度は無視できるものではありません．

3～8 週間の遷延性咳嗽では感染後咳嗽に的を絞って精査を行う必要がありますが，慢性咳嗽も最初は遷延性咳嗽で受診することが多いのです．そのため，この 3～8 週間の咳嗽というのはプライマリケア医泣かせなのです．

本項では，百日咳，マイコプラズマ，クラミドフィラの 3 つの病原菌を提示したいと思います．もちろん，これ以外にも感染後咳嗽をきたす病原微生物は存在しますが，診断と治療のバランスがとれているのはこの 3 つくらいだと考えられています[※1]．ただ，近年の網羅的な遺伝子解析によれば，市中肺炎のうちクラミドフィラが占める割合は極めて低いことが明らかになっています．しかしそんな検査を一般臨床には応用できないため，目の前の患者さんがクラミドフィラに感染していないことを証明するのは至難の業です．

結核，非結核性抗酸菌症，肺アスペルギルス症などは感染<u>後</u>咳嗽とは呼びません．感染<u>性</u>咳嗽という用語を使うことのほうが多いです．感染した後に咳嗽をきたしているので，字面だけ見れば感染後咳嗽でもよさそうなものですが[※2]．まぁ，どっちでもよろしい．

> ※1 私はヒトメタニューモウイルスによって長期に咳嗽を強いられた経験がありますが，鎮咳薬を内服してひたすら時間が経過するのを待つほかありませんでした．
> ※2 原因微生物を病巣局所から検出できるのが活動性感染性咳嗽，既に何らかの理由によって病原菌が排除されていたり細菌学的に証明しにくかったりするものを感染後咳嗽と呼ぶことが多いです[2]．

①百日咳

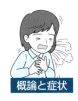
概論と症状

百日咳は**百日咳菌（*Bordetella pertussis*）**によって引き起こされる呼吸器感染症です．成人の感染者が増えており，これが小児に広がることがプライマリケアで懸念されています．小児期に実施するワクチンの有効期間は長くても10～12年程度であり，百日咳の1/3が10代の発症です．百日咳の患者さんがさすがに「100日も咳が続くんです」と訴えて受診することは現在ではほとんどありませんが，数週間の遷延性咳嗽・慢性咳嗽として来院することが多いのは事実です．周囲に感染させやすい時期は，カタル期（感染後7日～3週間）と言われていますが，来院されるのはその後が多いです．つまり，痙咳期の受診です．

百日咳の患者さんの全例で咳嗽がみられるとされています[3]．教科書的に記載されている痙咳のスタッカートやその後のwhoop，つまり**レプリーゼ**は成人の百日咳でお目にかかることは多くありません（1割未満と言われています）[3]．咳嗽の性質を取り上げてみても，あまり役に立ちそうな所見はありません（表6-1）[4]．百日咳は典型的には乾性咳嗽であり，喀痰を伴う例は全体の26.2％と報告されています[5]．小児でも典型的な百日咳症状を呈する例は近年少ないようです（図6-1）．

咳嗽グラフは以下のようなイメージです（図6-2）．回復期を過ぎても，時折，思い出したかのように咳嗽が出ることが多いです．痙咳期の咳嗽が最もつらく，患者さんが受診するのはこの時期です．

表6-1　百日咳の身体所見（Cornia PB, et al. JAMA. 2010; 304: 890-6[4]より）

症状	感度(%)	特異度(%)	陽性尤度比 （95%信頼区間）	陰性尤度比 （95%信頼区間）
発作性咳嗽	90.4	21.4	1.1 (1.1-1.2)	0.52 (0.27-1.0)
咳嗽後嘔吐	64.9	69.9	1.8 (1.4-2.2)	0.58 (0.44-0.77)
吸気性笛声（whoop）	43.6	78.5	1.9 (1.4-2.6)	0.78 (0.66-0.93)

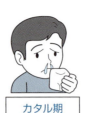

図 6-1 成人百日咳の概要

図 6-2 百日咳の咳嗽グラフ

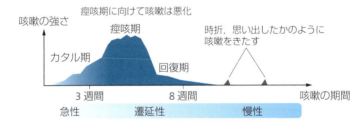

　百日咳は主に血液検査で診断をつけます．というか，それ以外に方法がなかったのが現実です．60 ページにも記載したように，PT-IgG 抗体が 100 EU/mL 以上であれば最近の感染を示すとされています．ガイドラインでもこの抗体の使用が推奨されています（図 6-3）[2]．
　本来はペア血清での診断が基本はあるものの，単一血清でカットオフ値を明記してあるのがよいですね．PT-IgG 抗体価 100 EU/mL 以上は，ペア血清で 4 倍以上の上昇あるいは培養・PCR による百日咳感染の診断に匹敵する指標とされています[6]．PT-IgG 抗体は，感度 76％，特異度 99％ で，感染後 4 カ月頃から抗体価が減少し始め，1 年以内に 8 割以上は陰性化します．ただ，PT-IgG 抗体価は，過去 1 年以内に気道感染や咳嗽の既往がない成人でも，カットオフ値以上に上昇する偽陽性例も数％に存在するため解釈には注意が必要です．また，この 100 EU/mL というカットオフ値は，あくまでワクチ

1. 感染後咳嗽：百日咳，マイコプラズマ，クラミドフィラ

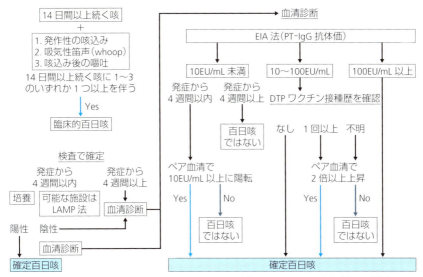

※LAMP法が陽性なら百日咳確定．IgM・IgA抗体のいずれかが陽性なら百日咳の可能性が高いと考えられる．

図6-3 百日咳診断のフローチャート（日本呼吸器学会．咳嗽に関するガイドライン．第2版．大阪：メディカルレビュー社；2012[2]）より引用）

ン接種歴のある人に適用されるものです．

ちなみにFHA抗体はパラ百日咳菌など他の細菌にも存在するため，交差反応の観点からワクチン接種を行った健常者では適用しないほうがよいでしょう．

古典的な東浜株，山口株を用いた凝集素価は現在の診療では測定されていません．

急性期の早期診断を可能にすべく，2016年7月に「ノバグノスト百日咳/IgM」，「ノバグノスト百日咳/IgA」が発売されています．これらはいずれ百日咳の診断基準に収載されると考えられます（小児呼吸器感染症ガイドライン2017には記載あり[7]）．PT-IgG抗体と同様に特異度は高いですが，感度は低いです．

先ほど「血液検査以外に診断方法がなかった」と書きましたが，2016年11月からLAMP法による百日咳菌核酸キット（Loopamp®百日咳菌検出試薬キットD）が保険適用となりました（ただし，増幅・検出には専用機器が必要）．リアルタイムPCRや培養陽性を参照基準とした場合，LAMP法の感度・特異度はともに100％近いとされています．

治療

百日咳に咳嗽を抑える特異的治療法はありません[8]．早期に受診して抗菌薬を投与すれば効果があるかもしれませんが……．

検査が返ってくるまでの間，苦しい咳嗽を放置するなんていたたまれない，と思う医師も多いでしょう．私は，強制呼気でwheezesがなければデキストロメトルファン（メジコン®）・塩酸モルヒネ少量などの対症療法を，wheezesがあった場合には短時間作用性β_2刺激薬（SABA），さらに咳喘息が否定できないときには吸入ステロイド薬（ICS）を使うこともあります．

百日咳と判明した時点で，発症から3週間程度であればマクロライド系抗菌薬を処方します．患者さんが医療従事者であれば，この抗菌薬投与の基準を2倍ほど延長します．すなわち，発症後6週間程度までは投与してもよいということです．患者さんの咳嗽を軽減するというよりも周囲への感染拡大を予防するという意味合いのほうが強いです．成人百日咳のカタル期後半で受診した場合，周囲への感染を防ぐために抗菌薬には投与する意義がありますが，痙咳期の後半になると抗菌薬の投与にはほとんどメリットがありません．

処方例

クラリス®（200 mg）4錠分2　7～10日間
　あるいは　ジスロマックSR®1本　空腹時単回投与
　あるいは　ジスロマック®（250 mg）2錠分1　初日
　　　　　　→ジスロマック®（250 mg）1錠分1　2～5日目　　など
※マクロライド系抗菌薬が使えないとき，ST合剤を用いることもある
（例：バクタ®4錠分2　14日間など）

---

②マイコプラズマ

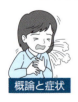
概論と症状

成人の場合，マイコプラズマ感染者の多くが気管支炎どまりで，肺炎になるのは3～10％程度とされています[9]．咽頭痛のような軽い症状だけで終わってしまうことすらあります[10, 11]．成人は免疫がしっかりしていますから，そうたやすく肺炎にはならないのです．とはいえ，初期の時点では百日咳などの他の感染症との鑑別は結構難しい．

マイコプラズマ感染症による咳嗽は，咳感受性の亢進ではなく，一時的な気道過敏性亢進ではないかと考えられています[12]．つまり喘息に近い咳嗽ということです．ガイドラインによれば，マイコプラズマが気道線毛上皮細胞の細胞外に感染すると，産生される過酸化水素によって気道上皮の破壊・剥離が起

こり，粘膜下のC線維の一部が露出するとされています．これによりRARs（6ページ）が刺激され咳嗽が発生するそうです[2]．このため，呼吸器感染症のなかでも比較的慢性咳嗽化しやすいのかもしれません．

マイコプラズマの咳嗽の特徴は，初期は痙咳期百日咳に匹敵するくらいの強い乾性咳嗽です．初期研修医の頃にマイコプラズマ肺炎の高校生を受け持ったことがありますが，あまりに咳がしんどくて，そのとき解いていた参考書が「ビリッ！」と破けたくらいです．教科書的には喀痰は多くありませんが，時に喉につかえるような喀痰を呈します．急性期を過ぎると喀痰が増えてくることが多い印象です．ただしマイコプラズマは膿性痰にはならず，白色で粘度の高い喀痰になります．先ほど呼吸器感染症のなかでは比較的慢性咳嗽化しやすいと書きましたが，マイコプラズマ感染症全体からみれば慢性咳嗽化はまれな事象です．もともと喘息の素因がある人や気管支炎を起こしやすい人は慢性咳嗽化することがあります．受診する例で多いのは，遷延性咳嗽の状態にあるマイコプラズマ気管支炎の患者さんです．咳嗽グラフを提示します（図6-4）．

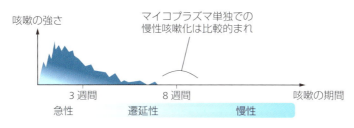

図6-4 マイコプラズマの咳嗽グラフ

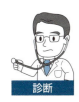

マイコプラズマの診断方法については，59ページでも少し触れました．LAMP法（Loopamp®肺炎マイコプラズマ検出試薬キットD），迅速キット（リボテスト®マイコプラズマ，プロラスト®*Myco*，クイックチェイサー®Myco，クイックチェイサー®Auto Myco）を導入している施設が増えていますが，総合病院では意外にもこれらが導入されておらず，従来の血液検査PA法で判定されていることがまだまだ多いと思います．ペア血清がとれればベストなのですが，クリニック同様2回の抗体価測定はなかなか難しく，単一血清で判断されていることも多いです．

マイコプラズマのPA法による血清診断は，2～4週間後のペア血清では4倍以上の上昇，単一血清では320～640倍で診断が可能とされています[※]．PA法は主にIgM，CF法は主にIgGを反映しており，いずれも1週間で上昇

し1カ月後にピークを作ったあと,PA法のほうが速やかに低下します.

※ただ,160倍でも有意な上昇と考えられます(表6-2).

LAMP法〔Loopamp®肺炎マイコプラズマ検出試薬キットD(図6-5)〕や咽頭ぬぐい液を検体として特異タンパクを検出する迅速キット〔リボテスト®マイコプラズマ(図6-6),プロラスト®*Myco*(図6-7)〕は既に保険収載されています.そのため,近年喀痰LAMP法を積極的に実施している施設が増えてきたように思います.LAMP法は外注検査の場合2日程度で結果が得られますが,施設内で実施できれば1時間足らずで結果が出ます※.高い感度,特異度を有しています.

表6-2 マイコプラズマ抗体(PA法)の診断能(上田剛士.ジェネラリストのための内科診断リファレンス:エビデンスに基づく究極の診断学をめざして.東京:医学書院;2014[13] より改変引用)

PA法	感度(%)	特異度(%)	陽性尤度比 (95%信頼区間)	陰性尤度比 (95%信頼区間)
40倍	89.4	82.8	5.2(4-6.8)	0.1(0.1-0.3)
80倍	80.3	92.3	10.4(6.8-16)	0.2(0.1-0.4)
160倍	71.2	96.0	17.7(9.7-32.2)	0.3(0.2-0.4)
320倍	56.1	97.4	21.9(10.2-46.8)	0.5(0.3-0.6)
640倍以上	50.0	99.3	68.3(8-79.9)	0.5(0.4-0.6)

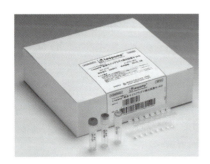

図6-5 Loopamp®肺炎マイコプラズマ検出試薬キットD
〔栄研化学(株)より許諾を得て転載〕

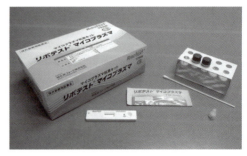

図6-6 リボテスト®マイコプラズマ
〔旭化成(株)より許諾を得て転載〕

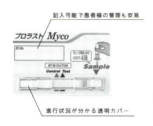

図 6-7　プロラスト®Myco
〔(株)LSI メディエンスより許諾を得て転載〕

※増幅・検出には，リアルタイム濁度測定装置である LoopampEXIA®が必要です．

　迅速キットは発症初期では LAMP 法よりも診断精度が劣りますが，インフルエンザの迅速キットのようにわずか 10 分程度で結果が判明するという大きなメリットがあります．マイコプラズマ感染症の発症初期では LAMP 法，少し時間が経過したら迅速キットといった使い分けをしているクリニックもあるようです．小児では咽頭スワブでよいですが，成人の場合マイコプラズマは気道上皮に親和性があるため喀痰でもよいかもしれません．

　これら抗原検出キットは特異度は高いのですが，確実な診断のためにはある程度の菌量が必要となるため，感度に懸念が残ります．最も新しいものでは，クイックチェイサー Myco®が比較的感度が高い製品として 2016 年 10 月に発売されました．

　マイコプラズマ肺炎の診断法について表 6-3 にまとめてみました．

　さて，マイコプラズマ肺炎は，一見肺結核と見間違いそうになるくらいクリっとした気管支肺炎像（tree-in-bud pattern）を呈することがあります（図 6-8）．そのため，マイコプラズマ肺炎を診たら結核も同時に調べるべきです．厄介なのはクォンティフェロンや T-SPOT などのインターフェロンγ遊離アッセイが陽性になったときです．若い人なら結核の可能性は高くなりますが，60 歳や 70 歳のように微妙な年齢だと，その判断に困ります※．そうなると，胃液検査や気管支鏡検査まで踏み込むことを考慮しなければなりません．「こりゃあ，マイコプラズマ肺炎に違いない」と自信をもって診療できればよいのですが，肺結核とそっくりな画像所見のとき，私も毎度どこまで精査すべきか悩みます．抗菌薬治療によって速やかに陰影が改善するのがマイコプラズマ肺炎なので，改善するかどうか待ってもよいかもしれません．いや，しかしその 1 週間の間に結核菌を放置してしまうのも……うーむ．

表 6-3 マイコプラズマ肺炎の診断法

	診断法	判定
血清診断	微粒子凝集法（PA 法）	シングル血清で 320〜640 倍以上，ペア血清で 4 倍以上の上昇
	補体結合反応（CF 法）	シングル血清で 64 倍以上，ペア血清で 4 倍以上の上昇
	特異的 IgM 抗体検出：イムノカード®マイコプラズマ	定性[※1]
抗原検出（咽頭ぬぐい液，喀痰）	リボソームタンパク L7/L12 検出：リボテスト®マイコプラズマ	定性
	DnaK タンパク検出：プロラスト® Myco マイコプラズマ抗原[※2]：クイックチェイサー® Myco，クイックチェイサー® Auto Myco	
遺伝子検出（咽頭ぬぐい液，喀痰）	LAMP 法：Loopamp®肺炎マイコプラズマ検出試薬キット D	定性
	リアルタイム PCR 法（保険適用外）：e-Myco™ VALiD-Q マイコプラズマ qPCR 検出キット，Cycleave® PCR 呼吸器系感染症起因菌検出キット Ver.2[※3] など	定性

※1：成人では偽陽性が多いため参考程度
※2：接着因子に関連するということ以外，標的タンパクは公表していないとのこと
※3：マイコプラズマ以外にも肺炎球菌やクラミドフィラも対象

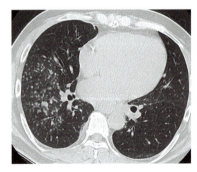

図 6-8 tree-in-bud pattern に近い陰影を呈するマイコプラズマ肺炎（50 代男性）

> ※高齢になるほどクォンティフェロンや T-SPOT は陽性であることが当たり前になるため，結核の補助診断にはあまり使えません．

そもそも問診や臨床所見から非定型肺炎が疑わしいときはマクロライド系抗菌薬を併用してしまうことが多いため（表 6-4），あえてその時点で上記の診

表 6-4 細菌性肺炎と非定型肺炎の鑑別（日本呼吸器学会市中肺炎診療ガイドライン作製委員会, 編. 成人市中肺炎診療ガイドライン. 2007[14] より引用）

鑑別に用いる項目

1. 年齢 60 歳未満
2. 基礎疾患がない，あるいは軽微
3. 頑固な咳がある
4. 胸部聴診上所見が乏しい
5. 痰がない，あるいは迅速診断法で原因菌が証明されない
6. 末梢血白血球数が 10,000/μL 未満である

鑑別基準

6 項目中 4 項目以上合致した場合　　　　非定型肺炎の感度は 77.9%，特異度は 93.0%
……非定型肺炎疑い
6 項目中 3 項目以下の合致
……細菌性肺炎疑い

1〜5 までの 5 項目中 3 項目以上合致した場合　非定型肺炎の感度は 83.9%，特異度は 87.0%
……非定型肺炎疑い
1〜5 までの 5 項目中 2 項目以下の合致
……細菌性肺炎疑い

※非定型肺炎にはレジオネラ肺炎は含まれていない

断法を行わなくてもよいと思います．

治療

　肺炎像がなく，マイコプラズマ気管支炎どまりだと思われるケースには抗菌薬は不要とされています．そのため，結局対症療法しか行えないのが現実です．百日咳と比べて，強い咳嗽を呈する期間は長くありません．

　抗菌薬は，マイコプラズマだとわかっていればドキシサイクリン（ビブラマイシン®）やクラリスロマイシン（クラリス®）などで治療します．レボフロキサシン（クラビット®）500 mg 1 日 1 回などのキノロンも有効ですが，結核を否定してから使うよう心がけるべきです．ルーチンでキノロンを選択する必要はないように思います．

処方例

ビブラマイシン®（100 mg）2 錠分 2　7〜10 日間

あるいは　ミノマイシン®（50 mg）4 錠分 2　7〜10 日間

あるいは　クラリス®（200 mg）4 錠分 2　7〜10 日間

あるいは　ジスロマック SR®　1 本　空腹時単回投与

> あるいは　ジスロマック®（250 mg）2錠分1　初日→ジスロマック®（250 mg）1錠分1　2〜5日目　など
>
> **入院例**
> ミノマイシン®（100 mg）1日2回点滴静注　7〜10日間
> あるいは　ジスロマック®（500 mg）1日1回点滴静注　5〜7日間　など

③クラミドフィラ

概論と症状

クラミドフィラもマイコプラズマと同様に気管支炎，肺炎のいずれもが起こります．急性気管支炎を呈した大学生63人のうち，クラミドフィラの急性感染症によると思われる気管支炎は全体の5％を占めていたと報告されています[15]．また，非定型肺炎全体から見れば，マイコプラズマ肺炎の半分くらいの頻度ではないかと言われています（市中肺炎のうちマイコプラズマ肺炎22.8％，クラミドフィラ肺炎10.7％，両者合併3.4％）[16]．思っているよりも多いですね……．ただ，近年の網羅的な遺伝子解析によれば，市中肺炎のうちクラミドフィラが占める割合は極めて低いことが明らかになっています．クラミドフィラ肺炎の診断が非常に難しいので，真実はまだ明らかになっていないのかもしれません．

クラミドフィラの呼吸器感染症は副鼻腔炎を合併することがあるため，後鼻漏によって慢性咳嗽をきたしている可能性もあります[17]．そうなると，本当にクラミドフィラ単独で慢性咳嗽をきたすのかどうか，わからなくなってきました．

わかっていないことが多いため，典型的な咳嗽グラフが描けません．この疾患については割愛します．

診断

私はクラミドフィラ肺炎だ，クラミドフィラ気管支炎だと自信をもって診断できる患者さんには出会ったことがありません．それは，妥当な診断法がないためです．クラミドフィラ抗体（ヒタザイム法）が，IgMでcut off index 2.0以上，あるいはIgAおよびIgGが単血清でともにcut off index 3.0以上またはIgGペア血清でcut off index 1.35以上の変化がある場合にクラミドフィラ肺炎と診断してもよいとされていますが（表6-5）[18]，偽陽性と偽陰性が多く確定診断に用いるのは厳しい[19]．また，マイコプラズマ肺炎の患者さんのうち，30％でヒタザイム法が陽性だったという衝撃の報告もあります[20]．そして，クラミドフィラ抗体価は高齢者，

表6-5 クラミドフィラ肺炎の血清診断（Kishimoto T, et al. Jpn J Infect Dis. 2009; 62: 260-4[18]）より改変引用）

急性感染	検体	抗体	ヒタザイム法
確定	シングル血清	IgM	インデックス値≧2.00
	ペア血清	IgG	インデックス値上昇≧1.35
		IgA	インデックス値上昇≧1.00
疑い	シングル血清	IgM	1.10≦インデックス値≦2.00
		IgG	インデックス値≧3.00
		IgA	インデックス値≧3.00

喫煙者で偽陽性が多いことがわかっており[21]，遷延性咳嗽疾患の患者さんでは「結局診断はどないしたらええねん」という状態が長らく宙ぶらりんになっています．さらに，ペア血清は治療を開始してからかなり後で結果が判明するため，実臨床では非常に使いにくいのが難点です．

しかし，ヒタザイム法の問題を解決するため，特異度が高いエルナス法が使用可能となりました[22]．エルナスプレートと呼ばれる抗体キットは，IgM，IgA，IgGの全種類使用できますが，疾患診断に最も重要なのはIgMであることは言うまでもありません．約10分で診断が可能なエルナス®肺炎クラミドフィラIgM（図6-9）は，特異度が高くヒタザイム法よりも有用と考えられます．検査は症状出現後3～5週目あたりで行うのが望ましいのですが，遷延性咳嗽を主訴に受診する時期と一致するのでちょうどいいかもしれません．ただし，再感染の場合，IgM抗体が上昇しないことがあるので注意が必要です．

マイコプラズマは若年者に多いですが，クラミドフィラは高齢者に多いとされています．そのため，高齢者の患者さんを診ることが多い当院のような呼吸器専門病院では，感染後咳嗽といえばクラミドフィラのほうをむしろ念頭にお

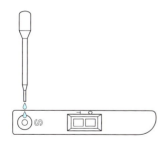

図6-9 エルナス®肺炎クラミドフィラIgM（10分で結果が判明する）（エルナス®肺炎クラミドフィラIgM添付文書より引用）

かなければならないのかもしれません.

治療はクラミドフィラ気管支炎であれば抗菌薬不要とされています.肺炎の場合,ドキシサイクリン100 mg 1日2回を10〜14日投与するのがベストですが,アジスロマイシンも有効であることがわかっています.

処方例

ビブラマイシン®(100 mg) 2錠分2 10〜14日間

あるいは ミノマイシン®(50 mg) 4錠分2 10〜14日間

あるいは クラリス®(200 mg) 4錠分2 10〜14日間

あるいは ジスロマックSR® 1本 空腹時単回投与

あるいは ジスロマック®(250 mg) 2錠分1 10〜14日間

入院例

ミノマイシン®(100 mg) 1日2回点滴静注 10〜14日間

あるいは ジスロマック®(500 mg) 1日1回点滴静注 10〜14日間 など

(参考文献)
1) 石田 直, 他. 成人遷延性咳嗽患者における感染後咳嗽の臨床的検討. 日呼吸会誌. 2010; 48: 179-85.
2) 日本呼吸器学会. 咳嗽に関するガイドライン第2版作成委員会, 編. 咳嗽に関するガイドライン. 第2版. 大阪: メディカルレビュー社; 2012.
3) Yaari E, et al. Clinical manifestations of Bordetella pertussis infection in immunized children and young adults. Chest. 1999; 115: 1254-8.
4) Cornia PB, et al. Does this coughing adolescent or adult patient have pertussis? JAMA. 2010; 304: 890-6.
5) Theofiles AG, et al. Pertussis outbreak, southeastern Minnesota, 2012. Mayo Clin Proc. 2014; 89: 1378-88.
6) Crowcroft NS, et al. Recent developments in pertussis. Lancet. 2006; 367: 1926-36.
7) 小児呼吸器感染症診療ガイドライン作成委員会. 小児呼吸器感染症診療ガイドライン2017. 東京: 協和企画; 2016.
8) Wang K, et al. Symptomatic treatment of the cough in whooping cough. Cochrane Database Syst Rev. 2014; 9: CD003257.
9) Mansel JK, et al. Mycoplasma pneumoniae pneumonia. Chest. 1989; 95: 639-46.
10) Foy HM, et al. Long-term epidemiology of infections with Mycoplasma pneumoniae. J Infect Dis. 1979; 139: 681-7.
11) Johnson S. Possibly autoantibody complications in Mycoplasma pneumoniae infection. Clin Infect Dis. 2006; 43: 1246.
12) Fujimura M, et al. Cough receptor sensitivity to capsaicin and tartaric acid in patients with Mycoplasma pneumonia. Lung. 1998; 176: 281-8.
13) 上田剛士. ジェネラリストのための内科診断リファレンス: エビデンスに基づく究極の診断学をめざして. 東京: 医学書院; 2014.
14) 日本呼吸器学会市中肺炎診療ガイドライン中肺炎診療ガイドライン作成委員会, 編. 呼吸器感染症に関するガイドライン. 成人市中肺炎診療ガイドライン. 2007.
15) Grayston JT, et al. A new Chlamydia psittaci strain, TWAR, isolated in acute respiratory tract infections. N Engl J Med. 1986; 315: 161-8.
16) Marrie TJ, et al. Ambulatory patients with community-acquired pneumonia:

the frequency of atypical agents and clinical course. Am J Med. 1996; 101: 508-15.
17) Grayston JT, et al. Evidence that *Chlamydia pneumoniae* causes pneumonia and bronchitis. J Infect Dis. 1993; 168: 1231-5.
18) Kishimoto T, et al. Assay of *Chlamydia pneumoniae*-specific IgM antibodies by ELISA method-reduction of non-specific reaction and resetting of serological criteria by measuring IgM antibodies-. Jpn J Infect Dis. 2009; 62: 260-4.
19) Miyashita N, et al. Evaluation of serological tests for diagnosis of *Chlamydophila pneumoniae* pneumonia in patients with nursing and healthcare-associated pneumonia. J Infect Chemother. 2013; 19: 249-55.
20) Miyashita N, et al. *Chlamydophila pneumoniae* serology: cross-reaction with *Mycoplasma pneumoniae* infection. J Infect Chemother. 2013; 19: 256-60.
21) Mizooka M, et al. Prevalence of chlamydia pneumoniae in Japanese rural districts; association of smoking and physical activity with Chlamydia pneumoniae seropositivity. Intern Med. 2003; 42: 960-6.
22) Miyashita N, et al. Antibody responses of *Chlamydophila pneumoniae* pneumonia: Why is the diagnosis of *C. pneumoniae* pneumonia difficult? J Infect Chemother. 2015; 21: 497-501.

2. 結核，非結核性抗酸菌症，肺アスペルギルス症 >>>>>>>>

①結核

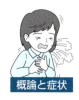

概論と症状

　慢性咳嗽疾患としてあまり教科書にも掲載されない慢性感染症たち．そのなかでも結核だけは絶対に見逃したくない疾患です．結核の患者さんが慢性咳嗽を呈している場合，それは肺結核か気管支結核のどちらかですが，胸部X線写真で何らかの異常があることがほとんどです．そしてその場合，その患者さんは排菌していることを覚悟しなければいけません．つまり，結核病棟へ隔離入院が必要になることが多い，2カ月近い入院生活を余儀なくされる，ということを意味します．

　咳嗽をしている結核患者さんは，無症状の結核患者さんよりもはるかに排菌量が多く，感染性も高いです．そのため，慢性咳嗽の診療を生業にしている人は，可能であればN95マスクを常備しておいたほうがよいと思います．ずっとつけているのもしんどいでしょうけど……．短時間の曝露ではそうそう結核菌は感染しませんが，万が一ということがありますので，呼吸器科外来（特に初診患者さんが多くやってくるクリニックや病院）ではN95マスクを装着したほうがよいです．

　咳嗽グラフは，ケースバイケースですが，ゆるやかな咳嗽の悪化を呈する人が多いと思います（図6-10）．治療を導入してもすぐに症状が消失することはまれです．

　73人の結核患者さんに咳嗽について問診した研究では，身体的ドメイン優位にLCQスコアが低下していることが報告されています[1]．結核の治療に

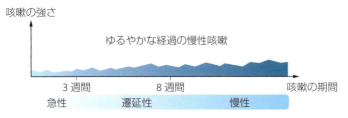

図 6-10 結核の咳嗽グラフ

よって咳嗽 QOL は徐々に改善していきます．

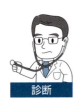
　肺結核は典型的な臨床像ならば，すぐに診断がつきますし，喀痰の抗酸菌塗抹検査も陽性になりやすいです．ただ，いつからその結核があったのかは誰にもわかりません．慢性咳嗽を呈しているということは，何カ月も前から結核を発病している可能性もあります．典型的な画像は，気管支肺炎型の浸潤影で周囲に散布影がある tree-in-bud pattern の胸部画像所見です．また，肺内に空洞があると排菌量が何十倍も多いと言われています．図 6-11 は，2 年間の慢性咳嗽を訴えて来院した 30 代の男性の胸部画像です．2 年間も病院を受診せずに咳に耐えてきたのです．当然ながら排菌は 3+，昔で言うところのガフキー 10 号というレベルです．

　これほど極端なケースはまれでしょうが，マイコプラズマのところで提示したような tree-in-bud pattern であってもやはりまずは結核を疑う必要があります．極論を書くと，細菌性肺炎の可能性が高くとも，結核を疑ってください．**結核はどのような陰影にも化けます．**

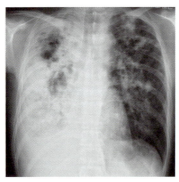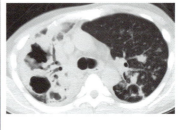

図 6-11 肺結核の胸部 X 線写真と CT 写真

治療

　結核の治療は言うまでもなく，多剤併用療法です．具体的には，イソニアジド（イスコチン®），リファンピシン，エタンブトール（エブトール®），ピラジナミド（ピラマイド®）の組み合わせです．80歳以上の高齢者の場合，肝障害がある場合，高尿酸血症がある場合などではピラジナミドは使いず，3剤併用治療になります．

　具体的な治療各論については成書を参考にしてください．

体重 60 kg の場合

イスコチン®（100 mg）3錠分1　┐
リファンピシン（150 mg）4カプセル分1　│　併用
エブトール®（250 mg）3錠分1　│
ピラマイド®　1.5 g　分1　┘

　糖尿病や栄養学的なリスクがある患者さんでは，イスコチン®による末梢神経障害を予防するため，ピリドキサール®（10 mg）を2錠分1などで処方します※．

> ※ビタミン B_6 の最適な併用量はいまだに不明ですが，筆者は 20 mg/日でよいと思っています．

②非結核性抗酸菌症

概論と症状

　非結核性抗酸菌症は，結核と類似の画像所見をとります．この疾患も慢性咳嗽が多く，時に血痰も合併します．非結核性抗酸菌症〔特にMAC（*Mycobacterium avium* complex）〕は，典型的には痩せ型の中高年の女性に多く，気管支拡張症を合併しています．これらがなぜリンクしているのかは，いまだによくわかっていません．

　女性は元来解剖学的に中葉・舌区のクリアランスが不良であり，この部位に局所的な炎症や気道改変が起こりやすいという意見があります．また，閉経すると性ホルモンのバランスが崩れます．これによって肺胞マクロファージや線毛の機能が変調をきたし，病原微生物の活動性が増してくるという機序も考えられています[2,3]．

　気管支拡張症があると，病的に拡張した気管支に非結核性抗酸菌が定着してしまいます．そのため，イメージとしては図6-12のような感じで捉えてよいと思います．

　咳嗽は結核のようにダラダラ続くこともありますが，出たり引っ込んだりを繰り返す人も多いです（図6-13）．そのため，「季節の変わり目によく咳をし

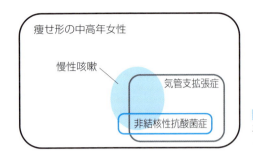

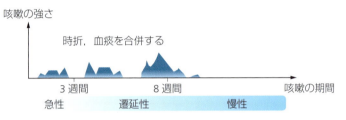

図 6-12 中高年女性,気管支拡張症,非結核性抗酸菌症,慢性咳嗽の関係イメージ

図 6-13 気管支拡張症,非結核性抗酸菌症の咳嗽グラフ

ます」と喘息を疑われて来院する人も少なくありません.血痰を合併した慢性咳嗽を診たとき,プライマリケアでは結核や肺癌だけでなく非結核性抗酸菌症も疑う必要があります.患者さんが中高年の女性であれば,なおさらでしょう.

　個人的には非結核性抗酸菌症を合併しているほうが慢性咳嗽や血痰を合併しやすいと思っています.同菌の感染を合併していると,フィブロネクチン付着タンパクを遊離して気道上皮が障害されると言われています.また,インターロイキンやTNF-αといったメディエーターの遊離が促進され,肉芽腫性炎症が進行していきます.これによって慢性咳嗽や血痰が増えてくるものと考えられます[4].女性の場合,閉経によって肺胞マクロファージの機能も低下し,上記の悪影響がさらに進行していきます[2].

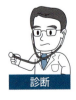

診断は,まず胸部画像所見で抗酸菌感染症らしい陰影があるかどうかが決め手になります.この疾患は典型的な結核ほど抗酸菌の塗抹検査が陽性になりませんが,やはり気道検体から菌を検出することで診断されます.MACについてはリアルタイムPCRで培養前に診断がつくことがあります.

気管支拡張症だけを呈して非結核性抗酸菌が検出されていない患者さんの胸部CT写真を提示します（図6-14）．中葉と舌区に，本来はないであろう拡張した気管支の断面が輪切りになって見えています．

　気管支拡張症がベースにある状態で，非結核性抗酸菌症を合併した患者さんの胸部CT写真を提示します（図6-15）．非結核性抗酸菌症を合併すると，拡張した気管支周囲に粒状影や結節影をつくることがわかります．気管支の内部に粘液が栓をすることもあります（mucoid impaction）．

　肺MAC症を疑った場合，MAC抗体を測定することも有用です[5]．カットオフ値を0.7 U/mLとすると，肺MAC症の診断において感度84.3％，特異度100％と報告されています[6]．アメリカで行われた研究では，カットオフ値0.3 U/mLで感度70.1％，特異度93.9％と報告されています．日本のカットオフ値0.7 U/mLを当てはめると，感度は51.7％にまで低下しました[7]．そのため，確定診断にはなかなか有効ですが，除外診断には全幅の信頼はおけないか

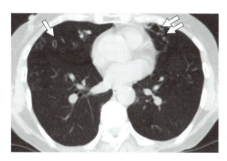

図6-14 気管支拡張症の胸部CT写真（矢印は拡張した気管支）

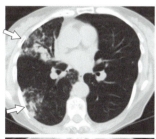

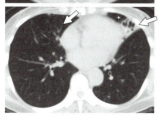

図6-15 気管支拡張症＋非結核性抗酸菌症の胸部CT写真（矢印は非結核性抗酸菌症と思われる病巣）

もしれません．

治療

　気管支拡張症による咳嗽を根治する方法はありませんが，非結核性抗酸菌症を合併している場合，リファンピシン・エタンブトール・クラリスロマイシンの併用によって軽減させることができるかもしれません．ただ，薬がしっかり効いて慢性咳嗽や血痰がパシッと止まったという患者さんはごく一部です．結核とは異なり，年単位でこれらの薬剤を内服しなければならないことが多いです．

体重 60 kg の場合

リファンピシン（150 mg） 4 カプセル分 1
エブトール®（250 mg） 3 錠分 1（長期治療のため視力障害に注意）　〕併用
クラリス®（200 mg） 4 錠分 2

※上記にストレプトマイシン，カナマイシンの各々 15 mg/kg/ 日以下を週 2 回または週 3 回の筋注併用可
※排菌陰性化から 1 年程度内服を継続するが，エブトール®が長期になるため視力障害には注意が必要

---

③肺アスペルギルス症

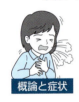

概論と症状

　アスペルギルスに限らず肺真菌症で慢性咳嗽を呈することがあります．ただ，実臨床では肺クリプトコッカス症やニューモシスチス肺炎で慢性咳嗽を呈する例よりも，肺アスペルギルス症の慢性咳嗽例のほうが多いです．アスペルギルスの感染は，結核に類似した空洞を肺の上葉につくることが多く，慢性咳嗽だけでなく血痰・喀血を合併することがあります．

　咳嗽の経過に特徴はありませんが，非結核性抗酸菌症と同様の慢性咳嗽を呈することが多いと考えられます（図 6-16）．血痰が出ていると難治性です．

　肺アスペルギルス症は，喀痰からアスペルギルスを検出することで診断しますが，血清アスペルギルス抗原や β-D グルカンを測定して総合的に診断することもあります．胸部画像上，典型的な菌球（fungus ball）があるにもかかわらず，どれだけ検査をしても微生物学的にアスペルギルスを証明できないことがあるからです．

　胸部 CT で典型的な菌球があれば，まず間違いなく肺アスペルギローマと考えてよいでしょう（図 6-17）．プライマリケアでは，侵襲性肺アスペルギルス

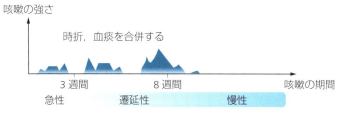

図 6-16 肺アスペルギルス症の咳嗽グラフ

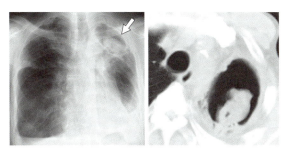

図 6-17 肺アスペルギローマ（62 歳男性）

症に遭遇するのはまれです．

　肺アスペルギルス症の治療は，抗真菌薬の内服や点滴です．主にボリコナゾール（ブイフェンド®）やイトラコナゾール（イトリゾール®）を用いて治療します．重症例や入院例に対してはエキノキャンディン系のミカファンギン（ファンガード®）やカスポファンギン（カンサイダス®）を用いることもあります．

治療は少なくとも 6 カ月以上続けますが，それで根治する人はごくまれです．非結核性抗酸菌症と同じく，長期の治療を余儀なくされる難治性呼吸器感染症です．

> 処方例
> ブイフェンド®（200 mg）2 錠分 2
> または　イトリゾール®（200 mg）2 錠分 2　など

（参考文献）
1) 鈴木　貴, 他. 活動性肺結核患者における咳関連 QOL の検討. 石川: 第 17 回日本咳嗽研究会; 2015. p.8-9.
2) Miller L, et al. Sex steroid hormones and macrophage function. Life Sci. 1996; 59: 1-14.
3) Jain R, et al. Sex hormone-dependent regulation of cilia beat frequency in

airway epithelium. Am J Respir Cell Mol Biol. 2012; 46: 446-53.
4) Chalermskulrat W, et al. Nontuberculous mycobacteria in women, young and old. Clin Chest Med. 2002; 23: 675-86.
5) 小橋吉博, 他. MAC 感染症の診断に対するキャピリア MAC 抗体 ELISA 法の臨床評価. 感染症誌. 2012; 86: 678.
6) Kitada S, et al. Serodiagnosis of *Mycobacterium avium*-complex pulmonary disease using an enzyme immunoassay kit. Am J Respir Crit Care Med. 2008; 177: 793-7.
7) Kitada S, et al. Serodiagnosis of *Mycobacterium avium* complex pulmonary disease in the USA. Eur Respir J. 2013; 42: 454-60.

3. 喘息

概論と症状

慢性咳嗽を診たとき，真っ先に頭に思い浮かぶのは喘息だという人もいるかもしれません．典型的な喘息は気管支が攣縮して喘鳴をきたすため，ゼエゼエ，ヒューヒューという音があれば，また聴診で明らかな wheezes があれば，すぐに診断できます（図 6-18）．しかしながら，咳喘息寄りの患者さんの場合，明らかに喘息だと断言できないことがしばしばあります．

喘息の咳嗽の特徴は，季節性やきっかけ（寒暖差，運動など）があることです．これは咳喘息と同じで，症状だけでは咳喘息か喘息か区別はできません．一度咳嗽が出始めると，連続してコンコン・ゲホゲホと症状が続き，そのまま発作に至ることもあります．早期に短時間作用性 β_2 刺激薬（SABA）を吸入することで，その重症化を防ぐことができます．喘息発作になってしまうと，SABA では太刀打ちできず，全身性ステロイドの投与が必要になることが多いです．

ストレスでも喘息患者さんに咳嗽を起こすことがあるため，過度なストレス下にあるコントロール不良の喘息患者さんでは環境調整が必要なこともあるでしょう．何が喘息発作のトリガーになったのかを知ることはとても重要です．同じ曝露によって再び発作が起こることがあるためです．なぜこの人は咳嗽に

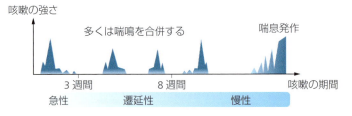

図 6-18 喘息の咳嗽グラフ

至ったのかを常に考える必要があります．

なお，成人喘息は男性よりも女性のほうが多いとされています[1]．やはり咳嗽は女性には不利のようです．

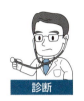
診断

喘息の診断について，プライマリケアではピークフローメーター（48ページ）を用いて行うことが多いです．大きな病院であれば，呼気一酸化窒素濃度測定（fractional exhaled nitric oxide：FeNO）（51ページ），気道可逆性検査（49ページ），気道過敏性検査（51ページ）などを実施することもあるでしょう．FeNOや気道可逆性検査は有効な鑑別手段ではありますが，グレーゾーンにはまってしまう患者さんは結構多いです．先進的な病院ではモストグラフ（57ページ）で評価しているところもあるかもしれませんね．

血液検査で喘息の診断はできないので，呼吸機能をしっかりみてあげることが重要です．喘息の咳嗽は慢性気管支炎型のCOPDと鑑別が難しいですが，COPDの咳嗽は比較的喀痰を合併することが多いこと，また喫煙歴や画像所見などから総合的に鑑別します．喘息とCOPDのハイブリッドであるACOS（asthma-COPD overlap syndrome）例も存在するので，厳密な線引きはできません（最近はsyndromeという単語をつけない流れになっています）．

喘息には定まった診断基準はありません．そのため，国内のガイドラインでも「喘息の診断基準」という表はなく，「喘息診断の目安」という表6-6があります[2]．

アメリカでは，診断基準表を用いて総合的に判断します（表6-7）[3]．

アレルギーがありそうな場合，血液検査でアレルゲン抗原検査も実施します（61ページ）．小児では積極的にアレルゲンの検査を行いますが，成人発症の

表6-6 喘息診断の目安（日本アレルギー学会. 喘息予防・管理ガイドライン. 2015. 東京: 協和企画[2] より）

1. 発作性の呼吸困難，喘鳴，胸苦しさ，咳（夜間，早朝に出現しやすい）の反復
2. 可逆性の気流制限
3. 気道過敏性の亢進
4. アトピー素因の存在
5. 気道炎症の存在
6. 他疾患の除外

・上記の1, 2, 3, 6が重要である．
・4, 5の存在は症状とともに喘息の診断を支持する．
・5は通常，好酸球性である．

表 6-7 GINA ガイドラインにおける喘息診断基準表（成人）（Global Strategy for Asthma Management and Prevention[3] より改変引用）

診断的特徴	喘息診断のための基準
1. 呼吸器症状	
喘鳴，呼吸困難，胸部圧迫感，咳嗽	・通常呼吸器症状のうち1つ以上有する（成人では咳嗽のみはまれ） ・呼吸器症状は時間や強度がまちまちである ・呼吸器症状はしばしば夜間や早朝に増悪する ・呼吸器症状は運動，笑い，アレルゲン，寒気によって誘発される ・ウイルス感染時に症状が出現・悪化する
2. 気流制限の変動	
肺機能に変動がみられ，気流制限が存在する	・変動が大きいほど，また変動がみられる機会が増えるほど，喘息の診断の確からしさが増す ・一度でも1秒量が低いとわかれば，1秒率の減少を確認する
気管支拡張薬による気道可逆性検査（実施にあたって SABA は 4 時間以上，LABA は 15 時間以上前から中止しておく）が陽性	・気道可逆性検査により1秒量がベースラインから 12%かつ 200 mL を超えて上昇（サルブタモール相当量 200～400 μg を吸入後 10～15 分で実施） ・15%かつ 400 mL を超えて上昇すれば確からしい
2 週間の間，1 日 2 回のピークフロー測定で変動がみられる	日中の変動が 10%を超える
抗炎症治療の 4 週間後の肺機能が有意に改善	呼吸器感染症以外の治療を行い，4 週間後の 1 秒量がベースラインから 12%かつ 200 mL（あるいはピークフロー値が 20%）を超えて上昇
運動誘発試験が陽性	1 秒量がベースラインから 10%かつ 200 mL を超えて減少
気道過敏性検査が陽性	メサコリンやヒスタミンによって 1 秒量がベースラインから 20%以上の減少，あるいは標準化過換気試験，高張食塩水吸入試験，マンニトール吸入試験で 15%以上の減少
外来ごとの肺機能検査の変動	外来ごとの 1 秒量の変動が 12%かつ 200 mL を超える，ただし呼吸器感染症は除外

場合，どこまでアレルゲン検査を実施すべきかというコンセンサスはありません※．日本の喘息のガイドラインでも 6 行ほどの記載しかありません[2]．

※小児は吸入アレルゲン（ダニ，ペット，ハウスダストなど）を主とするアレルゲンに対して IgE 抗体が反応しますが，成人は非アトピー（IgE 非依存・リンパ球依存型）によるアレルギー反応の割合が高くなるとされています．

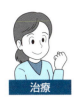
治療

　喘息の治療は，吸入ステロイド薬（ICS）（表6-8）および吸入ステロイド薬/長時間作用性β_2刺激薬（ICS/LABA）（表6-9）といった長期に使用する吸入薬です．発作時にSABA（表6-10）を持ってもらうことで，発作を未然に食い止めたり改善させたりすることができます．重要なのは毎日長期管理薬としてICSやICS/LABAを吸入し続けることです．これはとても大事なことです．本書は慢性咳嗽に特化した書籍であるため，喘息の治療について語り出すととてつもないページ数になってしまうので，各論は成書を参照してください．

　慢性咳嗽を呈して受診した喘息に関しては，通常の喘鳴型喘息に下駄をはかせて，やや強力な治療を導入してもよいと思います．ピークフロー値や1秒量が比較的保たれているのに，咳嗽がひどい患者さんもいますからね．そのため，早期から治療ステップを高めに設定してICS/LABAを導入して咳嗽の鎮静化をはかる手法もよいでしょう．喘息による咳嗽は，ピークフロー値よりも軽減が早く，吸入後1週間くらいで驚くほど軽快します．喘息だと確信した場合，咳嗽が強ければ全身性ステロイドを短期間導入して発作をリセットしてあげてもよいかもしれません．

表 6-8 吸入ステロイド薬（ICS）

一般名	商品名	用法用量	使用可能噴霧回数	剤形
シクレソニド	オルベスコ 50μg インヘラー 112 吸入用	1回 100〜400μg 1日1回（1日 800μg の場合，400μg 1日2回）	112	pMDI
	オルベスコ 100μg インヘラー 56 吸入用		56	
	オルベスコ 100μg インヘラー 112 吸入用		112	
	オルベスコ 200μg インヘラー 56 吸入用		56	
ブデソニド	パルミコート 100μg タービュヘイラー 112 吸入	1回 100〜400μg 1日2回	112	DPI
	パルミコート 200μg タービュヘイラー 56 吸入		56	
	パルミコート 200μg タービュヘイラー 112 吸入		112	
	パルミコート吸入液 0.25 mg パルミコート吸入液 0.5 mg	0.5mg（1日2回）または 1mg（1日1回）	−	ネブライザー
フルチカゾンプロピオン酸エステル	フルタイド 50 ディスカス フルタイド 100 ディスカス フルタイド 200 ディスカス	1回 100μg 1日2回	60	DPI
	フルタイド 50 ロタディスク フルタイド 100 ロタディスク フルタイド 200 ロタディスク		1枚4回	
	フルタイド 50μg エアゾール 120 吸入用		120	pMDI
	フルタイド 100μg エアゾール 60 吸入用		60	
ベクロメタゾンプロピオン酸エステル	キュバール 50 エアゾール キュバール 100 エアゾール	1回 100μg 1日2回	100	pMDI
モメタゾンフランカルボン酸エステル	アズマネックスツイストヘラー 100μg60 吸入 アズマネックスツイストヘラー 200μg60 吸入	1回 100μg 1日2回	60	DPI

表 6-9 吸入ステロイド薬 / 長時間作用性 β_2 刺激薬（ICS/LABA）

一般名	商品名	用法用量	使用可能噴霧回数	剤形
フルチカゾンプロピオン酸エステル / サルメテロールキシナホ酸塩	アドエア 100 ディスカス 28 吸入用, 60 吸入用 アドエア 250 ディスカス 28 吸入用, 60 吸入用 アドエア 500 ディスカス 28 吸入用, 60 吸入用	1回1吸入 1日2回	28, 60	DPI
	アドエア 50 エアゾール 120 吸入用 アドエア 125 エアゾール 120 吸入用 アドエア 250 エアゾール 120 吸入用	1回2吸入 1日2回	120	pMDI
ブデソニド / ホルモテロールフマル酸塩水和物	シムビコートタービュヘイラー 30 吸入 シムビコートタービュヘイラー 60 吸入	1回1吸入 1日2回あるいは発作時 （SMART療法）	30, 60	DPI
フルチカゾンプロピオン酸エステル / ホルモテロールフマル酸塩水和物	フルティフォーム 50 エアゾール 56 吸入用, 120 吸入用 フルティフォーム 125 エアゾール 56 吸入用, 120 吸入用	1回2吸入 1日2回	56, 120	pMDI
フルチカゾンフランカルボン酸エステル / ビランテロールトリフェニル酢酸塩	レルベア 100 エリプタ 14 吸入用, 30 吸入用 レルベア 200 エリプタ 14 吸入用, 30 吸入用	1回1吸入 1日1回	14, 30	DPI

表 6-10 吸入短時間作用性 β_2 刺激薬（SABA）

一般名	商品名	1回量	1日最大量	可能噴霧回数	剤形
サルブタモール硫酸塩	サルタノールインヘラー 100μg	1回2吸入	8吸入	200	pMDI
	ベネトリン吸入液 0.5%	1回 0.3〜0.5 mL （1.5〜2.5 mg）	−	−	ネブライザー
プロカテロール塩酸塩水和物	メプチンエアー 10μg 吸入 100回	1回2吸入	8吸入	100	pMDI
	メプチンキッドエアー 5μg 吸入 100回	1回4吸入 （成人）	16吸入 （成人）	100	pMDI
	メプチン吸入液 0.01% メプチン吸入液ユニット 0.3 mL メプチン吸入液ユニット 0.5 mL	1回 0.3〜0.5 mL （30〜50μg）	−	−	ネブライザー
	メプチンスイングヘラー 10μg 吸入 100回	1回2吸入	8吸入	100	DPI
フェノテロール臭化水素酸塩	ベロテックエロゾル 100	1回1〜2吸入	8吸入	200	pMDI

処方例

＜治療ステップ1＞

　オルベスコ®100～200μgインヘラー　1回吸入　1日1回

　あるいは　パルミコート®100～200タービュヘイラー　1回1吸入　1日2回

　あるいは　フルタイド®100ディスカス　1回1吸入　1日2回

　あるいは　フルタイド®100エアゾール　1回1吸入　1日2回

　あるいは　キュバール®100エアゾール　1回1吸入　1日2回

　あるいは　アズマネックス®ツイストヘラー100　1回1吸入　1日2回

＜治療ステップ2＞

・ICS単剤：効果が出ない場合，LABAとの合剤にする

　オルベスコ®200μgインヘラー　1回1～2吸入　1日1回

　あるいは　パルミコート®200タービュヘイラー　1回1～2吸入　1日2回

　あるいは　フルタイド®100ディスカス　1回1吸入　1日2回～200ディスカス　1回1吸入　1日2回

　あるいは　フルタイド®100エアゾール　1回1吸入　1日2回～200エアゾール　1回1吸入　1日2回

　あるいは　キュバール®100エアゾール　1回1～2吸入　1日2回

　あるいは　アズマネックス®ツイストヘラー100　1回1～2吸入　1日2回

・効果が不十分な場合以下に切り替え

　アドエア®100ディスカス　1回1吸入　1日2回～250ディスカス1回1吸入　1日2回

　あるいは　シムビコート®タービュヘイラー　1回1～2吸入　1日2回

　あるいは　フルティフォーム®50エアゾール　1回2吸入　1日2回

　あるいは　レルベア®100エリプタ　1回1吸入　1日1回

＜治療ステップ3＞

・ICS単剤：多くの場合効果が出ないので，LABAとの合剤にする．ICS＋ロイコトリエン拮抗薬＋LAMAといった選択肢もガイドライン上は可能

　オルベスコ®200μgインヘラー　1回1～2吸入　1日1回～1回1～2吸入　1日2回

　あるいは　パルミコート®200タービュヘイラー　1回2～4吸入　1日2回

　あるいは　フルタイド®200ディスカス　1回1～2吸入　1日2回

　あるいは　フルタイド®200エアゾール　1回1～2吸入　1日2回

あるいは　キュバール®100 エアゾール　1回2〜4吸入　1日2回
　　あるいは　アズマネックス®ツイストヘラー 100　1回2〜4吸入　1日2回
・ICS/LABA：ステップ3で最も使用されるのがICS/LABA
　　アドエア®250 ディスカス　1回1吸入　1日2回〜500 ディスカス1吸入　1日2回
　　あるいは　シムビコート®タービュヘイラー　1回2〜4吸入　1日2回
　　あるいは　フルティフォーム®125 エアゾール　1回2吸入　1日2回
　　あるいは　レルベア®100〜200 エリプタ　1回1吸入　1日1回
・LAMA：ICS/LABA＋LAMAといったトリプル吸入療法も可能
　　スピリーバ®レスピマット　1回2吸入　1日1回

＜治療ステップ4＞
・ICS単剤：多くの場合効果が出ないので，最初からICS/LABAの合剤にするか複数の薬剤を高用量ICSと併用する．ただし，ICSの局所副作用・肺炎リスクは高くなる．
　　オルベスコ®200μg インヘラー　1回2吸入　1日2回
　　あるいは　パルミコート®200 タービュヘイラー　1回4吸入　1日2回
　　あるいは　フルタイド®200 ディスカス　1回2吸入　1日2回
　　あるいは　フルタイド®200 エアゾール　1回2吸入　1日2回
　　あるいは　キュバール®100 エアゾール　1回4吸入　1日2回
　　あるいは　アズマネックス®ツイストヘラー 100　1回4吸入　1日2回
・ICS/LABA：ステップ4では最初からICS/LABAの長期管理でよい
　　アドエア®500 ディスカス　1吸入　1日2回
　　あるいは　シムビコート®タービュヘイラー　1回4吸入　1日2回
　　あるいは　フルティフォーム®125 エアゾール　1回2吸入　1日2回
　　あるいは　レルベア®200 エリプタ　1回1吸入　1日1回
・LAMA：ICS/LABA＋LAMAといったトリプル吸入療法も可能
　　スピリーバ®レスピマット　1回2吸入　1日1回
※シングレア®（10 mg）1錠分1などのロイコトリエン拮抗薬を併用してもよい
※すべての喘息患者には発作時に備えてメプチン®スイングヘラーなどのSABAを処方する．
※医療アクセスが悪い場合，プレドニゾロン20〜30 mg/ 日を3〜5日分携帯してもらうのもよい（重い発作時に服用してもらう）．

※ステップ４の最重症例では，プレドニゾロンの長期内服を余儀なくされることがあるが，ストッパーとしてオマリズマブ（ゾレア®），メポリズマブ（ヌーカラ®）などの抗体医薬品が有効．

（参考文献）
1) Hansen S, et al. Gender differences in adult-onset asthma: results from the Swiss SAPALDIA cohort study. Eur Respir J. 2015; 46: 1011-20.
2) 日本アレルギー学会. 喘息予防・管理ガイドライン2015. 東京: 協和企画; 2015.
3) Global Strategy for Asthma Management and Prevention Updated 2017. available from: ginasthma.org.

4. 好酸球性気道炎症疾患：咳喘息，アトピー咳嗽，非喘息性好酸球性気管支炎 >>>>>>>>>>>>>>>>>>>>>>>>>>>>>>>

慢性咳嗽をきたす好酸球性気道炎症疾患として，咳喘息，アトピー咳嗽，非喘息性好酸球性気管支炎（non-asthmatic eosinophilic bronchitis：NAEB）の３つを覚えておく必要があります．ただし，プライマリケアでは前者２つだけ知っておればよろしい．慢性咳嗽では極めて重要な疾患群であるため，詳しく記載させていただきます．

①咳喘息

概論と症状

咳喘息はアメリカから1979年に「a variant form of asthma in which the only presenting symptom is cough」とCorraoらが記述した疾患概念です[1]．私が生まれた頃の話ですので，それほど新しい疾患概念ではありません．

さて，咳喘息と喘息の違いはおわかりでしょうか．咳喘息は，「咳が主体の，喘息の前段階」とも言えます．喘息ほどの肺機能の低下はありません．咳喘息は慢性咳嗽のなかでも相当の頻度を占めており，鑑別疾患として必ず上位に食い込んでくるツワモノです．報告によって頻度は異なりますが，慢性咳嗽の約30～50％を占めるとも言われています．小児の咳喘息は男児に多いとされていますが，成人の場合は女性に多いです．慢性咳嗽も全体を通してみれば女性に多いのでしたね（19ページ）．

咳喘息の咳嗽は，喘息発作に至るほどの突発力はないものの，長い間コンコンと苦しめられる非常につらいものです．咳嗽は就寝時，明け方などの副交感神経が優位になる時間帯に多く，喘息と同じく季節性があることも．咳嗽は1日中ずっと出続けるわけではありませんが，気道過敏性が亢進している場合，ひょんなことからすぐに咳嗽が出てしまいQOLを損なう病気です（図6-19）．

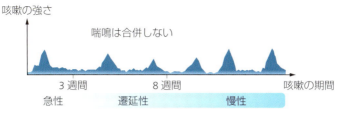

図 6-19 咳喘息の咳嗽グラフ

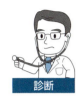

国内のガイドラインにおける咳喘息の診断基準[2]（表 6-11）にも記載されていますが，喘鳴がないというのがとても大事です．つまりゼエゼエ，ヒューヒューがなく，聴診しても wheezes を聴取しないのです．これは末梢の気管支が強く攣縮していないということを意味します．しかし，それ以外の臨床所見は喘息とマッチしているのです．言うなれば，咳主体の喘息が咳喘息，喘鳴主体の喘息が喘息，という考え方でもよいです．強制呼気でも喘鳴が聴取できないのがこの咳喘息の概念であり，少しでも喘鳴や wheezes がある場合は咳優位型喘息と呼ばれます[2]．ややこしい．

アレルギーがありそうな場合，血液検査でアレルゲン抗原検査（61 ページ）も実施してもよいですが，喘息のようにアレルゲン検査を積極的に適用する疾患ではありません．健常者よりハウスダスト・ダニ，スギといったアレルゲンに対する IgE 抗体が陽性になりやすいものの，喘息と比べるとハウスダスト・ダニに対する IgE 抗体の陽性率は低いからです[3]．また，総 IgE は咳喘息の場合，喘息よりも低いとされています（咳喘息 90 人：249.7 ± 670.1 IU/mL，喘息 92 人：529.1 ± 962.1 IU/mL）[4]．

咳喘息の呼吸機能検査では，1 秒量やピークフロー値はほぼ正常になること

表 6-11 咳喘息の診断基準（日本呼吸器学会．咳嗽に関するガイドライン．第 2 版．大阪：メディカルレビュー社; 2012[2] より引用）

以下の 1，2 のすべてを満たす

1. 喘鳴を伴わない咳嗽が 8 週間（3 週間）以上持続　聴診上も wheeze を認めない
2. 気管支拡張薬（β刺激薬またはテオフィリン製剤）が有効

参考所見
 1) 末梢血・喀痰好酸球増多，呼気中 NO 濃度高値を認めることがある（特に後 2 者は有用）
 2) 気道過敏性が亢進している
 3) 咳症状にはしばしば季節性や日差があり，夜間〜早朝優位のことが多い

が多いです.ただ,健常者と比べるとやや低めの位置にあるというケースがほとんど[5].そのため,喘息ほどではありませんがピークフロー値の軽い日内変動もみられます[6].咳嗽をきたしているさなかでは,ピークフロー値は確かにやや低いと私も感じます.しかし,フローボリュームカーブが喘息やCOPDのようにきれいな凹んだ形になることはありません.そのため,スパイロメトリーでは咳喘息を診断できません.気道可逆性検査でも,喘息ほど可逆性がみられるわけではありません.個人的には5～10％程度の可逆性におさまることが多いと感じています.うーん,何だか中途半端ですねえ,優柔不断な優男みたいにつかみどころがない存在です.

咳喘息では喀痰から気管支肺胞洗浄液まで全気道における好酸球数が上昇し,これは重症度と相関することがわかっています(図6-20)[5].血清中の好酸球カチオン性タンパクも高値を示します.

これは,喘息と同じく末梢気道の好酸球性炎症が強いことを示唆するものです.気管支鏡で好酸球数を測定する慢性咳嗽患者さんはごくわずかでしょうから,FeNOを用いて好酸球性炎症があるかどうか判定するほうがよいと思います.ただ,咳喘息の患者でのFeNOは喘息とは違いあまり上昇しません[4,7].咳喘息90人,喘息92人,健常者90人での検討ではFeNOはそれぞれ35.6±43.3ppb,92.6±85.5ppb,18.0±6.4ppbという結果が報告されています[4].喘息と咳喘息の鑑別のためには例えば,カットオフ値28ppb(感度69％,特異度72％)[4],30ppb(感度75％,特異度87％)[8]などが報告されています.カットオフ値近辺にとどまる患者さんも結構多く,また喘息と同程度

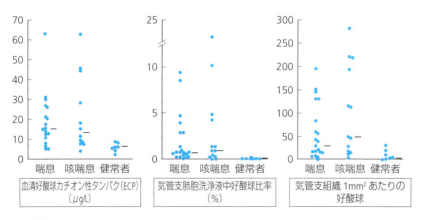

図6-20 喘息と咳喘息患者の検査データ (Niimi A, et al. Eur Respir J. 1998; 11: 1064-9[5] より引用)

の数値を示す咳喘息の患者さんもいるため，これらはあくまで参考程度とすべきでしょう．

後述しますが，好酸球以外にも好中球が重要な役割を担っているという意見もあります．

咳喘息の悩ましい点はこの後に述べるアトピー咳嗽との鑑別が非常に難しいことです．これら2疾患は気道過敏性検査がもっと普及すれば有用かもしれませんが，まだまだ実臨床では簡単に診断がつかないことが多いです．しかし，現時点でのエビデンスでは，気道過敏性があると判断されても結果に個人差が大きいため，確定診断として用いるべしというコンセンサスはありません[9)※]．そのため，メサコリンを用いた気管支平滑筋収縮誘発咳嗽反応検査（56ページ）がより特異度が高いとされており，この測定法がどの病院でも簡便に普及するプロトコルができればよいなと思います．気管支平滑筋収縮誘発咳嗽反応検査は弱い気管支収縮を誘発して咳嗽をカウントする手法で，この状態だと咳喘息では咳嗽反応の亢進がみられ，喘息やアトピー咳嗽では咳嗽反応の亢進がみられません[10)]．古典的に気道過敏性が亢進しているのが喘息，気管支平滑筋収縮による咳嗽反応が亢進しているのが咳喘息，という考え方が主流になりつつあります．咳喘息も内因性に気道過敏性が亢進している部分はあるだろうけど，その理解は咳喘息の本態とは無縁で，あくまで咳嗽反応に固執すべきなのでしょう．

アトピー咳嗽の提唱者である藤村政樹医師の作成した表6-12が非常に参考

表6-12 長引く咳嗽を病態的診断するための専門的検査所見（藤村政樹. 呼吸器内科. 2016; 29: 115-22[11)], 藤村政樹, 他. 第77回呼吸器合同北陸地方会[12)] より引用）

	気管支喘息	咳喘息	アトピー咳嗽	SBS	GERD
誘発喀痰検査	好酸球	好酸球	好酸球	好中球	リンパ球体・好中球
気道可逆性検査	陽性	―	―	―	―
気道過敏性検査	陽性	―※	―	―	―
咳受容体感受性検査（カプサイシン咳感受性検査）	―	―	陽性	―	陽性
気管支平滑筋収縮誘発咳嗽反応検査（メサコリン咳誘発検査）	―	陽性	―	―	―

※咳喘息で気道過敏性検査が陽性になるのは，一部の症例と考えられています．

になります．私が咳嗽診療のなかで最も感銘を受けた表の1つです．

> ※咳喘息の患者さん全体からみれば，気道過敏性検査で咳喘息と診断できる例は多くないと考えられます．

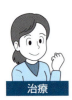

咳喘息の診断に時間を要することでQOLを低下させるおそれがあるとき，患者さんが早期に咳嗽の診断的治療にあたってほしいと希望しているときは，ICSあるいはICS/LABA（咳喘息治療）＋ヒスタミンH₁受容体拮抗薬（アトピー咳嗽治療）＋SABAを処方してもよいと考えます．重要なのは，咳喘息かアトピー咳嗽かよくわからずに診療を続ける場合，どこかの時点で気管支拡張薬の効果を確認しておくことです．それはどんな手法であっても構いません．

国内のガイドラインでは咳喘息の治療開始前の重症度と治療指針が示されています（表6-13）[2]．軽症であっても，低用量ICSでは症状コントロールがつかないことが多いので，中用量から開始するものと思ってください．LABAはあってもなくてもよいと思いますが，咳嗽が強い場合最初からICS/LABAの合剤を処方してもよいでしょう．

具体的には，軽症であればICSはパルミコート®が400〜800μg/日程度，それ以外のICSは200〜400μg/日程度です（表6-13）．中等症以上であれ

表6-13 咳喘息の治療開始前の重症度と重症度別治療指針（日本呼吸器学会. 咳嗽に関するガイドライン. 第2版. 大阪: メディカルレビュー社; 2012[2] より引用）

	軽症	中等症以上
症状	症状は毎日ではない 日常生活や睡眠への妨げは週1回未満 夜間症状は週1回未満	症状が毎日ある 日常生活や睡眠が週1回以上妨げられる 夜間症状は週1回以上
長期管理薬	中用量吸入ステロイド薬（使用できない場合はLTRA）	中〜高用量吸入ステロイド薬，±LABAまたはLTRAまたはテオフィリン徐放製剤（LABAは配合薬の使用可） 2剤以上の追加やLTRA以外の抗アレルギー薬の併用も考慮してよい
発作治療	吸入SABA頓用 効果不十分なら短期経口ステロイド薬	吸入SABA頓用 効果不十分なら経口ステロイド薬（症状に応じて治療開始時から数日間併用してもよい）

LABA: 長時間作用性吸入β₂刺激薬　LTRA: ロイコトリエン受容体拮抗薬　SABA: 短時間作用性吸入β₂刺激薬

ば，その2倍量を用います．

　あまりに咳嗽が強ければ，喘息と同じように全身性ステロイドを短期間導入して発作をリセットしてあげてもよいかもしれません（プレドニゾロン20〜30 mg/日を3〜5日間，など）．

　咳喘息に対して，個人的には以下のような処方をします．喘息とほとんど同じ治療ですね．そのため，実臨床で何が何でも咳喘息と喘息と鑑別しなければならないワケではありません．また，アトピー咳嗽との鑑別ができなくてもクリティカルな差を生むものではありません．

軽症咳喘息に対する処方例

　オルベスコ®200μgインヘラー　1回2吸入　1日1回
　あるいは　パルミコート®200タービュヘイラー　1回2吸入　1日2回
　あるいは　フルタイド®200ディスカス　1回1吸入　1日2回
　あるいは　フルタイド®200エアゾール　1回1吸入　1日2回
　あるいは　キュバール®100エアゾール　1回2吸入　1日2回
　あるいは　アズマネックス®ツイストヘラー100　1回2吸入　1日2回
　上記にメプチン®スイングヘラー2回などの頓用SABAを追加

中等症咳喘息に対する処方例

　アドエア®250ディスカス　1回1吸入　1日2回
　あるいは　シムビコート®タービュヘイラー　1回2吸入　1日2回
　あるいは　フルティフォーム®125エアゾール　1回2吸入　1日2回
　あるいは　レルベア®100エリプタ　1回1吸入　1日1回
　上記にシングレア®（10 mg）1錠分1などのロイコトリエン拮抗薬とメプチン®スイングヘラー2回などの頓用SABAを追加する

※アトピー咳嗽との鑑別が困難なときは，ヒスタミンH_1受容体拮抗薬の併用も考慮
※症状がひどい場合は，プレドニゾロンなどの全身性ステロイドも考慮

---

　pMDIのICSあるいはICS/LABAではコールドフレオン現象によって咳嗽をきたすことがあるため，もともと咳嗽を呈している咳喘息の患者さんではpMDIで一時的に咳嗽の悪化を経験することが多いように感じています．そのため，私は咳喘息に対してpMDIはあまり使用しません．吸入薬以外の選択肢として，喘息と同様ロイコトリエン拮抗薬も有効であるとされています（プラセボよりも鎮咳効果が高い）[13,14]．副作用も少ないため，ロイコトリエン拮抗薬を併用するドクターも多いと思います．ガイドライン[2]では中等症以上の

咳喘息に併用が推奨されていますが,軽症であっても処方して問題ありません.

喘息に準じた治療を導入してもなかなかバシッと治療が効いてくれない咳喘息の患者さんもいるため,咳喘息イコール軽症の喘息と考えるのは誤りなのだろうと最近感じています.咳喘息が喘息に移行するのは全体の30％程度と考えられています[15-18].これはNAEBから喘息への移行より多い数値です.小児の場合,喘息の移行は成人の比ではないくらい多いです.

なぜICSがバシッと効いてくれる咳喘息例が存在するかというと,好酸球だけでなく好中球性炎症が寄与しているからかもしれません.実際に,誘発喀痰の細胞分画で好中球・好酸球の両方が上昇している咳喘息の患者さんは,治療開始から2年にわたってICSの維持量がたくさん必要だったという報告があります（図6-21）.

咳喘息の治療期間は,個人的にはアトピー咳嗽のように短期にスパッとやめることはありません.確たるエビデンスはありませんが,半年～1年程度継続する専門家が多いようです.これは治療中断による咳喘息の再発を危惧しているためです[15].個人的には,例えば季節性がある咳喘息の場合はその季節だけ吸入薬を使うという間欠的吸入法もアリではないかと思っています.大家の先生方にはお叱りを受けるかもしれませんが…….

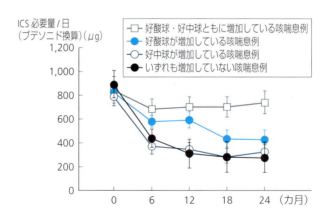

図6-21 喀痰細胞分画とICS必要量 （Matsuoka, et al. Chest. 2010; 138; 1418-25[19] より）

（参考文献）
1) Corrao WM, et al. Chronic cough as the sole presenting manifestation of bronchial asthma. N Engl J Med. 1979; 300: 633-7.
2) 日本呼吸器学会. 咳嗽に関するガイドライン第2版作成委員会, 編. 咳嗽に関するガイドライン. 第2版. 大阪: メディカルレビュー社; 2012.
3) Takemura M, et al. Atopic features of cough variant asthma and classic

asthma with wheezing. Clin Exp Allergy. 2007; 37: 1833-9.
4) Shimoda T, et al. The fractional exhaled nitric oxide and serum high sensitivity C-reactive protein levels in cough variant asthma and typical bronchial asthma. Allergol Int. 2013; 62: 251-7.
5) Niimi A, et al. Eosinophilic inflammation in cough variant asthma. Eur Respir J. 1998; 11: 1064-9.
6) Sano T, et al. A preliminary study of PEFR monitoring in patients with chronic cough. Lung. 2004; 182: 285-95.
7) Maniscalco M, et al. Extended analysis of exhaled and nasal nitric oxide for the evaluation of chronic cough. Respir Med. 2015; 109: 970-4.
8) Chatkin JM, et al. Exhaled nitric oxide as a noninvasive assessment of chronic cough. Am J Respir Crit Care Med. 1999; 159: 1810-3.
9) Irwin RS, et al. Interpretation of positive results of a methacholine inhalation challenge and 1 week of inhaled bronchodilator use in diagnosing and treating cough-variant asthma. Arch Intern Med. 1997; 157: 1981-7.
10) Ohkura N, et al. Heightened cough response to bronchoconstriction in cough variant asthma. Respirology. 2012; 17: 964-8.
11) 藤村政樹. 咳嗽の主要原因疾患の鑑別と治療 2) 気管支喘息, 咳喘息, アトピー, 咳嗽. 呼吸器内科. 2016; 29: 115-22.
12) 藤村政樹, 他. 第77回呼吸器合同北陸地方会. 慢性咳嗽の病態的診断によるアウトカム: 治療成績.
13) Dicpinigaitis PV, et al. Antitussive effect of the leukotriene receptor antagonist zafirlukast in subjects with cough-variant asthma. J Asthma. 2002; 39: 291-7.
14) Spector SL, et al. Effectiveness of montelukast in the treatment of cough variant asthma. Ann Allergy Asthma Immunol. 2004; 93: 232-6.
15) Matsumoto H, et al. Prognosis of cough variant asthma: a retrospective analysis. J Asthma. 2006; 43: 131-5.
16) Nakajima T, et al. Characteristics of patients with chronic cough who developed classic asthma during the course of cough variant asthma: a longitudinal study. Respiration. 2005; 72: 606-11.
17) Fujimura M, et al. Predictors for typical asthma onset from cough variant asthma. J Asthma. 2005; 42: 107-11.
18) Fujimura M, et al. Comparison of atopic cough with cough variant asthma: is atopic cough a precursor of asthma? Thorax. 2003; 58: 14-8.
19) Matsuoka H, et al. Inflammatory subtypes in cough-variant asthma: association with maintenance doses of inhaled corticosteroids. Chest. 2010; 138: 1418-25.

②アトピー咳嗽

概論と症状

アトピー咳嗽は, これまで参考文献の一覧にも幾度となく登場している藤村政樹医師によって, 1989年に発表された日本発の疾患概念です[1]. PubMedでもまだ数十編の文献しか存在しませんので, 国際的な疾患概念として認知されていないことには留意すべきです.

この疾患の本態は, アトピー素因によって起こっている咳感受性の亢進であって, 喘息や咳喘息のように気道過敏性が亢進しているワケではありません[2]. いいですか, 咳感受性が亢進しているのです. 気道過敏性検査のところでも述べましたが (52ページ), 咳感受性は気道表層の感覚神経が過敏になっていることを指します. 咳感受性が亢進する本疾患は, 気道平滑筋が収縮しやすいわけではなく, 気道粘膜がアレルギーでイガイガ・ヒリヒリしている状態です. カプサイシンが気道粘膜にくっついて咳を起こすのが, 咳感受性です. アセチルコリンやメサコリンによって気道平滑筋が収縮しやすくなるの

が，気道過敏性です．

アトピーを合併していたらアトピー咳嗽というわけではないのがこの疾患名のややこしいところです．咳喘息もアトピー咳嗽もその半数程度にアトピーを合併するため，アトピーの有無は両者を鑑別するうえで役に立ちません．トリガーとしては真菌がその一因として示されています．真菌のなかでも，担子菌，つまり，きのこ〔ヤケイロタケ（*Bjerkandera adusta*）〕が関与しているようです[※3)]．他にもアスペルギルスの関連についても別の研究グループから報告されています[4)]．

> ※真菌による慢性咳嗽を総称して真菌関連慢性咳嗽（fungus-associated chronic cough: FACC）と呼びます．FACC を疑う臨床症状には，SMIT（14 ページ）を伴う慢性咳嗽があります．アトピー咳嗽や咳喘息で有効な治療効果が得られない慢性咳嗽例では，咽頭ぬぐい液や喀痰から環境真菌を検出することが有用とされています．

日本における慢性咳嗽疾患の二大巨頭は，咳喘息とアトピー咳嗽であることは周知の事実です．しかし，この二大巨頭がどうも一卵性双生児のように見えてしまうようで，両者にどういう違いがあるのかはあまり知られていません．アトピー咳嗽はその昔，アレルギー性気管支炎と呼ばれていた時代もありました．咳喘息にもアレルギーが関与することはありますが，**アトピー咳嗽は気管支拡張薬が無効でヒスタミン H_1 受容体拮抗薬が著効するという特徴的な臨床像を有します．ここが大きな違いです．**その他の違いについては項末に各疾患の違いを表 6-19（121 ページ）や図 6-25（122 ページ）にしてみたので，参照してください．

さて，話は急に生化学に移ります．ATP は C 線維や Aδ 線維を介して咳嗽反射を促進させていると考えられています．ヒスタミンと ATP には強い結びつきがあり，ヒスタミンには気道平滑筋からの ATP 遊離促進作用，ATP には肥満細胞からのヒスタミン遊離促進作用があります．H_1 受容体をブロックすることで，ヒスタミンから遊離した ATP の RARs（6 ページ）を介する咳嗽反射を抑制するのでは……と考えられています．アトピー咳嗽にヒスタミン H_1 受容体拮抗薬が効くのは，こうした理由があるためです．

アトピー咳嗽の咳嗽グラフは基本的に咳喘息と同じです．臨床症状からはほとんど見分けがつきません（図 6-22）．中高年の女性に多いという意見がありますが，これはこの時期の女性で咳感受性が亢進しているからではないかとされています（22 ページ）[5)]．個人的な印象でも，アトピー咳嗽と考えられる患者さんの多くは女性と感じています．

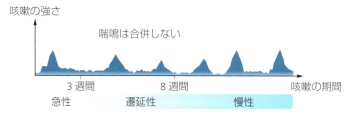

図 6-22 アトピー咳嗽の咳嗽グラフ

アトピー咳嗽では誘発喀痰や気管・気管支の粘膜に好酸球がみられますが，気管支肺胞洗浄液には好酸球がみられず，FeNO もほとんど増加しません〔咳喘息や喘息のほうが高値（図 6-23）[6]〕．つまり，**中枢気道に限局した好酸球性気管気管支炎**という言い方もできます．

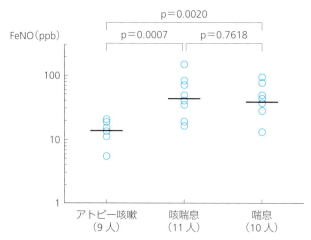

※咳喘息と喘息にほぼ差がなく，少人数での比較であることに留意

図 6-23 好酸球性気道炎症疾患における FeNO（Fujimura M, et al. Respirology. 2008; 13: 359-64[6] より引用）

アトピー咳嗽の診断基準は表 6-14 の通りです．喘息や咳喘息でも，アトピー素因があったり末梢血好酸球や IgE が増加したりすることがあるため，診断基準の項目のほとんどはアテにできません．大事なのは，**気管支拡張薬が無効**ということです（例：1 秒量改善が 5％未満）．一度治療してみないとわからないこともしばしばあります．施設で気道過敏性検査が実施できるのであれば，ぜひとも実施してください〔気

表6-14 アトピー咳嗽の診断基準（日本呼吸器学会. 咳嗽に関するガイドライン. 第2版. 大阪: メディカルレビュー社; 2012[7)]より引用）

以下の1.～4.のすべてを満たす

1. 喘鳴や呼吸困難を伴わない乾性咳嗽が3週間以上持続
2. 気管支拡張薬が無効
3. アトピー素因を示唆する所見※または誘発喀痰中好酸球増加の1つ以上を認める
4. ヒスタミンH_1受容体拮抗薬または/およびステロイド薬にて咳嗽発作が消失

※アトピー素因を示唆する所見
　1）喘息以外のアレルギー疾患の既往あるいは合併
　2）末梢血好酸球増加
　3）血清総IgE値の上昇
　4）特異的IgE抗体陽性
　5）アレルゲン皮内テスト陽性

管支平滑筋収縮誘発咳嗽反応検査（56ページ）が可能であれば咳喘息との鑑別が可能なので、なおヨシなのですが……］．典型的アトピー咳嗽では気道過敏性試験が陰性です．**咳受容体感受性検査**（57ページ）が実施できれば、アトピー咳嗽の患者さんでは亢進していることが多いため、診断の手助けになります．しかし、カプサイシンを使って咳受容体感受性検査を実施している施設は国内にはほとんどありません．また、スパイロメトリーやフローボリュームカーブにも異常はみられません．ピークフロー値の日内変動もほとんどみられません．

　アレルギーがありそうな場合、血液検査でアレルゲン抗原検査も実施します（61ページ）．しかし、アレルゲンを同定しても、咳喘息とアトピー咳嗽の鑑別には役立ちません．

　アトピー咳嗽の類似の病態として、**喉頭アレルギー**があります．これもアトピー素因、アレルギーのある慢性咳嗽の鑑別疾患ですが、喉頭アレルギーの診断基準（表6-15）をみるとわかるように、喉頭アレルギーのなかにはアトピー咳嗽の診断基準を満たす例が確実に存在します．ただし高率に咽喉頭異常感を伴い、病変の主座は喉頭である点が大きな違いです．喉頭アレルギーと同様の病態で、アレルギーとは関連のないものを**喉頭過敏**〔laryngeal hypersensitivity: LH（179ページ）〕と呼びます．喉頭アレルギーにはアナフィラキシーとして発現する急性のものと、アレルギー性鼻炎のように慢性の経過を辿るものがあります．

表6-15 喉頭アレルギーのやさしい診断基準
〔日本咳嗽研究会（http://www.kubix.co.jp/cough/c_doctor.html#No4）より引用〕

1. **喘鳴を伴わない3週間以上持続する咳嗽**
2. 3週間以上持続する咽喉頭異常感（痰のからんだような感じ，掻痒感，イガイガ感，チクチクした感じの咽頭痛など）
3. **アトピー素因を示唆する所見※の1つ以上認める**
4. **鎮咳薬，気管支拡張薬が咳に無効**
5. 明らかな急性喉頭炎，異物，腫瘍の所見がなく，特に喉頭披裂部に蒼白浮腫状腫脹を認めることがあるが，正常所見のこともある
6. **ヒスタミンH_1拮抗薬または／およびステロイド薬にて症状が消失もしくは著明改善する**

※アトピー素因を示唆する所見
1) 喘息以外のアレルギー疾患の既往あるいは合併
2) 末梢血好酸球増加
3) 血清総IgE値の上昇
4) 特異的IgE抗体陽性
5) アレルゲン皮内テスト陽性

青太字はアトピー咳嗽の診断基準と重複する内容

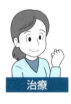
治療

　前述したように，アトピー咳嗽は気管支平滑筋が収縮しやすい状態ではないため，特にβ刺激性の気管支拡張薬は全く効きません．中枢気道の表面がイガイガしているのに末梢気道を開いても意味がないからです．そのため，咳喘息かアトピー咳嗽か迷うケースでは，気管支拡張薬が無効の場合ヒスタミンH_1受容体拮抗薬が選択されます．アトピー咳嗽における同治療の有効率は60％程度と言われています[1,7]．ICSが効くこともありますが，そのエビデンスはヒスタミンH_1受容体拮抗薬ほど確立されていません．咳嗽が軽快すれば，導入した治療は早期にやめても問題ありません．ただ，4年間の経過観察で**約半数に再発がみられた**とする報告もあるため，咳喘息と同じく再発に注意してください[8]．ただ，喘息移行がないという点ではアトピー咳嗽のほうがドッシリ構えて治療できるかもしれません．なお，咳喘息の一部に有効とされているロイコトリエン拮抗薬はアトピー咳嗽には無効です[9]．前述の担子菌に関与するアトピー咳嗽に対しては，イトラコナゾールが有効とする意見もあります[10]．

　ヒスタミンH_1受容体拮抗薬にはたくさんの種類があります（表6-16）が，アトピー咳嗽に対してどの製品がベストかというコンセンサスはありません．第1世代とゼスラン®は緑内障や前立腺肥大に禁忌です．アトピー咳嗽に対してはアゼプチン®を用いているドクターが多いように感じます．第1世代のヒスタミンH_1受容体拮抗薬は眠気が強く出ることがあるため，特に高齢者では第2世代以降を用いるのが主流でしょうか．

表 6-16 ヒスタミン H_1 受容体拮抗薬の種類

分類	商品名	一般名
第1世代	アタラックス(P)	(パモ酸)ヒドロキシジン
	タベジール	フマル酸クレマスチン
	ヒベルナ ピレチア	プロメタジン
	ペリアクチン	シプロヘプタジン
	ホモクロミン	ホモクロルシクリジン
	ポララミン ネオマレルミン	マレイン酸クロルフェニラミン
	レスタミン ベナ	ジフェンヒドラミン
第2世代(Ⅰ類)	アゼプチン	アゼラスチン
	ザジテン	フマル酸ケトチフェン
	セルテクト	オキサトミド
	ゼスラン ニポラジン	メキタジン
	エメロミン レミカット	フマル酸エメダスチン
第2世代(Ⅱ類)	アレグラ	フェキソフェナジン
	アレジオン	エピナスチン
	アレロック	オロパタジン
	エバステル	エバスチン
	クラリチン	ロラタジン
	ザイザル	レボセチリジン
	ジルテック	セチリジン
	ディレグラ	フェキソフェナジン+プソイドエフェドリン
	デザレックス	デスロラタジン
	タリオン	ベシル酸ベポタスチン
	ビラノア	ビラスチン

> **処方例**
> ・アゼプチン®（1 mg）4錠分2
>   あるいは　アレグラ®（60 mg）2錠分2
>   あるいは　クラリチン®（10 mg）1錠眠前
>   あるいは　ザイザル®（5 mg）1錠眠前　など
> ※効果がなければ吸入ステロイド薬を使用する（アトピー咳嗽の確信がなければ，最初から併用してもよいと考える）
> ※さらに効果がなければ短期的に経口ステロイド（プレドニン®20～30 mg/日を約10日）を用いてもよい

咳喘息とアトピー咳嗽という慢性咳嗽の代表的2疾患をプライマリケアでどこまで診断すべきなのか明解はありませんが，目の前にある診断ツールを使って可能な限り突き詰めるのが医師としての務めかもしれません．

喉頭アレルギーについては，その疾患概念の包括性からアトピー咳嗽の登場以降，さほど活発に議論されることが少なくなったように思いますが，上気道咳症候群（upper airway cough syndrome：UACS）（132ページ）と重複する症例が存在するため，用語についてはおさえておいたほうがよいでしょう．

喉頭アレルギーはヒスタミン H_1 受容体拮抗薬に抵抗性のこともあり，このような場合，麻黄附子細辛湯が有効なことがあります．

　　　（参考文献）
1) 藤村政樹. アトピー素因を有する咳嗽患者の臨床像—いわゆるアレルギー性気管支炎—. アレルギーの臨床. 1989; 9: 66-9.
2) Ohkura N, et al. Bronchoconstriction-triggered cough in atopic cough: A retrospective study. Exp Lung Res. 2016 23: 1-5.
3) Ogawa H, et al. Atopic cough and fungal allergy. J Thorac Dis. 2014; 6 (Suppl 7): S689-98.
4) Kamei J, et al. Atopic cough-like cough hypersensitivity caused by active sensitization with protein fraction of Aspergillus restrictus strain A-17. Pulm Pharmacol Ther. 2008; 21: 356-9.
5) Fujimura M, et al. Female gender as a determinant of cough threshold to inhaled capsaicin. Eur Respir J. 1996; 9: 1624-6.
6) Fujimura M, et al. Exhaled nitric oxide levels in patients with atopic cough and cough variant asthma. Respirology. 2008; 13: 359-64.
7) 日本呼吸器学会. 咳嗽に関するガイドライン第2版作成委員会, 編. 咳嗽に関するガイドライン. 第2版. 大阪: メディカルレビュー社; 2012.
8) Fujimura M, et al. Comparison of atopic cough with cough variant asthma: is atopic cough a precursor of asthma? Thorax. 2003; 58: 14-8.
9) Kita T, et al. Antitussive effects of the leukotriene receptor antagonist montelukast in patients with cough variant asthma and atopic cough. Allergol Int. 2010; 59: 185-92.
10) Ogawa H, et al. Treatment of atopic cough caused by Basidiomycetes antigen with low-dose itraconazol. Lung. 2004; 182: 279-84.

咳喘息 vs アトピー咳嗽，現場ではどう診断すればよいのか？

気道過敏性検査と咳受容体感受性検査ができない場合，どのようにこれら2疾患を鑑別すればよいのでしょう？ 温度変化があったときに咳嗽が出ると気道過敏性を示唆するという意見もありますが，アトピー咳嗽の患者さんも温度変化で咳嗽が出ますし，問診では診断は難しいです．そのため，「治療を導入しないとわからない」というのが現実です．

咳嗽が出ているときに短時間作用性$β_2$刺激薬（SABA）を何度か吸入してもらう．とにかく短期的に気管支拡張作用をとことんかけてみて，効果があればアトピー咳嗽は否定されます．その後，気管支拡張薬に効果がなければヒスタミンH_1受容体拮抗薬を処方してみる，ということです．ICSは両疾患に効果があるので，治療的診断にはあまり役に立ちません．

結局のところ，患者さんが慢性咳嗽の診断を待てるか待てないかです．どうしても待てないならば，私はやむなく両方まとめて治療することもあります．

③非喘息性好酸球性気管支炎

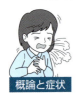
概論と症状

非喘息性好酸球性気管支炎（non-asthmatic eosinophilic bronchitis：NAEB）は，執筆時点ではあまり日本では使われていない疾患概念です．non-asthmaticという言葉を外して好酸球性気管支炎（eosinophilic bronchitis：EB）と呼ばれることもあります．NAEB, EBについては，残念ながら日本のガイドライン[1]には記載されていません．NAEBの理解はプライマリケア医だけでなく呼吸器専門医にとっても極めて難解で，咳喘息とアトピー咳嗽のハイブリッドのような疾患概念として捉えられています．

NAEBは，Gibsonらが「喘息と病理学的には同じであるにもかかわらず生理学的には気道過敏性が亢進していない疾患」として提唱したことが始まりです[2]．つまり呼吸生理学的な検査では正常なのに，めったやたらに好酸球が気道に炎症を起こしている疾患のことをNAEBと呼びます．咳喘息を「喘鳴を伴わない咳嗽型の好酸球性気道炎症疾患」と表記するならば，NAEBは「呼吸生理学的な検査が正常な好酸球性気道炎症疾患」です．何度も繰り返します．生理学的にはほとんど問題がないのに好酸球性気道炎症がある，これがNAEBです．疾患の捉え方としての切り口が違うのですね．

4. 好酸球性気道炎症疾患：咳喘息，アトピー咳嗽，非喘息性好酸球性気管支炎

　咳喘息の項目ではあえて述べませんでしたが，ややこしいことに，欧米と日本では咳喘息の捉えられ方が異なります．それは，欧米の咳喘息は気道過敏性亢進を重要視しているためです．日本では気管支拡張薬の効果を重要視しています．つまり，図6-24で示したC+Dが日本における咳喘息です．しかし欧米では，A+Cが咳喘息として捉えられています．そのため，国際的な議論を統一する場合，Cを語ることが共通言語になります．また，B+DがNAEBという疾患概念になります．気道過敏性が亢進していない好酸球性炎症であり，気管支拡張薬の有効例無効例をまとめている概念であるため，図ではB+Dになるのです．NAEBも咳喘息も一部が喘息に移行するため，NAEBはその一部が日本の咳喘息とオーバーラップしていると考えられます．また，NAEBの咳感受性が亢進しており気道過敏性が正常であるという点はアトピー咳嗽と類似しており，NEABはアトピー咳嗽ともオーバーラップしているとも言えます．「なんだ，じゃあNAEB＝咳喘息＋アトピー咳嗽でいいじゃん」と言われると，おおまかにはそういう理解でもよいのではと最近思うようになりました．いずれにしてもNAEBという診断名を日本でバリバリ使うこ

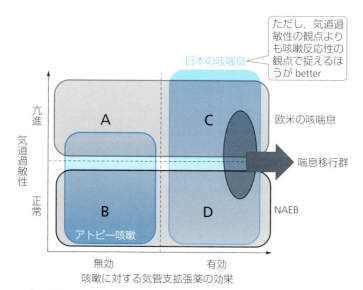

日本の咳喘息　：C+D（気管支拡張薬の有効性を重要視した場合）
欧米の咳喘息　：A+C（気道過敏性亢進を重要視した場合）
アトピー咳嗽　：B+A（一部）
NAEB　　　　：B+D

図6-24 日本の咳喘息・アトピー咳嗽とNAEBの関連性

とは現時点ではないでしょうから，咳喘息とアトピー咳嗽をしっかりおさえておくことが重要です．

なお，金沢大学のウェブサイト（URL：http://www.3nai.jp/weblog/entry/28088.html）にこうした経緯が詳しく書かれていますが，「気道過敏性亢進が気管支拡張薬の有効性に相関しているわけではない」という考え方は，日本において咳喘息を理解するうえでとても重要な知見と考えます．金沢大学は日本の咳嗽診療で進んだ施設なので，ウェブサイトをチェックすることをオススメします．

現在日本では咳喘息が気道過敏性亢進というよりも咳嗽反応亢進という観点から捉えられている病態に位置づけられているため（105ページ），このABCDの表の軸は日本の咳喘息を語るうえでは十分なバロメーターとは言えないことにも注意が必要です．

慢性咳嗽に対してどのような疾患群を想定しているかによってNAEBが占める割合が変わるため正確な頻度は不明ですが，NAEBは慢性咳嗽例の10〜25％程度に存在すると考えられます[3-6]．

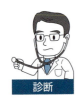

診断

NAEBの診断基準に定まったものはありませんが，提唱者のGibsonらによる基準（藤村政樹医師，編）（表6-17）[7]とCaiらによる基準（表6-18）[8]を記載します．もし国内でNAEBの診断名を用いるのであれば前者の基準を使用します．大事なのは，咳嗽以外に喘息を示唆する生理学的所見・臨床症状がないという点です．NAEBの特徴はこれに尽きると言っても過言ではありません．詳しい検査をしなければ咳喘息とアトピー咳嗽の鑑別はかなり厳しいと思います．

表6-17 NAEBの診断基準（藤村政樹, 編. 慢性咳嗽を診る. 東京: 医薬ジャーナル社; 2010[7] より引用）

以下の1. 〜4. のすべてを満たす
1. 自排喀痰または誘発喀痰中の好酸球増多（＞2.5％） 2. 咳嗽以外の喘息を示唆する生理学的所見と症状がない 　1）気道過敏性が正常 　2）気道可逆性がない 　3）ピークフローの日内変動の増加がない

※NAEBは咳嗽症状の有無を問わないので，無症候性NAEBという診断名もあり得る

表6-18 NAEBの診断基準 (Cai C, et al. Respir Med. 2012; 106: 1369-75[8] より引用)

以下の1.～4.のすべてを満たす

1. 3週間以上の慢性咳嗽
2. 胸部X線写真で異常がない
3. ％1秒量＞80％，％努力性肺活量＞80％，1秒率＞70％，2週間のピークフロー値の最大日内変動＜20％，1秒量を20％減少させるメサコリン必要濃度＞16mg/mL
4. 喀痰中好酸球＞2.5％

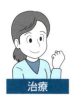
治療

治療は喘息・咳喘息と同じくICSです．しかしながら，NAEBはどのくらいの期間治療を行えばよいのかコンセンサスがありません．ヒスタミン H_1 受容体拮抗薬の有効性は執筆時点では不明です．咳喘息と同じく，ロイコトリエン拮抗薬には一定の効果があるようです[8,9]．例えば，モンテルカスト＋ブデソニドによって咳嗽VASが有意に減少したという報告があります（モンテルカスト＋ブデソニド群のVAS減少：26.06±13.91 mm vs ブデソニド群のVAS減少：17.19±17.64 mm，p＝0.0210)[9]．これらの知見から，NAEBの治療に関しては咳喘息/喘息寄りである点はおさえておきたいところです．

> **処方例**
>
> オルベスコ®200μgインヘラー　1回2吸入　1日1回
> あるいは　パルミコート®200タービュヘイラー　1回2吸入　1日2回
> あるいは　フルタイド®200ディスカス　1回1吸入　1日2回
> あるいは　フルタイド®200エアゾール　1回1吸入　1日2回
> あるいは　キュバール®100エアゾール　1回2吸入　1日2回
> あるいは　アズマネックス®ツイストヘラー100　1回2吸入　1日2回
> ※SABAについては有効か無効かよくわかっていない
> ※上記にシングレア®（10 mg）1錠分1などのロイコトリエン拮抗薬の併用も考慮
> ※アトピー咳嗽との鑑別が困難なときは，ヒスタミン H_1 受容体拮抗薬の併用も考慮
> ※症状がひどい場合は，プレドニゾロンなどの全身性ステロイドも考慮

多数のNAEB例を登録した前向き観察研究において，治療開始4週間後にも好酸球性気道炎症が残存しているケースでは，その後の症状再発のリスクが高いと報告されています（オッズ比9.493，95％信頼区間2.381-37.850，p＝

0.001)[10]．治療によっても全体の5〜10％程度は喘息に移行するとされており[10-12]，アトピー咳嗽と違って少し厄介な疾患であることは確かです．そのため，治療期間は咳喘息と同じく半年〜1年程度継続する医師が多いようです．

(参考文献)
1) 日本呼吸器学会．咳嗽に関するガイドライン第2版作成委員会編: 咳嗽に関するガイドライン．第2版．大阪: メディカルレビュー社; 2012.
2) Gibson PG, et al. Chronic cough: eosinophilic bronchitis without asthma. Lancet. 1989; 1 (8651): 1346-8.
3) Lai KF, et al. Etiology and a diagnostic protocol for patients with chronic cough. Zhonghua Jie He He Hu Xi Za Zhi. 2006; 29: 96-9.
4) Lai K, et al. A prospective, multicenter survey on causes of chronic cough in China. Chest. 2013; 143: 613-20.
5) Brightling CE, et al. Eosinophilic bronchitis is an important cause of chronic cough. Am J Respir Crit Care Med. 1999; 160: 406-10.
6) Brightling CE, et al. Induced sputum inflammatory mediator concentrations in eosinophilic bronchitis and asthma. Am J Respir Crit Care Med. 2000; 162: 878-82.
7) 藤村政樹, 編．慢性咳嗽を診る．東京: 医薬ジャーナル社; 2010.
8) Cai C, et al. Add-on montelukast vs double-dose budesonide in nonasthmatic eosinophilic bronchitis: a pilot study. Respir Med. 2012; 106: 1369-75.
9) Bao W, et al. Efficacy of add-on montelukast in nonasthmatic eosinophilic bronchitis: the additive effect on airway inflammation, cough and life quality. Chin Med J (Engl). 2015 5; 128: 39-45.
10) Lai K, et al. Will nonasthmatic eosinophilic bronchitis develop chronic airway obstruction?: a prospective, observational study. Chest. 2015; 148: 887-94.
11) Hancox RJ, et al. Eosinophilic bronchitis. Lancet. 2001; 358: 1104.
12) Berry MA, et al. Observational study of the natural history of eosinophilic bronchitis. Clin Exp Allergy. 2005; 35: 598-601.

④好酸球性気道炎症疾患のまとめ

どうでしょう，何となく好酸球性気道炎症疾患群について理解できたでしょうか．これらの疾患は境界線がはっきりしているわけではありません．咳喘息コンポーネントとアトピー咳嗽コンポーネントの両方をもつプライマリケア医泣かせの患者さんもいます．好酸球性気道炎症疾患は，広い視野で俯瞰的に捉えることが重要であるため，目の前の患者さんの好酸球性炎症がどこに存在するのかを思案しながら診療していく，探偵のようなスタンスが望ましい．

NEABについては咳喘息とアトピー咳嗽が何となく理解できた後で理解を掘り下げていく欧米主体の疾患概念なので，プライマリケア医には必要のない知識かもしれません．

さて，各疾患について表6-19と図6-25にまとめてみましょう．

日本のように治療の反応性によって分類するほうが実用的だと思うので，私は咳喘息-アトピー咳嗽の分類を使うほうがよいと感じています．ただ，将来的には好酸球性気道炎症疾患については統廃合が進む可能性もあります．

表 6-19 咳喘息とその類似疾患のまとめ

	咳喘息	アトピー咳嗽	非喘息性好酸球性気管支炎（NAEB）
病変の場所	中枢気道〜末梢気道 ※主に末梢気道	中枢気道 ※末梢気道には起こらない[2]	中枢気道〜末梢気道
咳嗽症状	必須	必須	不要
アトピー合併	40〜80%	40〜50%	20〜70%
咳嗽機序	気管支平滑筋収縮	咳受容体感受性亢進	咳受容体感受性亢進（諸説あり）
わかりやすく書くと	・喘息の前段階 ・喘鳴を伴わない咳嗽型の喘息	・気道のじんましん・イガイガ ・咳喘息と同じ症状だが，気管支拡張薬無効	・生理学的にさほど異常がない好酸球性気道炎症 ・日本ではほとんど使用されない概念
気道可逆性	軽度あり	なし	不明
気道過敏性（寒暖差，運動など）	亢進（軽度）	正常	正常
咳感受性（気道のイガイガ・ヒリヒリ）	ほぼ正常※	亢進	亢進
気管支平滑筋収縮誘発咳嗽反応検査（メサコリン咳誘発検査）	陽性	陰性	陰性
呼気一酸化窒素濃度（FeNO）	上昇	正常	上昇
喀痰中好酸球数	増加	増加	増加
気管支肺胞洗浄液中好酸球数	増加	正常	増加
気道リモデリング	あり	なし（諸説あり）	あり
気管支喘息への移行	あり（30%）	なし	あり（5〜10%）
治療法	・気管支拡張薬（SABA，テオフィリン） ・ロイコトリエン拮抗薬（咳嗽軽減に有効）[1] ・ICS（長期）	・ヒスタミン H₁ 受容体拮抗薬[3] ・ICS（短期），経口ステロイド（短期） ★ICS以外の気管支拡張薬は無効だが，SABAを試さないと診断できないため初期にはSABAを使用	・気管支拡張薬（SABA，テオフィリン） ・ICS（エビデンスはないが長期使用例が多い）

※健常者と比べて咳感受性が亢進しているという報告もある（Nakajima, et al. Allergol Int. 2006; 55: 149-55[4] より）

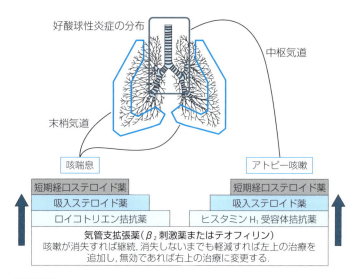

図 6-25 咳喘息とアトピー咳嗽の病変主座と治療法（藤村政樹, 編. 慢性咳嗽を診る. 東京: 医薬ジャーナル社; 2010[5]）より改変引用）

（参考文献）
1) Kita T, et al. Antitussive effects of the leukotriene receptor antagonist montelukast in patients with cough variant asthma and atopic cough. Allergol Int. 2010; 59: 185-92.
2) Fujimura M, et al. Eosinophilic tracheobronchitis and airway cough hypersensitivity in chronic non-productive cough. Clin Exp Allergy. 2000; 30: 41-7.
3) Shioya T, et al. Antitussive effects of the H_1-receptor antagonist epinastine in patients with atopic cough (eosinophilic bronchitis). Arzneimittelforschung. 2004; 54: 207-12.
4) Nakajima T, et al. Cough sensitivity in pure cough variant asthma elicited using continuous capsaicin inhalation. Allergol Int. 2006; 55: 149-55.
5) 藤村政樹, 編. 慢性咳嗽を診る. 東京: 医薬ジャーナル社; 2010.

5. 副鼻腔気管支症候群（sinobronchial syndrome：SBS），気管支拡張症

概論と症状

　SBS というと，小児科では揺さぶられっ子症候群（shaken baby syndrome）のことを指しますが，呼吸器内科では副鼻腔気管支症候群（sinobronchial syndrome）を意味します．

　日本における慢性咳嗽の原因疾患として，咳喘息，アトピー咳嗽に次いで3つ目を挙げるとすればSBSが該当するのですが，国外ではさほど注目されていない症候群です．なぜなら，海外では後述する上気道咳症候群（upper airway cough syndrome：UACS，後鼻漏症候群を含む）という別

5. 副鼻腔気管支症候群（sinobronchial syndrome：SBS），気管支拡張症

の疾患概念が定着しているからです．個人的にはSBSではなくUACSの概念のほうが実臨床で使いやすいと思っています．ちょっとややこしいかもしれませんが，本書ではSBSとUACSを分けて記載します．後鼻漏症候群はUACS（132ページ）に含めます．また，慢性副鼻腔炎を合併していようといまいと，気管支拡張症単独でも咳嗽が出ることがあるため，ここではSBSと気管支拡張症を併せて記載します．

SBSという症候群は，今から半世紀前にGreenbergらが初めて報告しました[1]．それから慢性副鼻腔炎と気管支拡張症の関係は広く知られるようになり，私も研修医時代「気管支拡張症を診たら慢性副鼻腔炎を疑え，慢性副鼻腔炎を診たら気管支拡張症を疑え」と教えられたものです．胸部HRCTで気管支拡張症がみられた患者さんのうち，なんと25％に副鼻腔炎所見があるとされています[2]．なぜ副鼻腔と気管支の両方がやられてしまうのでしょうか？この答えに明解はありませんが，上気道・下気道ともに同時に障害されてしまう防御機構の破綻があることが示唆されています．例えば，SBS患者さんでは上下気道すべての粘液線毛クリアランスが低下している可能性があり[3]，そのせいで肺炎の起因菌がたやすく定着してしまうと考えられています．好中球から産生されるプロテアーゼや活性酸素が気道上皮を障害し，これがさらに粘液線毛クリアランスを低下させる悪循環を形成します[4]．上下気道に病原微生物が長期間定着することがSBSのトリガーになっているのは確かですが，根本的な原因についてはいまだ不明です．

SBSの下気道の病変は慢性気管支炎型，気管支拡張症型，びまん性汎細気管支炎（diffuse panbronchiolitis：DPB）型の3つに分類されます．ここでいう慢性気管支炎とは，COPDの慢性気管支炎とは別なので注意してください．この3病型のうち，実臨床では気管支拡張型が最も多いです．胸部画像所見で異常がないにもかかわらず咳嗽を訴える慢性副鼻腔炎の患者さんを診たときは慢性気管支炎型のSBSを疑いますが，この場合，後述するようにUACSとの鑑別はまず不可能です．

さて，SBSでみられる咳嗽は，乾性咳嗽ではなく湿性咳嗽です．胸部CTで気管支拡張症，副鼻腔CTで副鼻腔のniveauがあることが多く，咳喘息やアトピー咳嗽と比べて診断は容易です．SBSにみられる咳嗽の特徴として，鼻症状を伴った咳嗽になることが多いという点です．DPB型のSBSでない限り，末梢気道にmucoid impactionを形成することは少なく，ダラダラと湿性咳嗽が続くイメージです（図6-26）．

慢性副鼻腔炎を合併していない気管支拡張症では，分泌物の垂れ込み（後鼻

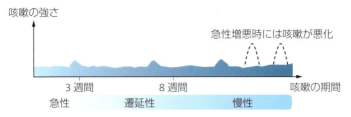

図 6-26 SBS の咳嗽グラフ

漏コンポーネント）が多くないため，常時咳嗽を呈するということはないと思います（図 6-27）．ただ，気管支拡張症を合併していると血痰が混じることもあります．

呼吸器臨床では，慢性咳嗽を訴えて来院した患者さんに慢性副鼻腔炎の存在を疑えるかどうかがカギになります．慢性副鼻腔炎の症状として頻度が高いもの（80％以上）は，鼻閉（81〜95％），鼻汁（81〜93％），倦怠感（83〜92％），頭痛（73〜83％）などが挙げられます[5]．

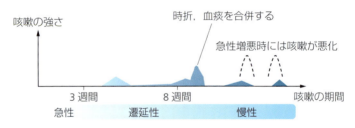

図 6-27 気管支拡張症の咳嗽グラフ

診断

年単位の超慢性咳嗽を診たら，SBS を疑ってください．SBS は，前述したように上気道の炎症性疾患である慢性副鼻腔炎に下気道の炎症性疾患である慢性気管支炎，気管支拡張症，DPB を合併した疾患と定義されています[6]．患者さんには，上気道・下気道の双方がやられるため，「上下の気道が両方とも火事になっている」と説明することもあります．診断基準は表 6-20 の通りです．これとは別に DPB の診断基準[7]，慢性副鼻腔炎の診断基準[5] も併せて提示します（表 6-21，22）．

SBS には日本では家族内発症率が高く，私の外来に通院されている SBS の患者さんにも親子で類似の疾患にかかっている人がいます．SBS 患者さんには HLA B54 が有意に多く発現するという報告もあります[8]．

5. 副鼻腔気管支症候群 (sinobronchial syndrome: SBS), 気管支拡張症

表 6-20　SBS の診断基準（日本呼吸器学会. 咳嗽に関するガイドライン. 大阪: メディカルレビュー社; 2012[6]）より引用）

1. 8 週間以上続く呼吸困難発作を伴わない湿性咳嗽
2. 次の所見のうち 1 つ以上を認める
    1) 後鼻漏，鼻汁，咳払いなどの副鼻腔炎症状
    2) 敷石状所見を含む口腔鼻咽頭における粘液性あるいは粘膿性の分泌液
    3) 副鼻腔炎を示唆する画像所見
3. 14・15 員環マクロライド系抗菌薬や去痰薬による治療が有効

表 6-21　びまん性汎細気管支炎（DPB）の診断の手引き（Kudoh S, et al. Clin Chest Med. 2012; 33: 297-305[7]）より引用）

必須項目
①臨床症状：持続性の咳・痰，および労作時息切れ ②慢性副鼻腔炎の合併ないし既往 ③胸部画像所見：胸部 X 線写真で両肺野びまん性散布性粒状影または胸部 CT で小葉中心性粒状影
参考項目
・胸部聴診所見：断続性ラ音 ・呼吸機能および血液ガス所見：1 秒率低下（70%以下）および低酸素血症（80Torr 以下） ・血液検査所見：寒冷凝集素価高値（64 倍以上）

診断の判定	
確実	必須項目の 3 項目に加え，参考項目の 2 項目以上を満たすもの
ほぼ確実	必須項目の 3 項目を満たすもの
可能性あり	必須項目の①，②を満たすもの

表 6-22　慢性副鼻腔炎の診断基準（Rudmik L, et al. JAMA. 2015; 314: 926-39[5]）より引用）

以下の 4 項目のうち 2 項目以上が 3 カ月を超えて続く
（ただしそのうち 1 項目は鼻閉あるいは鼻汁のいずれか）

- 顔面の圧痛
- 鼻閉
- 鼻汁（前鼻漏あるいは後鼻漏）
- 嗅覚の低下

以下の客観的徴候 3 項目のうち 1 項目以上が認められる

- 鼻茸が前鼻鏡検査あるいは経鼻内視鏡で観察される
- 中鼻道内に浮腫あるいは膿が観察される
- 副鼻腔 CT で炎症所見がある

SBSは肺だけでなく副鼻腔に病変の確認が必要です．咽頭にcobblestone appearance（敷石状所見）（43ページ）があれば，後鼻漏の存在を示唆します．また，副鼻腔炎の存在確認のためには慢性副鼻腔炎の診断基準にもあるように，副鼻腔CTを撮影するのが望ましいと考えます（図6-28）．そして，後述する好酸球性副鼻腔炎との鑑別のために鼻茸の有無は必ずチェックしましょう．

　拡張した気管支に定着する細菌で，最も臨床医が懸念すべきものは2つ．それは，緑膿菌と非結核性抗酸菌です．非嚢胞性線維症の気管支拡張症にみられる緑膿菌は10～15％程度が多剤耐性と報告されており[9,10]，増悪を繰り返す患者さんでは治療法に難渋することも多いです．一方，非結核性抗酸菌症（89ページ）はDPBの患者さんでは約2割に合併します[11]．ひどいケースでは，これら両方の細菌を有していることさえあります．菌の定着は，将来的に気管支拡張症が進行するリスクがあるとされています[12,13]．特に緑膿菌の合併例は予後不良です．私も，消えない緑膿菌と戦いながら亡くなっていった患者さんを何人か見てきました．

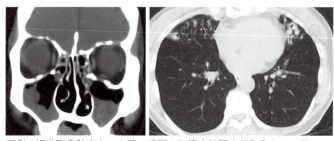

両側の慢性副鼻腔炎と，中葉・舌区の気管支拡張症がみられている

図6-28 SBSの副鼻腔CT写真および胸部CT写真

　さて，湿性咳嗽が主体のSBSや気管支拡張症では，慢性咳嗽を抑えるために吸入薬を用いることはまずありません[14]．もし吸入薬を使ったとしても，末梢気道に到達する前に気道分泌物に付着してしまうことでしょう．

　日本では，SBSと診断がついた場合，14・15員環マクロライドの長期少量投与を行うことが多いです．これに去痰薬を併用します．14員環マクロライドとはエリスロマイシン（エリスロシン®），クラリスロマイシン（クラリス®），ロキシスロマイシン（ルリッド®）を，15員環マクロライドとはアジスロマイシン（ジスロマック®）を指します．ただ，気管支拡張症単独だ

けではマクロライド系抗菌薬を用いるエビデンスははっきりしていません．個人的にも気管支拡張症があっても SBS と診断されない患者さんではマクロライド系抗菌薬はほとんど処方していません．副鼻腔炎がなくても，DPB の患者さんには使ってもよいと思います．

マクロライド系抗菌薬は，その抗菌作用が影響を与えているわけではなく，抗炎症作用と呼ばれる作用が SBS にメリットをもたらします．具体的には，インターロイキン 8 やロイコトリエン B4 の産生を抑制し，好中球が組織に浸潤するときの接着分子である ICAM-1 などの発現を抑制しています．また，好中球そのものの遊走機能を低下させる働きもあります．SBS の喀痰には，ムチンのコアタンパクである MUC5AC が過剰に分泌されていますが，マクロライド系抗菌薬には MUC5AC の産生を抑える作用も報告されています[15]．そして杯細胞の過形成も抑制します[16]．

SBS に対するマクロライド系抗菌薬のなかでは，DPB にも有効とされている 14 員環マクロライドである低用量エリスロマイシン（例：400 mg/日）がよく用いられます．非結核性抗酸菌症の耐性化予防のため，クラリスロマイシンは第一選択にはならないためです※．エリスロマイシンを非嚢胞性線維症の気管支拡張症の患者さんに用いることで，増悪エピソードを減らすことができたとされています[17]．ただ，当然ながらマクロライド耐性菌が増えることは避けられません．

15 員環マクロライドのアジスロマイシンでも，500 mg/日を週 3 回投与することで増悪エピソードを減らすことができたとする報告があります[18]．

ネブライザーによる抗菌薬投与も有効ですが[19,20]，非嚢胞性線維症の気管支拡張症に対する吸入抗菌薬は残念ながら日本ではまだ使用できません．慢性咳嗽に対するマクロライド系抗菌薬の効果は少なくとも 2 カ月程度はかかるため，かなり腰を据えた診療スタンスが求められます．

※筆者は「非結核性抗酸菌症に対するクラリスロマイシン単独治療はほぼ禁忌と考えなさい」と教えられました．

国内のエキスパートの意見による，マクロライド系抗菌薬の長期療法フローチャートを引用します（図 6-29）[21]．

残念ながら，このマクロライド系抗菌薬による SBS 治療は，メタアナリシスにおいて積極的には推奨されていません[22]．ただ，1980 年代前半のびまん性汎細気管支炎の 5 年生存率が 42％とされていたものが，1980 年代後半以降は 90％台に急改善していることはまぎれもない事実です（図 6-30）[23]※．その

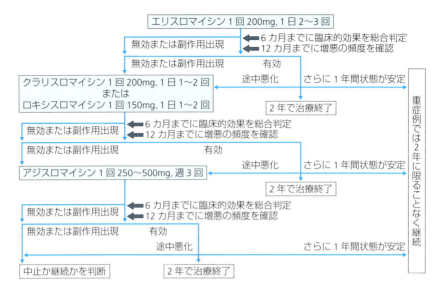

図 6-29 マクロライド系抗菌薬の長期療法フローチャート（水上絵里, 他. 呼吸器内科. 2016; 29: 130-5[21] より引用）

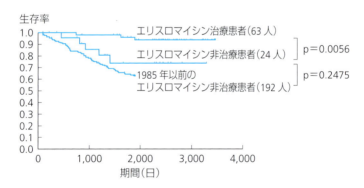

図 6-30 DPB 症例の生存曲線（Kudoh S, et al. Am J Respir Crit Care Med. 1988; 157: 1829-32[23] より引用）

ため，SBS に対するマクロライド系抗菌薬に強い恩恵を受ける患者さんは国内にたくさん存在すると考えられています．

> ※ DPB は既に 50 年以上前に認識されていた疾患概念でしたが，有効な治療法がありませんでした．1987 年に工藤翔二医師（現公益財団法人結核予防会理事長）がエリスロマイシン少量投与に有効性があることを見い出し，厚生省研究班によってエリスロマイシンとプラセボの比較試験が実施された経緯があります．

5. 副鼻腔気管支症候群(sinobronchial syndrome:SBS), 気管支拡張症

　気管支側からではなく副鼻腔炎側からみた場合, 慢性副鼻腔炎に対する生理食塩水の鼻洗浄や局所ステロイド療法が有効とする見解は多く, 昔のように即座にマクロライド系抗菌薬という時代ではなくなりました. 生理食塩水による洗浄は, 240 mL を超える量で洗ったほうが, 少ない量で洗うよりも有効と考えられています[5,24]. 局所ステロイド療法として, アレルギー性鼻炎(132ページ)に用いることの多い鼻噴霧用ステロイド薬(表6-23)が浮腫軽減に有効とされています. これらの治療は, 鼻茸の有無を問わず推奨されています[5].

　鼻茸がない場合は前述のマクロライド系抗菌薬の投与が推奨されています. しかし, 鼻茸がある慢性副鼻腔炎に対しては全身性ステロイド, ドキシサイクリンが推奨されています(鼻茸の縮小効果があるため)[5]. この場合, マクロライド系抗菌薬は通常用いられません.

　慢性例かつ鼻汁が多い例にはあまり適切とは言えませんが, ノーズピースを用いたネブライザーでセフメノキシム(ベストロン®耳鼻科用)を吸入することもあります[25].

　また, 内視鏡下鼻副鼻腔手術を選択することもあります.

表 6-23 代表的な鼻噴霧用ステロイド薬

一般名	商品名	用法用量	薬剤タイプ
第 2 世代			
モメタゾンフランカルボン酸エステル水和物点鼻液	ナゾネックス点鼻液 50μg 56 噴霧用 ナゾネックス点鼻液 50μg 112 噴霧用	各鼻腔に 2噴霧ずつ1日1回	液体
フルチカゾンフランカルボン酸エステル点鼻液	アラミスト点鼻液 27.5μg 56 噴霧用	各鼻腔に 2噴霧ずつ1日1回	液体
デキサメタゾンシペシル酸エステル点鼻粉末	エリザス点鼻粉末 200μg 28 噴霧用	各鼻腔に 1噴霧ずつ1日1回	粉末
フルチカゾンプロピオン酸エステル点鼻液	フルナーゼ点鼻液 50μg 28 噴霧用 フルナーゼ点鼻液 50μg 56 噴霧用	各鼻腔に 1噴霧ずつ1日2回	液体
第 1 世代			
ベクロメタゾンプロピオン酸エステル製剤	リノコートパウダースプレー鼻用 25μg	各鼻腔に 1噴霧ずつ1日2回	粉末

※ジェネリック医薬品が多く掲載しきれないため, 代表的な薬剤のみを記載しました

SBS-気管支拡張症

DPB合併例：

　エリスロシン®（200 mg）2錠分2～3錠分3　6カ月～2年

　　あるいは　クラリス®（200 mg）1錠分1～2錠分2　6カ月～2年

※ムコダイン®（500 mg）3錠分3　あるいはムコソルバン®L（45 mg）1錠眠前などの去痰薬を併用してもよい

SBS-慢性副鼻腔炎

＜共通治療＞

- 生理食塩水による鼻洗浄　1回あたり200～240 mL以上　毎日
- アラミスト®　2噴霧1日1回

　　あるいは　リノコート®パウダー　1噴霧1日2回　など

- 保存治療に効果がみられない場合，内視鏡的鼻副鼻腔手術を考慮

＜鼻茸非合併例＞

- エリスロシン®（200 mg）2錠分2～3錠分3　3カ月

　　あるいは　クラリス®（200 mg）1錠分1～2錠分2　3カ月

※鼻茸非合併例に対する全身性ステロイドの使用は議論の余地がある
※膿性分泌物がある場合は感受性を調べて適切な抗菌薬を投与

＜鼻茸合併例＞

- プレドニン®　0.5 mg/kg 1～2週間

　　あるいは　プレドニン®20 mg1日2回5日間→20 mg1日1回5日間→10 mg1日1回5日間

- ビブラマイシン®（100 mg）2錠分1初日　→　1錠分1　21日間

※シングレア®（10 mg）1錠分1眠前などロイコトリエン拮抗薬の使用を考慮してよい
※膿性分泌物がある場合は感受性を調べて適切な抗菌薬を投与

（参考文献）
1) Greenberg SD, et al. Comparative morphology of chronic bronchitis and chronic sinusitis, with discussion of "Sinobronchial" syndrome. South Med J. 1966; 59: 64-74.
2) Kadowaki T, et al. An analysis of etiology, causal pathogens, imaging patterns, and treatment of Japanese patients with bronchiectasis. Respir Investig. 2015; 53: 37-44.
3) Tamaoki J, et al. Impairment of airway mucociliary transport in patients with

sinobronchial syndrome: role of nitric oxide. J Aerosol Med. 2000; 13: 239-44.
4) Chan SC, et al. Shed syndecan-1 restricts neutrophil elastase from alpha1-antitrypsin in neutrophilic airway inflammation. Am J Respir Cell Mol Biol. 2009; 41: 620-8.
5) Rudmik L, et al. Medical Therapies for Adult Chronic Sinusitis: A Systematic Review. JAMA. 2015; 314: 926-39.
6) 日本呼吸器学会, 咳嗽に関するガイドライン第2版作成委員会, 編. 咳嗽に関するガイドライン. 第2版. 大阪: メディカルレビュー社; 2012.
7) Kudoh S, et al. Diffuse panbronchiolitis. Clin Chest Med. 2012; 33: 297-305.
8) Sugiyama Y, et al. Analysis of HLA antigens in patients with diffuse panbronchiolitis. Am Rev Respir Dis. 1990; 141: 1459-62.
9) McDonnell MJ, et al. Non cystic fibrosis bronchiectasis: A longitudinal retrospective observational cohort study of Pseudomonas persistence and resistance. Respir Med. 2015; 109: 716-26.
10) Polverino E, et al. Microbiology and outcomes of community acquired pneumonia in non cystic-fibrosis bronchiectasis patients. J Infect. 2015; 71: 28-36.
11) Tsuji T, et al. Nontuberculous mycobacteria in diffuse panbronchiolitis. Respirology. 2015; 20: 80-6.
12) Martínez-García MA, et al. Factors associated with lung function decline in adult patients with stable non-cystic fibrosis bronchiectasis. Chest. 2007; 132: 1565-72.
13) Park J, et al. Factors associated with radiologic progression of non-cystic fibrosis bronchiectasis during long-term follow-up. Respirology. 2016; 21: 1049-54.
14) Welsh EJ, et al. Interventions for bronchiectasis: an overview of Cochrane systematic reviews. Cochrane Database Syst Rev. 2015 14; 7: CD010337.
15) Mertens TC, et al. Azithromycin differentially affects the IL-13-induced expression profile in human bronchial epithelial cells. Pulm Pharmacol Ther. 2016; 39: 14-20.
16) Tanabe T, et al. Clarithromycin inhibits interleukin-13-induced goblet cell hyperplasia in human airway cells. Am J Respir Cell Mol Biol. 2011; 45: 1075-83.
17) Serisier DJ, et al. Effect of long-term, low-dose erythromycin on pulmonary exacerbations among patients with non-cystic fibrosis bronchiectasis: the BLESS randomized controlled trial. JAMA. 2013; 309: 1260-7.
18) Wong C, et al. Azithromycin for prevention of exacerbations in non-cystic fibrosis bronchiectasis (EMBRACE): a randomised, double-blind, placebo-controlled trial. Lancet. 2012; 380: 660-7.
19) Brodt AM, et al. Inhaled antibiotics for stable non-cystic fibrosis bronchiectasis: a systematic review. Eur Respir J. 2014; 44: 382-93.
20) Orriols R, et al. Eradication Therapy against *Pseudomonas aeruginosa* in Non-Cystic Fibrosis Bronchiectasis. Respiration. 2015; 90: 299-305.
21) 水上絵理, 他. 咳嗽の主要原因疾患の鑑別と治療 4) 慢性気道感染症: 副鼻腔気管支症候群を中心に. 呼吸器内科. 2016; 29: 130-5.
22) Head K, et al. Systemic and topical antibiotics for chronic rhinosinusitis. Cochrane Database Syst Rev. 2016; 4: CD011994.
23) Kudoh S, et al. Improvement of survival in patients with diffuse panbronchiolitis treated with low-dose erythromycin. Am J Respir Crit Care Med. 1998; 157: 1829-32.
24) van den Berg JW, et al. Limited evidence: higher efficacy of nasal saline irrigation over nasal saline spray in chronic rhinosinusitis--an update and reanalysis of the evidence base. Otolaryngol Head Neck Surg. 2014; 150: 16-21.
25) 日本耳鼻咽喉科感染症・エアロゾル学会, 編. 急性鼻副鼻腔炎に対するネブライザー療法の手引き2016年版. 東京: 金原出版; 2016.

緑膿菌の quorum-sensing

　緑膿菌には quorum-sensing という定数感知メカニズムの存在が知られています．環境における緑膿菌自身の濃度を感知し，その濃度に応じて遺伝子発現をコントロールするという機構です．マクロライド系抗菌薬は quorum-sensing を抑制するのではないかと考えられています[a]．また，マクロライド系抗菌薬は，緑膿菌の線毛タンパクの発現を抑えてバイオフィルム形成を阻止する働きがあるとされています[b]．

（参考文献）
a) Tateda K, et al. Suppression of *Pseudomonas aeruginosa* quorum-sensing systems by macrolides: a promising strategy or an oriental mystery? J Infect Chemother. 2007; 13: 357-67.
b) Yamasaki T, et al. Effect of antimicrobial agents on the piliation of *Pseudomonas aeruginosa* and adherence to mouse tracheal epithelium. J Chemother. 1997; 9: 32-7.

6. 上気道咳症候群（upper airway cough syndrome：UACS，後鼻漏症候群，鼻炎を含む）

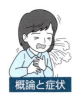

概論と症状

　欧米における慢性咳嗽の原因として，上位に入るのが後鼻漏症候群です．しかし，現在国内では「後鼻漏」という言葉は用いずに UACS と呼ぶのが一般的です．後鼻漏症候群だけでなく，上気道の様々な炎症性病変に関連した慢性咳嗽のことを UACS と呼びます．そのため，UACS のほうが後鼻漏症候群よりも広い疾患概念と捉えてください．

　UACS の原因には，後鼻漏をきたす疾患であるアレルギー性鼻炎，通年性鼻炎，感染後鼻炎，細菌性副鼻腔炎，アレルギー性真菌性副鼻腔炎などの鼻炎・副鼻腔炎がすべて含まれます．基本的に鼻汁関連の症状を全例で訴えるため，UCAS の診断はさほど難しくない……というのは実は間違いです！　副鼻腔炎がないケースで，サイレントな鼻炎というのが結構多いのです．そのため，鼻腔や咽頭を観察しないと疑えないこともよくあります．cobblestone appearance（敷石状所見）があれば，後鼻漏の存在を示唆します（43 ページ）．ただ，UACS という広い範疇でみた場合，一部の患者さんにしかこの所見はみられないことになります．

　SBS と UACS の違いは何でしょう．それは，咳嗽の原因の場所です．SBS

6. 上気道咳症候群（upper airway cough syndrome：UACS，後鼻漏症候群，鼻炎を含む）

では下気道，UACS では上気道が原因で咳嗽を呈します．どちらも副鼻腔炎や後鼻漏を伴うことがあるため，重複している疾患概念とも言えます．そのため，副鼻腔炎をきたしている慢性咳嗽の患者さんは，SBS と UACS の可能性の両方を含みます．「治療法は同じやねんから，どっちでもええやん」という意見も出てきそうですね．胸部 CT 検査で気管支拡張症などの物理的な異常があれば SBS，なければ UACS としたいところですが，慢性気管支炎型の SBS では胸部画像で異常がみられないため，これについては UACS と鑑別不可能です．個人的には，別に SBS と UACS の狭間に落ち込んだ患者さんがいてもおかしくないと思っているので，「病名を決めないといけない」という強迫観念をもたなくてもよいと考えます※．

> ※特発性間質性肺炎の診断でも同じことが言えますが，その疾患範疇にスッポリおさまらない患者さんはたくさんいます．臨床研究では基準を設けて厳格に患者さんに境界線を作るべきでしょうが，実臨床で厳格な境界線を引いてしまうと柔軟に対応できなくなります．

また，UACS はアトピー咳嗽とも一部重複します（後鼻漏症候群とアトピー咳嗽は重複していないと思います）[1]．ややこしい！　アトピー咳嗽の診断基準に鑑みると，咳感受性が亢進して気道過敏性が正常な UACS のうち，好酸球が関与する気道疾患はアトピー咳嗽とも言えます※．また，アトピー咳嗽のなかでも喉頭部の症状が強いものを喉頭アレルギーと呼びますが，これも UACS の一部と言えなくもない．喉頭も "upper airway" ですからね．とはいえ，ここまでくるとちょっと屁理屈じみているでしょうか．ただ，喉頭アレルギーはその名の通り喉頭が病変の主座なので，アトピー咳嗽のように気管周辺を想定した疾患概念ではありません．

UACS はそもそも好酸球の関与は問わず，慢性咳嗽を解剖学的な切り口で提唱した疾患概念なので，好酸球性気道炎症疾患とはどうしても重複する部分が出てくるのです．そのため，UACS といっても，アレルギー性鼻炎と慢性副鼻腔炎では対応が全く異なってきます．極端な話，顔面パンチをもらって鼻血が出て咳が出れば，それも広義の UACS かもしれません（笑）．

あまりにややこしいため，ここでは UACS と SBS の違いを理解しておけばよいと思います．UACS は上気道に咳嗽の原因があるもの，SBS は下気道に原因があるものを指します．まとめると図 6-31 のようになります．

> ※ UACS でカプサイシン咳感受性が亢進している一群が存在するのは確かです．

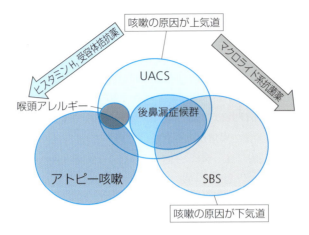

図 6-31 アトピー咳嗽，UACS，SBS の関係
（上記は個人的な見解です）

　UACS による慢性咳嗽は，SBS の副鼻腔炎パターンと同じで，常時鼻汁関連症状と湿性咳嗽に悩まされています（図 6-32）．後鼻漏による咽頭部の鼻汁蓄積によって，夜間あるいは早朝に咳嗽が出現することが多いとされています．また，アレルギー性鼻炎のように季節性があることもあります．乾性咳嗽ではないため，咳喘息やアトピー咳嗽ほど診断は難しいわけではありません．

　UACS は，日内変動が大きく咳嗽発作が強く出たと思えばピタっとおさまることもあるので，受診時に咳が出ないので「本当か？」と医療従事者に疑われることもあります．

　咳喘息と臨床的に診断したのに咳嗽が止まらない場合，アレルギー性鼻炎などによる UACS が隠れていることが多いです．むしろ UACS が主役で，実は咳喘息がオマケだったというパターンも．なぜ重症例の咳喘息に抗アレルギー薬（ヒスタミン H_1 受容体拮抗薬）の併用が容認されているかというと，難治

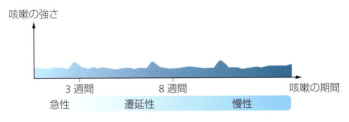

図 6-32 UACS の咳嗽グラフ

6. 上気道咳症候群（upper airway cough syndrome：UACS，後鼻漏症候群，鼻炎を含む）

性の咳喘息にアレルギー性鼻炎などによるUACSが含まれていることがあるからです．

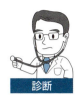
診断

国内のガイドライン[2]では，後鼻漏による咳嗽の診断基準（表6-24）が提唱されており，UACSもこれに準じて診断されます．後鼻漏があるという他覚的所見で疑うことが多いため，咳喘息やアトピー咳嗽のように生理学的な検査によって疑える疾患ではありません．

後鼻漏による咳嗽よりもUACSの疾患概念のほうが広いのですが，現時点でUACSの診断基準はありません．

126ページで述べたように，後鼻漏の有無を確認するために咽頭の観察が必要です．典型的な cobblestone appearance（敷石状所見）（43ページ）がないケースも多く，可能であれば鼻咽頭ファイバースコープで確認するほうがよいでしょう．個人的には慢性副鼻腔炎のケースではこの所見は顕著にみられると思いますが，アレルギー性鼻炎の場合はさほどでもないなと感じています．

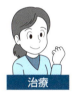
治療

慢性副鼻腔炎があってマクロライド系抗菌薬を導入する場合，DPBのように半年以上導入するわけではありません．SBSの項目で述べたように，慢性副鼻腔炎に対するマクロライド系抗菌薬は鼻茸がない症例に対して推奨されますが，生理食塩水の洗浄や局所ステロイドもボトムラインとして有効です[3]．

アレルギー性鼻炎に対しては，とりわけ鼻噴霧用ステロイド薬が有効とされており，鼻噴霧用ステロイド薬と経口抗ヒスタミン薬・ロイコトリエン拮抗薬

表 6-24 後鼻漏による咳嗽の診断基準（日本呼吸器学会．咳嗽に関するガイドライン．第2版．大阪: メディカルレビュー社; 2012[2] より引用）

1. 8週間以上持続する，特に夜間に多い湿性咳嗽で，プロトンポンプ阻害薬や気管支拡張薬が無効である．
2. 副鼻腔炎による後鼻漏の場合は，副鼻腔X線かCTで陰影を認める．
3. 副鼻腔炎の場合，数週間のマクロライド系抗菌薬の内服で後鼻漏と咳嗽が軽快もしくは消失する．
4. 副鼻腔に陰影がみられない場合でも，後鼻漏を訴え，舌圧子にて舌奥を下げて中咽頭を観察したり，前鼻鏡検査，後鼻鏡検査，鼻咽腔ファイバースコープにて後鼻漏の存在が確認でき，副鼻腔炎以外の原因疾患（アレルギー性鼻炎，アレルギー性副鼻腔炎），慢性鼻炎，慢性鼻咽頭炎などが特定でき，原疾患に対する治療※で後鼻漏と咳嗽が消失もしくは軽快する．

※アレルギー性鼻炎の場合は抗アレルギー薬，ヒスタミンH_1受容体拮抗薬，慢性鼻咽頭炎の場合は抗菌薬，粘液溶解薬，消炎酵素薬により治療する

を併用することが一般的です．『鼻アレルギー診療ガイドライン―通年性鼻炎と花粉症2016年版』にも記載されているように，鼻閉型とくしゃみ・鼻漏型では効果的な薬剤が異なるため，慢性咳嗽の患者さんでアレルギー性鼻炎によるUACSを疑っている場合，鼻閉の有無を確認してください（図6-33）[4]．

鼻噴霧用ステロイド薬を開始した場合，アレルギー性鼻炎であれば開始1〜2日目に効果がみられます．連日噴霧することでさらに改善が期待されます．ロイコトリエン拮抗薬の効果はそれよりも遅く，10日〜2週間程度は要するでしょう．

代表的な鼻噴霧用ステロイド薬を再度提示します（表6-25）．

	軽症	中等症	重症・最重症
【鼻閉型 or 鼻閉を主とする充全型】	①第2世代抗ヒスタミン薬 ②遊離抑制薬 ③Th2サイトカイン阻害薬 ④鼻噴霧用ステロイド薬 ※上記のうち，いずれか1つ	①抗ロイコトリエン薬 ②抗プロスタグランジンD_2・トロンボキサンA_2薬 ③Th2サイトカイン阻害薬 ④第2世代抗ヒスタミン薬・血管収縮薬配合剤 ⑤鼻噴霧用ステロイド薬 ※上記のうち，いずれか1つ．必要に応じて①②③に⑤を併用	鼻噴霧用ステロイド薬 ＋ 抗ロイコトリエン薬 or 抗プロスタグランジンD_2・トロンボキサンA_2薬 もしくは 第2世代抗ヒスタミン薬・血管収縮薬配合剤 ※必要に応じて点鼻用血管収縮薬を治療開始時の1〜2週間に限って用いる 手術 ※鼻閉型で鼻腔形態異常を伴う症例
	アレルゲン免疫療法		
	抗原除去・回避		

	軽症	中等症	重症・最重症
【くしゃみ・鼻漏型】	①第2世代抗ヒスタミン薬 ②遊離抑制薬 ③Th2サイトカイン阻害薬 ④鼻噴霧用ステロイド薬 ※上記のうち，いずれか1つ	①第2世代抗ヒスタミン薬 ②遊離抑制薬 ③鼻噴霧用ステロイド薬 ※上記のうち，いずれか1つ．必要に応じて① or ②に③を併用	鼻噴霧用ステロイド薬 ＋ 第2世代抗ヒスタミン薬
	アレルゲン免疫療法		
	抗原除去・回避		

図6-33 通年性アレルギー性鼻炎の治療（鼻アレルギー診療ガイドライン作成委員会．鼻アレルギー診療ガイドライン―通年性鼻炎と花粉症2016年版．東京: ライフ・サイエンス; 2015[4] より引用）

6. 上気道咳症候群（upper airway cough syndrome：UACS，後鼻漏症候群，鼻炎を含む）

表6-25 代表的な鼻噴霧用ステロイド薬

一般名	商品名	用法用量	薬剤タイプ
第2世代			
モメタゾンフランカルボン酸エステル水和物点鼻液	ナゾネックス点鼻液50μg56噴霧用 ナゾネックス点鼻液50μg112噴霧用	各鼻腔に 2噴霧ずつ1日1回	液体
フルチカゾンフランカルボン酸エステル点鼻液	アラミスト点鼻液27.5μg56噴霧用	各鼻腔に 2噴霧ずつ1日1回	液体
デキサメタゾンシペシル酸エステル点鼻粉末	エリザス点鼻粉末200μg28噴霧用	各鼻腔に 1噴霧ずつ1日1回	粉末
フルチカゾンプロピオン酸エステル点鼻液	フルナーゼ点鼻液50μg28噴霧用 フルナーゼ点鼻液50μg56噴霧用	各鼻腔に 1噴霧ずつ1日2回	液体
第1世代			
ベクロメタゾンプロピオン酸エステル製剤	リノコートパウダースプレー鼻用25μg	各鼻腔に 1噴霧ずつ1日2回	粉末

　喘息に対する吸入薬と同じように，1日1回の薬剤のほうが噴霧アドヒアランスは良好だと思います．鼻噴霧するとプールで鼻に水が入ったときのようなツンとした感じが出てしまうことがあるため，個人的にはアラミスト®のように細かいミストになるものや，リノコート®のような粉末のものがよいと思っています．

慢性副鼻腔炎合併例
SBS（126ページ参照）．
※非アレルギー性鼻炎であってもUACSに対してはヒスタミンH₁受容体拮抗薬を使用すべきという意見もある[4]．

アレルギー性鼻炎合併例
アレグラ®（60mg）2錠分2
あるいは　クラリチン®（10mg）1錠眠前
あるいは　ザイザル®（5mg）1錠眠前　など
　　　＋
アラミスト®　2噴霧1日1回
あるいはリノコート®パウダー　1噴霧1日2回　など

※鼻閉が強い場合，上記にシングレア®（10mg）1錠眠前＋エフェドリン®（25m）鼻閉時1日3回まで，といったメニューを追加してもよい．血管収縮薬には，エフェドリン®以外に局所製剤（トラマゾリン®，プリビナ®など）があるが，連用で肥厚性鼻炎が生じる可能性があるため数日使用したらしばらく休薬すべきである．

※効果がみられた場合，鼻噴霧用ステロイド薬は少なくとも3カ月継続したほうがよい．

※漢方薬ではUACSに辛夷清肺湯が著効することがある．

　咳喘息，アトピー咳嗽，NAEBと同様に，UACS，SBS，アトピー咳嗽も重複する部分があるため，このあたりの疾患概念は国によって理解がかなり異なる混沌とした状態です．Lai医師が記した中国の慢性咳嗽ガイドラインに関する論文[5]は，やや日本寄りの記載であるため一読をお勧めします．

（参考文献）
1) Yu L, et al. Advances in upper airway cough syndrome. Kaohsiung J Med Sci. 2015; 31: 223-8.
2) 日本呼吸器学会．咳嗽に関するガイドライン第2版作成委員会，編．咳嗽に関するガイドライン．第2版．大阪; メディカルレビュー社; 2012.
3) Rudmik L, et al. Medical Therapies for Adult Chronic Sinusitis: A Systematic Review. JAMA. 2015; 314: 926-39.
4) 鼻アレルギー診療ガイドライン作成委員会．鼻アレルギー診療ガイドライン―通年性鼻炎と花粉症 2016年版．東京: ライフ・サイエンス; 2015.
5) Lai K. Chinese National Guidelines on diagnosis and management of cough: consensus and controversy. J Thorac Dis. 2014; 6 (Suppl 7): S683-8.

7. 好酸球性副鼻腔炎（eosinophilic chronic rhinosinusitis：ECRS）

概論と症状

　これまでは好中球浸潤を主体とする慢性副鼻腔炎が多かったのですが，近年気管支喘息を合併し好酸球浸潤をきたす副鼻腔炎が増えています[1,2]．その理由としてガイドラインに挙げられているのは，気管支喘息の治療が変化したことです[2]．つまり，以前の喘息治療は不適切ながらも経口ステロイドが多かった．しかし，現在では吸入ステロイド薬が台頭するようになり，経口ステロイド投与例は大きく減った．それによって，これまで隠れて治療されていた喘息合併好酸球性副鼻腔炎例が顕在化したのではないか……，そういうことです．

　この疾患は主に成人に発症し，マクロライド療法が全然効かず，内視鏡下鼻副鼻腔手術で鼻茸を切除してもすぐに再発し，高率に喘息を合併するという特徴的な経過をたどります．2015年に新たに指定難病として登録されました．

　好酸球性副鼻腔炎は鼻茸を合併することが多く，鼻茸合併のSBSと診断されたなかには好酸球性副鼻腔炎が何人か含まれていることが推察されます．また，好酸球性副鼻腔炎は60％以上に気管支喘息を合併しており，慢性咳嗽を呈するアレルギー素因のある患者さんでは頭のどこかで常にこの疾患を考えておく必要があります．

　慢性副鼻腔炎の場合，鼻茸や鼻粘膜組織中には主に好中球が浸潤しています．こういったタイプの副鼻腔炎は抗菌薬の感受性もよく，内視鏡手術も効果的であるとされています．しかし，手術をしても鼻茸がすぐに再発し，根治できない好酸球が主体の副鼻腔炎が存在することがわかりました．これを好酸球性副鼻腔炎として提唱したのです．好酸球性副鼻腔炎と非好酸球性副鼻腔炎を比較してみましょう（表6-26）．このなかで重要なのは，好酸球性副鼻腔炎は両側性かつ篩骨洞優位になりやすいことです．

表 6-26 好酸球性副鼻腔炎と非好酸球性副鼻腔炎の違い (http://www.nanbyou.or.jp/entry/4538[3]) より改変引用)

	好酸球性副鼻腔炎	非好酸球性副鼻腔炎
発症年齢	成人	全年代
鼻茸	中鼻道・嗅裂 **両側性・多発性**	中鼻道 片側・単発
主要症状	嗅覚障害が多い	鼻閉・鼻漏・頭痛
鼻汁の性状	粘稠	膿性・粘性
病変部位	**篩骨洞優位**	上顎洞優位
その他	血中好酸球比率が高い/組織中好酸球浸潤優位	好中球浸潤優位
合併症	気管支喘息,アスピリン喘息 (AERD),NSAIDs アレルギー	びまん性汎細気管支炎
CT 所見	篩骨洞陰影・嗅裂閉鎖	上顎洞陰影

診断

　好酸球性副鼻腔炎の診断は，**JESREC スコア**に基づいて行われます（図 6-34）[1]．確定診断は，組織中好酸球数（400 倍視野，3 カ所平均）を 70 個以上認めた場合とされていますが，スコアリングおよび血液検査・画像所見のみで好酸球性副鼻腔炎と診断されているケースがほとんどです．

　喘息を合併するため，副鼻腔炎＋気管支喘息という観点からは SBS のように捉えてもよいですが，基本的には慢性副鼻腔炎と同じように UACS の一亜型として捉えるほうがよいでしょう．

7. 好酸球性副鼻腔炎 (eosinophilic chronic rhinosinusitis：ECRS)

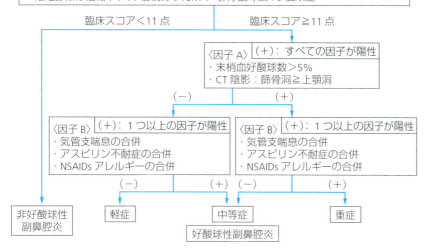

図 6-34 好酸球性副鼻腔炎の診断（http://www.nanbyou.or.jp/entry/4538[3] より改変引用）

治療

　非好酸球性副鼻腔炎や軽症好酸球性副鼻腔炎の治療は，慢性副鼻腔炎と同じように内視鏡下鼻副鼻腔手術とマクロライド少量長期療法でよいと考えられます．しかし，中等度以上の好酸球性副鼻腔炎には，経口ステロイドしか有効な治療法がありません．抗ヒスタミン薬とステロイドの配合薬であるセレスタミン®も有効とされていますが，呼吸器内科医はこのセレスタミン®をあんまり好きじゃない（サイレントステロイドユーザーが多いため）．

　ステロイドを1週間程度内服することで鼻茸は縮小し，嗅覚障害も改善することが多いです．軽症例の場合，喘息治療で用いられる吸入ステロイド薬が効果的であることもあります．特に，pMDI型の吸入ステロイド薬（キュバール®，オルベスコ®，フルタイド®エアゾール）を口から吸入し，**呼気を鼻から行う**という手法が有効とされています．そんなことしなくても，鼻噴霧用ステロイド薬でいいじゃないと思われる方も多いでしょうが，これには理由があります．実はアレルギー性鼻炎などで用いる点鼻薬は鼻腔の前方に対する作用が主体であり，**鼻腔の後壁や上部にある上顎洞・篩骨洞の開口部には届きにくい**

のです．そのため，後ろからステロイド攻めにした方が解剖学的には有効と言われています．また，鼻茸合併例に対してはそもそも前から吸入する鼻噴霧用ステロイド薬はほとんど無効であると考えられています．

　軽症例から重症例の内視鏡的鼻副鼻腔手術も効果的です．漫然とステロイド治療を続けていても合併症の懸念が増えていくだけですから，鼻茸を除去して副鼻腔を単洞化するために内視鏡下鼻副鼻腔手術を選択することも重要です．術後には経口ステロイドが漸減でき，最終的に鼻噴霧用ステロイド薬へ移行することができるかもしれません．生理食塩水による鼻洗浄も有効で，1日2回ずつ半年以上継続します．

　それでも術後に再発することがあり（術後6年で50％以上の再発がみられる），耳鼻科医泣かせの疾患と言えます．

> **治療例（中等症以上を想定）**
> ・プレドニン®0.5 mg/kg　1〜2週間
> ・好酸球性副鼻腔炎に対するICS単独の場合，中用量以上から開始することが多い
> 　キュバール®100 エアゾール　1回2吸入1日2回
> 　　あるいは　オルベスコ®200 μg インヘラー　1回2吸入1日1回　などのpMDI式吸入ステロイド薬
> 　　をスペーサーを用いて口から吸入し，鼻から吐く
> ・内視鏡下鼻副鼻腔手術

　再発のリスク因子として注意すべきとされているのは以下の表6-27の項目です．こう考えてみると，鼻茸-アスピリン喘息-好酸球性副鼻腔炎が深くリンクしているのがおわかりでしょう．

表6-27 再発性に関する多変量Cox比例ハザードモデル（藤枝重治,他. 日本耳鼻咽喉科学会会報. 2015; 118: 728-35[2]）より引用）

項目	ハザード比	95%信頼区間	p値
アスピリン不耐症	3.25	1.60-6.55	0.001
NSAIDs アレルギー	2.20	1.04-4.62	0.039
気管支喘息	1.43	1.12-1.82	0.004
末梢血好酸球＞10%	1.52	1.04-2.25	0.032
篩骨洞陰影/上顎洞陰影≧1	2.06	1.50-2.84	<0.001

（参考文献）
1) Tokunaga T, et al. Novel scoring system and algorithm for classifying chronic rhinosinusitis: the JESREC Study. Allergy. 2015; 70: 995-1003.
2) 藤枝重治, 他. 好酸球性副鼻腔炎: 診断ガイドライン (JESREC Study). 日本耳鼻咽喉科学会会報. 2015; 118: 728-35.
3) 難病情報センター. 好酸球性副鼻腔炎. http://nanbyou.or.jp/entry/4538

8. 胃食道逆流症

　胃食道逆流 (gastroesophageal reflux: GER) によって何らかの症状や合併症が惹起されることを胃食道逆流症 (gastroesophageal reflux disease: GERD) と呼びます※. 欧米ではこのGERDは慢性咳嗽の代表的原因疾患とされていますが，日本ではさほど多くないというのが個人的印象です. 国内のガイドライン[1]では食生活や肥満の程度の違いが原因と書かれています. そのため，今後日本の食生活がさらに欧米化し，肥満人口が増えてくるようならGERDによる慢性咳嗽も増えるということになります. GERDによる咳嗽は男性に多いと思われがちですが，やはりこの慢性咳嗽も女性に多いとされています.

> ※まったくの余談ですが，イギリスのドクターと情報交換のためメールやSNSでやりとりをしていると，GERDではなくGORD (Gastro-oesophageal reflux disease) と書かれることがあります.

　GERDによる慢性咳嗽の機序として，reflex theory と reflux theory の2つを押さえておきましょう (図6-35). リフレックスとリフラックスです. 前者は，下部食道括約筋 (lower esophageal sphincter: LES) の一過性弛緩 (transient lower esophageal sphincter relaxation: TLESR) の頻度が増すことに

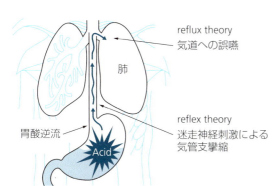

図6-35　reflex theory と reflux theory

よって，下部食道の迷走神経終末枝を刺激する機序です．後者は，胃酸の逆流が上部食道に到達し誤嚥によって咳嗽が誘発されるものです．食道裂孔ヘルニアなどによって下部食道括約筋が弛緩していると，後者の機序が関与する確率が増えます．両方を合併していることもありますが，典型的には reflex theory による慢性咳嗽は昼に多く，reflux theory による慢性咳嗽は臥床時や夜に多いとされています．横になっているほうが胃酸の逆流の寄与が大きいためです．

一旦 GER によって咳嗽が惹起されると，咳嗽によって胃食道内圧が上昇し，さらなる GER が惹起されて咳嗽をきたすという悪循環を形成する可能性があります．これを 咳嗽逆流自己悪循環（cough reflux self-perpetuating cycle）と呼びます．

後述する cough hypersensitivity syndrome（CHS）（179 ページ）という概念では，GERD が最もその根底にある原因疾患ではないかと考えられています[2]．これは，GERD があるだけでいかなる原因による咳嗽も閾値が低くなるということを意味します．今まで喘息と診断されていた人も，実は GERD がトリガーだったとされる例が多いのでは……と考えられており，GERD は慢性咳嗽の原因疾患というよりも，慢性咳嗽の悪循環のトリガーの役割を担っているのではないかという考え方です．

GERD による慢性咳嗽を呈する患者さんは，非常に長い経過で受診されることが多いです（図 6-36）．徐々にゆるやかに QOL を障害する慢性咳嗽です．

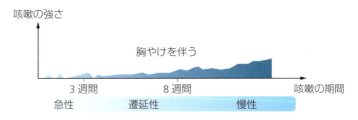

図 6-36 ● GERD による慢性咳嗽の咳嗽グラフ

プライマリケアで遭遇する GERD による慢性咳嗽は，典型的には胸やけ症状を伴います（表 6-28）．胸やけを合併するのは全体の 63％と言われており[3]，サイレントに GERD による慢性咳嗽を呈する患者さんもいます．ただ，提示した診断基準を用いると，8 週間以上続く慢性咳嗽で咳嗽が会話や食事などによって悪化したら GERD による咳嗽でも OK ということになります．咳喘息やアトピー咳嗽でもこの基

8. 胃食道逆流症

表 6-28 GERD に伴う慢性咳嗽の診断基準（日本呼吸器学会. 咳嗽に関するガイドライン. 第2版. 大阪: メディカルレビュー社; 2012[1] より引用）

1. 治療前診断基準
   8 週間以上持続する慢性咳嗽で，以下のいずれかを満たす
   1) 胸やけ，呑酸など胃食道逆流の食道症状を伴う
   2) 咳払い，嗄声など胃食道逆流の咽喉頭症状を伴う
   3) 咳が会話，食事，起床，上半身前屈，体重増加などに伴って悪化する
   4) 咳嗽の原因となる薬剤の服用（ACE 阻害薬など）がなく，気管支拡張薬，吸入ステロイド薬，抗アレルギー薬などの治療が無効あるいは効果不十分
2. 治療後診断
   胃食道逆流に対する治療（プロトンポンプ阻害薬，ヒスタミン H_2 受容体拮抗薬など）により咳嗽が軽快する

準に当てはまる可能性があるため注意すべきです．個人的には，たとえサイレントな GERD による咳嗽が存在したとしても，**胸やけ症状がないなら問診だけで診断すべきでない**と考えています（治療的診断については否定しません）．reflux theory による慢性咳嗽は，臥床時や夜に多いという特徴があるので，高齢者の場合はそうした特異的な問診が必要です（例：「食後に横になると咳が出ますか？」，「夜に胸がムカムカして咳が出ますか？」など）．

内視鏡や pH モニタリングによって GERD の診断をつけることが望ましいですが，プライマリケアでは胸焼け症状＋慢性咳嗽でもって GERD と診断してプロトンポンプ阻害薬（proton-pump inhibitors: PPI）が処方されているケースも少なくありません．個人的にも，細かい検査は診断的治療を導入した後でもよいかな……と思うときもあります．私は疑わしい場合には問診票を用いています．私が医学生の頃は，QUEST 問診票をよく用いていました．これは胸やけなどの逆流症状や増悪因子について，18 点満点中 4 点以上で GERD と判定するもので，結構煩雑です．一方，Frequency Scale for Symptoms of Gastroesophageal（FSSG）問診票は極めて簡便です（表 6-29）[4]．そのため，FSSG 問診票をよく用いています．ただ，FSSG 問診票はカットオフ値 8 点でびらん性 GERD の診断に対する感度 62％，特異度 59％，カットオフ値 10 点で感度 55％，特異度 69％程度であることには留意すべきでしょう．

FSSG 高スコアや GERD の存在は COPD 急性増悪のリスクと考えられており，呼吸器内科でも GERD と呼吸器疾患の関連はトピックになっています[5,6]．機能性ディスペプシアを非びらん性胃食道逆流症と鑑別するための改訂版 FSSG がありますが，呼吸器内科領域では通常の FSSG でも十分 GERD を疑うことができるので，私はより少ない項目の従来の FSSG 問診票を用い

表 6-29 FSSG 問診票（Kusano M, et al. J Gastroenterol, 2004; 39: 888-91[4]) より引用）

質問		記入欄				
		ない	まれに	時々	しばしば	いつも
1	胸やけがしますか？	0	1	2	3	4
2	お腹がはることがありますか？	0	1	2	3	4
3	食事をした後に胃が重苦しい（もたれる）ことがありますか？	0	1	2	3	4
4	思わず手のひらで胸をこすってしまうことがありますか？	0	1	2	3	4
5	食べた後に気持ちが悪くなることがありますか？	0	1	2	3	4
6	食後に胸やけが起こりますか？	0	1	2	3	4
7	喉の違和感（ヒリヒリなど）がありますか？	0	1	2	3	4
8	食事の途中で満腹になってしまいますか？	0	1	2	3	4
9	ものを飲み込むと，つかえることがありますか？	0	1	2	3	4
10	苦い水（胃酸）が上がってくることがありますか？	0	1	2	3	4
11	ゲップがよくでますか？	0	1	2	3	4
12	前かがみをすると胸やけがしますか？	0	1	2	3	4

総合計点数＝ □

ています．

　ちなみに，GERD による咳嗽の診断のために BAL 中の脂肪貪食マクロファージの存在が有効という報告があります[7]．これは誤嚥性肺炎でもみられる所見です．もし気管支鏡で生検すれば，気道粘膜の扁平上皮化生，粘膜下のリンパ球浸潤などが観察されるでしょう．

　GERD による咳嗽の場合，気道過敏性はほとんど亢進しませんが，咳受容体感受性検査（57 ページ）では亢進所見がみられるはずです．咳感受性は PPI 治療によって正常化することがあります．

8. 胃食道逆流症

治療

PPIによる治療には即効性はないので，GERDによる慢性咳嗽の治療は腰を据えなければいけません．PPIを処方しても1週間〜10日程度では症状は軽快せず，2〜3カ月後に軽快していたというケースがほとんどです．まずは8週間ほどPPIを投与して効果判定するのがベストだと思います．ヒスタミンH_2受容体拮抗薬は，PPIほど効果は高くありません．

処方例

タケプロン®（30 mg）1錠分1　通常8週間まで
あるいは　パリエット®（20 mg）1錠分1　通常8週間まで
あるいは　ネキシウム®（20 mg）1錠分1　通常8週間まで　など

ただ，GERDによる慢性咳嗽に対して特に長期間PPIを用いることに懐疑的な意見もあります[8,9]．メタアナリシスで「効果は限定的である」と言われてしまうと，何だか本当に使ってよいのか躊躇してしまいますよね．PPIが有効な慢性咳嗽もたしかに存在するかもしれないが，GERDがあるからといってPPIが万能の咳嗽治療薬というわけではないという解釈でよいと思います．

ちなみにCHESTのガイドラインでは，以下のような内容が明記されています[10]．

・咳嗽の改善には強いプラセボ効果がみられること
・食事の工夫や減量は咳嗽アウトカムを改善させる効果があること
・ライフスタイルの工夫や減量はreflux-cough syndromeが疑われる例に利益があるかもしれない一方でPPI単独使用では利益が示せないこと

そのため，GERDによる咳嗽を疑ってPPIを投与したとしても，場合によってはプラセボ効果で咳嗽が消失することもありますし，全く効かないこともあるのです．大事なのは，PPIを投与することで医師が満足するのではなく，GERDによる咳嗽を疑ったときに生活習慣を根本から是正しなければならないということです．

また，PPIの使用によって細菌性肺炎や誤嚥性肺炎のリスクが逆に上昇することが複数のメタアナリシスによって示されています[11-14]※．実際にGERDによる慢性咳嗽に対して，ルーチンでPPIを使用することにオピニオンリーダー44人のうち半数近くが反対しています[15]．呼吸器科領域では，COPDに対して長期間PPIを用いることでCOPD急性増悪のリスクが上昇すると言われています[16]．

> ※ PPIには，呼吸器感染症の有意なリスク上昇はないとする報告[17]もあるので，「PPIはダメだ」と断言できるほどではありません．

　症状が消失して咳嗽の悪循環を断ち切ることができれば，PPIを中止しても慢性咳嗽が再発しないこともあります[18]．この内服治療期間で重要なのは，患者さんに対する生活指導です．特に肥満がある患者さんでは腹部を締めつける服装を控えてもらったり，夜間症状が強い場合はベッドの上半身を少し上げてもらったり，食事の内容についても考慮してもらう必要があります※．PPIを処方しても，アルコールをたくさん摂取して毎日フライドチキンを食べているようでは話になりません．

> ※リスクの高い食事として，カフェイン，チョコレート，高脂肪食，柑橘類，トマト製品，炭酸・アルコール飲料などが挙げられます．

　あまり知られていませんが，メトクロプラミド（プリンペラン®）がGERDに有効とする知見があります[19-21]．もちろん，PPIよりは極めて弱い作用と思われますが……．TLESRを抑制できる可能性があるため，GERDによる難治性咳嗽の場合には考慮してもよいかもしれません．

　GERDによる慢性咳嗽は，他の慢性咳嗽疾患を合併していることがあるため，複合的に合わせ技一本で慢性咳嗽をきたしているケースが少なくありません．この場合，非常に診断が難しい．例えば，喘息の40％程度にGERDを合併しているという報告があります（図6-37）[22]．

　また何度も申し上げるように，COPDにおけるGERD合併はCOPD急性増悪のリスクとされており，閉塞性肺疾患とGERDの合併は常に考慮しなけれ

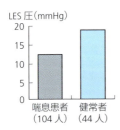
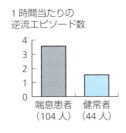
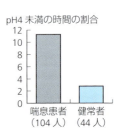

図6-37　喘息とGERDの検査所見（Sontag SJ, et al. Gastroenterology. 1990; 99: 613-20[22]より引用）

8. 胃食道逆流症

ばならない関係と言えます[5, 23]．閉塞性換気障害によって胸腔内圧較差が生じること，肺が過膨張することで腹圧が上昇すること，そして気管支拡張薬の処方によって LES 圧が低下することが GERD の合併リスクと考えられています．また，GERD は迷走神経系を刺激し，微小な誤嚥による喘息悪化をもたらし，悪循環を形成します．

その他の呼吸器疾患として，GERD に閉塞性睡眠時無呼吸を合併している場合があります．閉塞性睡眠時無呼吸の進行によって，GERD が顕在化してきます．閉塞性睡眠時無呼吸合併例では，GERD による慢性咳嗽がかなり強く出てしまうとされています[24]．GERD による慢性咳嗽を疑った場合，エプワース睡眠スケール（Epworth sleepiness Scale：ESS）などを追加問診してよいでしょう（表 6-30）[25]．

いやはや，呼吸器疾患と GERD は切っても切れない関係なのです．

表 6-30 エプワース眠気スケール（ESS）（Johns MW. Sleep. 1991; 14: 540-5[25] より引用）

		眠くなることはめったにない	ときどき眠くなる	眠くなることが多い	いつも眠くなる
1	座って読書をしているとき	0	1	2	3
2	テレビを見ているとき	0	1	2	3
3	人が大勢いる場所（会議の席や劇場/映画館など）で，じっと座っているとき	0	1	2	3
4	他人が運転する車に，休憩なしで 1 時間ほど乗っているとき	0	1	2	3
5	午後，横になって休憩しているとき	0	1	2	3
6	座って人と話をしているとき	0	1	2	3
7	昼食後，静かに座っているとき（飲酒はしていないものとする）	0	1	2	3
8	自分で車を運転中に，交通渋滞などで 2〜3 分停車しているとき	0	1	2	3

0〜5 点：日中の眠気少ない
6〜10 点：日中軽度の眠気あり
11 点以上：日中の強い眠気あり
※眠気があることに慣れてしまってスコアが低く出ることもある

〈参考文献〉
1) 日本呼吸器学会. 咳嗽に関するガイドライン第2版作成委員会, 編. 咳嗽に関するガイドライン. 第2版. 大阪: メディカルレビュー社; 2012.
2) Morice AH, et al. Cough hypersensitivity syndrome: a distinct clinical entity. Lung. 2011; 189: 73-9.
3) Everett CF, et al. Clinical history in gastroesophageal cough. Respir Med. 2007; 101: 345-8.
4) Kusano M, et al. Development and evaluation of FSSG: frequency scale for the symptoms of GERD. J Gastroenterol. 2004; 39: 888-91.
5) 高田和外, 他. Fスケール質問票を用いた胃食道逆流症の評価とCOPDとの関連性の検討. 日呼吸会誌. 2010; 48: 644-8.
6) Hurst JR, et al. Susceptibility to exacerbation in chronic obstructive pulmonary disease. N Engl J Med. 2010; 363: 1128-38.
7) Özdemir P, et al. The Role of Microaspiration in the Pathogenesis of Gastroesophageal Reflux-related Chronic Cough. J Neurogastroenterol Motil. 2017; 23: 41-8.
8) Chang AB, et al. Systematic review and meta-analysis of randomised controlled trials of gastro-oesophageal reflux interventions for chronic cough associated with gastro-oesophageal reflux. BMJ. 2006; 332: 11-7.
9) Chang AB, et al. Gastro-oesophageal reflux treatment for prolonged non-specific cough in children and adults. Cochrane Database Syst Rev. 2011; (1): CD004823.
10) Kahrilas PJ, et al. Chronic Cough due to Gastroesophageal Reflux in Adults: CHEST Guideline and Expert Panel Report. Chest. 2016; 150: 1341-60.
11) Johnstone J, et al. Meta-analysis: proton pump inhibitor use and the risk of community-acquired pneumonia. Aliment Pharmacol Ther. 2010; 31: 1165-77.
12) Eom CS, et al. Use of acid-suppressive drugs and risk of pneumonia: a systematic review and meta-analysis. CMAJ. 2011; 183: 310-9.
13) Giuliano C, et al. Are proton pump inhibitors associated with the development of community-acquired pneumonia? A meta-analysis. Expert Rev Clin Pharmacol. 2012; 5: 337-44.
14) Lambert AA, et al. Risk of community-acquired pneumonia with outpatient proton-pump inhibitor therapy: a systematic review and meta-analysis. PLoS One. 2015; 10: e0128004.
15) Morice AH, et al. Expert opinion on the cough hypersensitivity syndrome in respiratory medicine. Eur Respir J. 2014; 44: 1132-48.
16) Baumeler L, et al. Therapy with proton-pump inhibitors for gastroesophageal reflux disease does not reduce the risk for severe exacerbations in COPD. Respirology. 2016; 21: 883-90.
17) Sultan N, et al. Association between proton pump inhibitors and respiratory infections: a systematic review and meta-analysis of clinical trials. Can J Gastroenterol. 2008; 22: 761-6.
18) Matsumoto H, et al. Prevalence and clinical manifestations of gastro-oesophageal reflux-associated chronic cough in the Japanese population. Cough. 2007; 3: 1.
19) Dilawari JB, et al. Action of oral metoclopramide on the gastrooesophageal junction in man. Gut. 1973; 14: 380-2.
20) Howard FA, et al. Effect of metoclopramide on gastric emptying during labour. Br Med J. 1973; 1: 446-8.
21) Mikami H, et al. Effects of Metoclopramide on Esophageal Motor Activity and Esophagogastric Junction Compliance in Healthy Volunteers. J Neurogastroenterol Motil. 2016; 22: 112-7.
22) Sontag SJ, et al. Most asthmatics have gastroesophageal reflux with or without bronchodilator therapy. Gastroenterology. 1990; 99: 613-20.
23) Iliaz S, et al. Does gastroesophageal reflux increase chronic obstructive pulmonary disease exacerbations? Respir Med. 2016; 115: 20-5.
24) Goldsobel AB, et al. The adult with chronic cough. J Allergy Clin Immunol. 2012; 130: 825.e6.
25) Johns MW. A new method for measuring daytime sleepiness: the Epworth sleepiness scale. Sleep. 1991; 14: 540-5.

COLUMN

deflation cough

肺活量を測定する際,肺を最大限に空っぽにする際生じる咳嗽のことを deflation cough と呼びます.これは努力性肺活量の測定時ではなく,通常の肺活量(VC)の測定時の後半に観察される咳嗽です.1,720 人の連続測定のうち,43 人に認められるまれな現象です(図 6-38)[a].

この deflation cough の存在は GER との関連性が指摘されています[a].ただ,酸逆流の存在診断における陽性適中率は 37.5%しかありません[b].しかしながら,陰性適中率は 96.2%とされており,慢性咳嗽患者さんで deflation cough がないと GERD は否定的と言えるかもしれません.

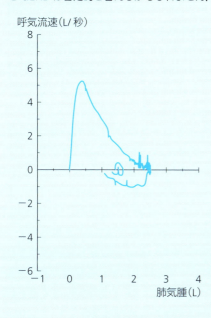

図 6-38 deflation cough のフローボリューム曲線(Lavorini F, et al. Chest. 2011; 140: 690-6[a] より引用)

(参考文献)
a) Lavorini F, et al. Respiratory expulsive efforts evoked by maximal lung emptying. Chest. 2011; 140: 690-6.
b) Lavorini F, et al. The clinical value of deflation cough in chronic coughers with reflux symptoms. Chest. 2016; 149: 1467-72.

9. COPD

　COPDには，気腫型と慢性気管支炎型の2パターンがあり，後者のCOPDは咳嗽や喀痰の症状が主体です．そのため，慢性咳嗽を訴えて来院した重喫煙歴のある患者さんで，胸部画像上気腫が少なくても1秒率がガクンと落ちている場合は，慢性気管支炎による慢性咳嗽を疑う必要があります．呼吸機能検査において，フローボリュームカーブが凹んでいたら，喘息やCOPDを疑いましょう（49ページ）．

　慢性気管支炎は慢性の喫煙刺激によって，喀痰が年に3カ月以上あり，それが少なくとも連続して2年以上認められる病態と定義されています[1]．そのため，厳密には慢性気管支炎による慢性咳嗽と診断するのは8週間ではだめなのかもしれませんが，そこは臨機応変に対応しましょう．

　喀痰が多いCOPD，すなわち慢性気管支炎型で気管支壁の肥厚があるフェノタイプでは，COPD急性増悪の頻度が多くなり，予後も不良と言われています．そのため，息切れだけでなく，咳嗽や喀痰を訴えているCOPD患者さんは"増悪予備軍"として対処しなければなりません．

　議論を広げるとキリがなくなってしまうので，COPDの診断や治療については成書を参照してください．喫煙者で1秒率が70％を下回りCOPDと診断がつけば，軽症例であれば短時間作用性β_2刺激薬（SABA）や短時間作用性抗コリン薬（SAMA）を用いることがありますが，短時間作用性の薬剤のみで管理しているCOPD患者さんはごくまれです．基本的には長時間作用性抗コリン薬（LAMA）や長時間作用性β_2刺激薬（LABA）を用います．重症例にはそれらの合剤（LAMA/LABA）を用いたり，COPD増悪の頻度が高いケースではICS/LABAを用いたりします．以下にそれら薬剤の表（表6-31～34）を添付します．ICS/LABAについては99ページを参照してください．

　COPDにおける慢性咳嗽の最も効果的な治療は禁煙です．COPDに対する鎮咳薬で現時点で推奨されるものはありません[2]．また，COPDに対するオピオイドは呼吸困難感を軽減する作用がありますが，鎮咳薬としてみたときのリスクとベネフィットについては研究者により意見が異なります．私は入院して予後いくばくもない呼吸困難感に対しては用いてもよいと考えています．

　具体的なCOPDの治療例を以下に示します．GOLDの病期分類（表6-35）と重症度分類（図6-39）も示します．重症度分類の区分に必要なCAT（COPD assessment test）質問票（図6-40）と修正MRC（mMRC）（表6-36）についても提示します．

9. COPD

表 6-31 SABA および SAMA

一般名	商品名	1回量	1日最大量	可能噴霧回数	剤形
		SABA			
サルブタモール硫酸塩	サルタノールインヘラー 100 μg	1回2吸入	8吸入	200	pMDI
	ベネトリン吸入液 0.5%	1回 0.3～0.5 mL (1.5～2.5 mg)	－	－	ネブライザー
プロカテロール塩酸塩水和物	メプチンエアー 10 μg 吸入 100 回	1回2吸入	8吸入	100	pMDI
	メプチンキッドエアー 5 μg 吸入 100 回	1回4吸入（成人）	16吸入（成人）	100	pMDI
	メプチン吸入液 0.01% メプチン吸入液ユニット 0.3 mL メプチン吸入液ユニット 0.5 mL	1回 0.3～0.5 mL (30～50 μg)	－	－	ネブライザー
	メプチンスイングヘラー 10 μg 吸入 100 回	1回2吸入	8吸入	100	DPI
フェノテロール臭化水素酸塩	ベロテックエロゾル 100	1回1～2吸入	8吸入	200	pMDI
		SAMA			
イプラトロピウム臭化物水和物	アトロベントエロゾル 20 μg	1回1～2吸入（定期使用時は1日3～4回）	－	112	pMDI

表 6-32 LAMA

一般名	商品名	用法用量	使用可能噴霧回数	剤形
チオトロピウム臭化物水和物	スピリーバ吸入用カプセル 18 μg	1回1カプセル 1日1回	－	DPI
	スピリーバ 2.5 μg レスピマット 60 吸入，1.25μg レスピマット 60 吸入※	1回2吸入 1日1回	60	ソフトミスト
グリコピロニウム臭化物	シーブリ吸入用カプセル 50 μg	1日1カプセル 1日1回	－	DPI
アクリジニウム臭化物	エクリラ 400 μg ジェヌエア 30 吸入用，60 吸入用	1回1吸入 1日2回	30, 60	DPI
ウメクリジニウム臭化物	エンクラッセ 62.5 μg エリプタ 7 吸入用，30 吸入用	1回1吸入 1日1回	7, 30	DPI

※スピリーバ 1.25μg レスピマット 60 吸入は喘息に対する保険適用のみ

表 6-33 LABA

一般名	商品名	用法用量	使用可能噴霧回数	剤形
サルメテロールキシナホ酸塩	セレベント 25 ロタディスク セレベント 50 ロタディスク	1回1吸入（50 μg） 1日2回	1枚	DPI
	セレベント 50 ディスカス		60	DPI
インダカテロールマレイン酸塩	オンブレス吸入用カプセル 150 μg	1回1カプセル（150 μg）1日1回	1シート 7カプセル	DPI
ホルモテロールフマル酸塩水和物	オーキシス 9 μg タービュヘイラー 28 吸入, 60 吸入	1回1吸入（9 μg） 1日2回	28, 60	DPI

表 6-34 LAMA/LABA

一般名	商品名	用法用量	使用可能噴霧回数	剤形
グリコピロニウム臭化物/インダカテロールマレイン酸塩	ウルティブロ吸入用カプセル	1回1カプセル 1日1回	―	DPI
ウメクリジニウム臭化物/ビランテロールトリフェニル酢酸塩	アノーロ エリプタ 7吸入用, 30吸入用	1回1吸入 1日1回	7, 30	DPI
チオトロピウム臭化物/オロダテロール塩酸塩	スピオルトレスピマット 28 吸入, 60 吸入	1回2吸入 1日1回	28, 60	ソフトミスト

表 6-35 COPD の病的分類（いわゆる GOLD 分類）

病期		特徴
I期	軽度の気流閉塞	対標準1秒量（％ FEV_1）≧80％
II期	中等度の気流閉塞	50％≦％ FEV_1＜80％
III期	高度の気流閉塞	30％≦％ FEV_1＜50％
IV期	極めて高度の気流閉塞	％ FEV_1＜30％

※気管支拡張薬投与後の1秒率（FEV_1/FVC）70％未満が必須条件.
※％ FEV_1：性，年齢，身長から求めた FEV1 の標準値に対する割合
〔日本呼吸器学会 COPD ガイドライン第4版作成委員会, 編. COPD（慢性閉塞性肺疾患）診断と治療のためのガイドライン. 第4版. 東京：メディカルレビュー社; 2013 より引用〕

9. COPD

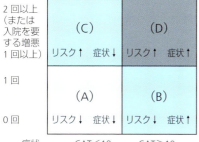

図 6-39 GOLD の重症度分類

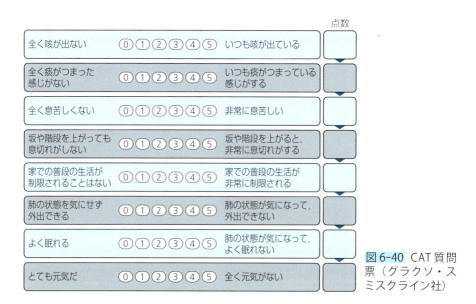

図 6-40 CAT 質問票（グラクソ・スミスクライン社）

表 6-36 修正 MRC 質問票（mMRC）

グレード分類	
0	激しい運動をしたときだけ息切れがある
1	平坦な道を早足で歩く，あるいは緩やかな上り坂を歩くときに息切れがある
2	息切れがあるので，同年代の人よりも平坦な道を歩くのが遅い，あるいは平坦な道を自分のペースで歩いているとき，息切れのために立ち止まることがある
3	平坦な道を約 100 m，あるいは数分歩くと息切れのために立ち止まる
4	息切れがひどく家から出られない，あるいは衣服の着替えをするときにも息切れがある

> **処方例**
>
> ＜SABA，SAMA＞軽症例に用いることはあるが，長期管理として使用しない
>
> ＜LAMA＞GOLD I〜II期，重症度分類A〜Bで使用することが多い
> スピリーバ®ハンディヘラー　1回1カプセル吸入　1日1回
> あるいは　スピリーバ®2.5μgレスピマット　1回2吸入　1日1回
> あるいは　シーブリ®ブリーズヘラー　1回1カプセル吸入　1日1回
> あるいは　エクリラ®ジェヌエア　1回1吸入　1日2回
> あるいは　エンクラッセ®エリプタ　1回1吸入　1日1回
>
> ＜LABA＞GOLD I〜II期，重症度分類A〜Bで使用することが多い
> セレベント®ディスカス　1回1吸入　1日2回
> あるいは　オンブレス®ブリーズヘラー　1回1カプセル吸入　1日1回
> あるいは　オーキシス®タービュヘイラー　1回1吸入　1日2回
>
> ＜LAMA/LABA＞GOLD II〜IV期，重症度分類B〜Dで使用することが多い
> ウルティブロ®ブリーズヘラー　1回1カプセル吸入　1日1回
> あるいは　アノーロ®エリプタ　1回1吸入　1日1回
> あるいは　スピオルト®レスピマット　1回2吸入　1日1回
>
> ＜ICS/LABA＞GOLD III〜IV期，重症度分類C〜Dで使用することが多い
> アドエア®ディスカス　1回1吸入　1日2回
> あるいは　シムビコート®タービュヘイラー　1回2〜4吸入　1日2回
> あるいは　レルベア®100エリプタ　1回1吸入　1日1回
> （レルベア®200，フルティフォーム®はCOPDに保険適用がない）
> ※上記に去痰薬であるムコダイン®（500 mg）3錠分3などを加えてもよいが，粘度の高い「キレの悪い喀痰」にはあまり効果的とは言えない

（参考文献）
1) 日本呼吸器学会COPDガイドライン第4版作成委員会, 編. COPD（慢性閉塞性肺疾患）診断と治療のためのガイドライン. 第4版. 東京: メディカルレビュー社; 2013.
2) Global Strategy for the Diagnosis, Management and Prevention of COPD, GOLD. 2017.

10. 慢性誤嚥

概論と症状

高齢者の慢性咳嗽を診たとき，誤嚥について一度は考えるべきです．誤嚥性肺炎を発症すれば発熱や喀痰などの変化がみられますが，誤嚥だけだと食事の度に軽いムセがあるだけで，軽症の慢性咳嗽ということがよくあります．

認知症高齢者の入所後の嚥下障害と肺炎の累積発症率をみた研究では，嚥下障害は多くの患者さんにみられるものの，それが肺炎に到達するにはある程度の期間が必要であるとされています（図6-41）．つまり，肺炎はないものの慢性咳嗽やムセだけがある高齢者が多いのではないか，と推察されるわけです．しっかりと咳嗽ができるというのは高齢者にとって重要な反射機能ですが，食事の度にムセていたり，よくわからないゴロゴロと音が鳴った慢性咳嗽があったりする場合，慢性誤嚥を考えましょう．

慢性誤嚥の咳嗽は，食物残渣や咽頭部の液体や分泌物を喀出するための湿性咳嗽になることが多いです．咳嗽の程度は軽度です（図6-42）．常時咳嗽を呈

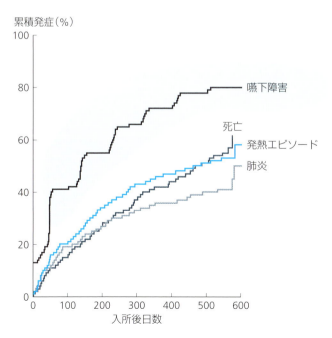

図6-41 認知症高齢者の施設入所後の経過（Mitchell SL, et al. N Engl J Med. 2009; 361: 1529-38[1] より改変引用）

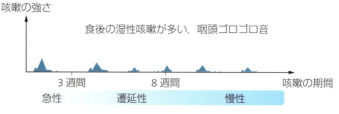

図 6-42 慢性誤嚥の咳嗽グラフ

しているわけではありませんが，特に食後の咳嗽が多いでしょう．

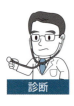

診断に入る前に，誤嚥をきたすリスクとして，年齢以外にも，口腔内の衛生状態，脳血管障害の既往歴，歯科治療歴，う歯の有無などをチェックする必要があります．明らかな脳梗塞後遺症を有する患者さんが慢性咳嗽をきたしておれば，誤嚥による咳嗽の可能性はさらに高くなります．

さて，誤嚥にからんだ慢性咳嗽をどのように診断するか．まずは胸部X線や血液検査で誤嚥性肺炎を起こしていないかどうかチェックする必要があります．高齢者の場合，発熱を呈さない無症候性の肺炎も起こりえます．

肺炎がないことを確認したら，誤嚥の有無について確認するテストがあります．それが反復唾液嚥下テスト，改訂水飲みテスト，食物テストです．不顕性誤嚥の評価法として，嚥下反射測定も行われます．さらに詳しい検査を行いたい場合，造影でリアルタイムに嚥下を評価できる嚥下造影検査などがあります．これらは慣れた病院でないと実施が難しい．

反復唾液嚥下テスト（図6-43）は，唾液嚥下を30秒間繰り返してもらう検査です．甲状軟骨が嚥下時にしっかり挙上するかどうかで判断します．30秒間にこれが3回未満の場合，嚥下開始困難と評価されます．すなわち，誤嚥の疑いが出てくるわけです．聴診器で嚥下音を確認しながら触診すると，評価が正確になります．感度は90％以上，特異度は60〜70％程度とされています[2]．聴診する場合，表6-37のようなポイントに留意します．

改訂水飲みテストは3mL（1〜5mL）の冷水を口腔内に入れて嚥下してもらい，嚥下反射の有無，ムセの有無，呼吸の変化を評価する検査です（表6-38）．スコアが低いほど誤嚥リスクが高くなります．4点以上であれば最大でさらに2回繰り返し，最も悪いスコアを記録します．カットオフ値を3点とすると，感度70％程度，特異度90％程度とされています[2,3]．

10. 慢性誤嚥

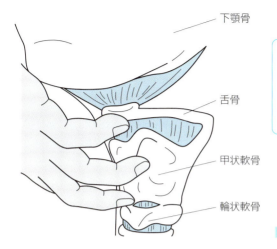

図 6-43 反復唾液嚥下テスト

人差し指で舌骨，中指で甲状軟骨を触知する．嚥下時に舌骨が人差し指を超えたら1回とカウントする．

表 6-37 嚥下評価時の頸部聴診（摂食嚥下障害の評価【簡易版】2015: http://www.jsdr.or.jp/doc/doc_manual1.html[2] より引用）

	聴診音	疑われる嚥下障害
嚥下音	長い嚥下音 弱い嚥下音 複数回の嚥下音	舌による送り込みの障害 咽頭収縮の減弱 喉頭挙上障害 食道入口部の弛緩障害など
	泡立ち音（bubbling sound）	誤嚥
	ムセに伴う喀出音	誤嚥
	嚥下音の合間の呼吸音	呼吸・嚥下パターンの失調 喉頭侵入 誤嚥
呼吸音	湿性音（wet sound） 嗽音（gargling sound） 液体振動音	誤嚥や喉頭侵入 咽頭部における液体の貯留
	ムセに伴う喀出音	誤嚥
	喘鳴様呼吸音	誤嚥

（健常では5 mLの水嚥下時の嚥下音は約0.5秒）

　食物テストは，その名の通りプリンやお粥を口腔内に入れて，改訂水飲みテストと同じように嚥下反射の有無，ムセの有無，呼吸の変化を評価する検査です（表 6-39）．異なる点は，口腔内残留が重要な指標とされている点です．カットオフ値を4点とすると，感度70％程度，特異度60％程度とされています[2]．実生活に即した検査ですが，誤嚥の診断にはあまり有用とは言えません．

表 6-38 改訂水飲みテストの判定

点数	症状
1点	嚥下なし，ムセるまたは呼吸切迫を伴う
2点	嚥下あり，呼吸切迫を伴う（silent aspiration の疑い）
3点	嚥下あり，呼吸良好，ムセまたは湿性咳嗽を伴う
4点	嚥下あり，呼吸良好，ムセない
5点	4点の症状に加え，追加嚥下運動（空嚥下）が30秒間に2回可能

表 6-39 食物テストの判定

点数	症状
1点	嚥下なし，ムセるまたは呼吸切迫を伴う
2点	嚥下あり，呼吸切迫を伴う（silent aspiration の疑い）
3点	嚥下あり，呼吸良好，ムセまたは湿性咳嗽や中等度の口腔内残留を伴う
4点	嚥下あり，呼吸良好，ムセない．口腔内残留ほぼなし．
5点	4点の症状に加え，追加嚥下運動（空嚥下）が30秒間に2回可能

治療

　誤嚥による慢性咳嗽に対する治療薬はありません．肺炎を発症していれば，アンピシリン／スルバクタム（ユナシンS®）などの抗菌薬を用いて治療することがありますが，咳嗽があるからといって抗菌薬をホイホイ処方してよいわけではありません．

　失われた嚥下機能を戻すことは難しいものの，リハビリテーションや食事内容の工夫によってその低下を抑制することはできます．日々の口腔ケアを実施するだけで，クエン酸に対する咳反射閾値の低下がみられたという興味深い報告もあります（図6-44）[4]．

　また，脳梗塞による嚥下障害をもつ高齢者を対象に，1カ月間口腔ケアを行う介入群（20人）とコントロール群（20人）に分けたところ，嚥下反射時間が介入群では4.2秒，コントロール群では10.2秒と2倍以上の差がありました[5]．口腔ケアは口腔内の菌を減少させることで肺炎を予防させると考えられがちですが，口腔内を刺激し続けることでサブスタンスPを放出させて，嚥下反射や咳嗽反射の機能を維持する効果のほうが高いのではないかと思います．

　薬剤性咳嗽の原因薬として紹介しているACE阻害薬（172ページ）はサブスタンスPを介して，誤嚥性肺炎を減らします[6]．脳梗塞の既往がある高血圧

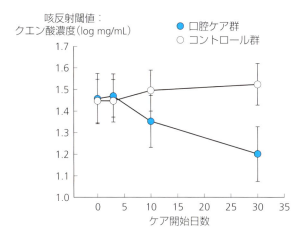

図 6-44 口腔ケアによる咳反射閾値の低下（Watando A, et al. Chest. 2004; 126: 1066-70[4]）より引用）

症の高齢者を ACE 阻害薬と他の降圧薬（Ca 拮抗薬や β 遮断薬）の 2 群に分けたところ，ACE 阻害薬群の肺炎発症率のほうが有意に低かったとされています[7]．また，脳梗塞もしくは一過性脳虚血発作の既往がある患者さん 6,105 人を対象に ACE 阻害薬を投与する群とコントロール群に分けて 4 年近く追跡したランダム化比較試験では，ACE 阻害薬はアジア人において肺炎のリスクを有意に減少させました[8]．総死亡や心血管系の死亡リスクを減らす効果を示した ACE 阻害薬と ARB のメタアナリシスでは，ACE 阻害薬のほうが ARB よりも死亡リスク低下が大きく，これは心血管系の死亡以外のリスクを減らしたことが起因しています[9]．もちろんそれが誤嚥性肺炎を予防した結果であるとは断言できませんが．もともと誤嚥がひどい人に，ACE 阻害薬を経口投与するのは当然ながら害を与える可能性もあるので，重症例ではこの裏ワザの適応にはなりません．また，当然ながら誤嚥予防には保険適用がありません．ただ，嚥下機能の低下した高齢患者で，もし ARB を使用している患者さんがいるならば，ACE 阻害薬に変更してもよいでしょう．「高血圧治療ガイドライン 2014」において，ACE 阻害薬は高齢者の誤嚥性肺炎を合併する高血圧患者に推奨されています[10]．

処方例

タナトリル®（5 mg）1 錠分 1　朝食後　など

※ただし，誤嚥の予防には保険適用されない

また，Parkinson病治療薬が誤嚥予防に有効とされています．ドパミンが少ないためにサブスタンスPが放出されないのであれば，ドパミンを補充すれば誤嚥性肺炎が予防できるかもしれない，ということです[11]．アマンタジン（シンメトレル®）の投与によって肺炎発症率が有意に減ったとする報告もあります[12]．ただし，アマンタジンを誤嚥の予防にルーチンに使用することは推奨されていません[6]．

　その他，シロスタゾール（プレタール®）[13]や半夏厚朴湯（209ページ）[14]の誤嚥性肺炎予防効果もしばしば取り上げられます．半夏厚朴湯は大脳基底核におけるドパミン分泌を促進し，サブスタンスPを増加させることで，嚥下・咳嗽反射を改善します．

　高齢者の慢性咳嗽を診たときは，私たちは常に「誤嚥があるのかもしれない」と考えておく必要があります．慢性咳嗽の鑑別診断からは結構漏れやすいポイントなので，注意しましょう[15]．

（参考文献）
1) Mitchell SL, et al. The clinical course of advanced dementia. N Engl J Med. 2009; 361: 1529-38.
2) 日本摂食嚥下リハビリテーション学会医療検討委員会. 摂食嚥下障害の評価【簡易版】2015.（http://www.jsdr.or.jp/doc/doc_manual1.html）
3) Brodsky MB, et al. Screening accuracy for aspiration using bedside water swallow tests: A systematic review and meta-analysis. Chest. 2016; 150: 148-63.
4) Watando A, et al. Daily oral care and cough reflex sensitivity in elderly nursing home patients. Chest. 2004; 126: 1066-70.
5) Yoshino A, et al. Daily oral care and risk factors for pneumonia among elderly nursing home patients. JAMA. 2001; 286: 2235-6.
6) El Solh AA, et al. Pharmacologic prevention of aspiration pneumonia: a systematic review. Am J Geriatr Pharmacother. 2007; 5: 352-62.
7) Sekizawa K, et al. ACE inhibitors and pneumonia. Lancet. 1998; 352: 1069.
8) Ohkubo T, et al. Effects of an angiotensin-converting enzyme inhibitor-based regimen on pneumonia risk. Am J Respir Crit Care Med. 2004; 169: 1041-5.
9) van Vark LC, et al. Angiotensin-converting enzyme inhibitors reduce mortality in hypertension: a meta-analysis of randomized clinical trials of re-nin-angiotensin-aldosterone system inhibitors involving 158,998 patients. Eur Heart J. 2012; 33: 2088-97.
10) 日本高血圧学会高血圧治療ガイドライン作成委員会, 編. 高血圧治療ガイドライン2014. 東京: ライフサイエンス出版; 2014.
11) Kobayashi H, et al. Levodopa and swallowing reflex. Lancet. 1996; 348: 1320-1.
12) Nakagawa T, et al. Amantadine and pneumonia. Lancet. 1999; 353: 1157.
13) Shinohara Y. Antiplatelet cilostazol is effective in the prevention of pneumonia in ischemic stroke patients in the chronic stage. Cerebrovasc Dis. 2006; 22: 57-60.
14) Iwasaki K, et al. A pilot study of banxia houpu tang, a traditional Chinese medicine, for reducing pneumonia risk in older adults with dementia. J Am Geriatr Soc. 2007; 55: 2035-40.
15) Teramoto S, et al. Significance of chronic cough as a defence mechanism or a symptom in elderly patients with aspiration and aspiration pneumonia. Eur Respir J. 2005; 25: 210-1; author reply 211.

10. 慢性誤嚥

びまん性嚥下性細気管支炎

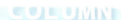

慢性的に誤嚥を繰り返している高齢者で，肺炎には至らないけれども細気管支炎を起こしている一群をびまん性嚥下性細気管支炎（diffuse aspiration bronchiolitis: DAB）と呼びます．誤嚥性肺炎と比べ突然の発症は少なく，潜行性に細気管支炎をきたします．そのため，発熱を伴わない例も多いです．胸部HRCTで細気管支にtree-in-budパターンを呈していることがあるため，初診時は結核やマイコプラズマ肺炎との鑑別が難しいです．誤嚥性肺炎との違いを表6-40に提示します．

表6-40 DABと誤嚥性肺炎の違い[a-c]（複数の文献をもとに作成）

	DAB	誤嚥性肺炎
年齢	高齢者が多い（アカラシアなど若年者もありうる）	高齢者が多い（寝たきりの施設入所者が多い）
嚥下障害の重症度	軽度～中等度	中等度～重度
基礎疾患	老化，神経筋疾患，認知症，アカラシア，食道裂孔ヘルニア，GERDなど	老化，脳梗塞後遺症，Parkinson病，認知症，意識障害，歯芽欠損
主要因	食事中の微量誤嚥	食事中の大量誤嚥，夜間睡眠中の微量誤嚥
食事（食事内容）との関連性	極めて強い	あまり強くない
発症	亜急性～慢性	急性
症状	咳嗽	発熱，咳嗽
胸部X線写真	あまり陰影がみられない	下葉優位の浸潤影
胸部CT写真	小葉中心性粒状影（tree-in-bud pattern），びまん性の分布，過膨張がない	下葉優位の浸潤影
炎症部位	細気管支	肺胞
肺の病理学的所見	細気管支炎，散在性の気道壁の炎症所見，異物巨細胞を含む肉芽性病変〔diffuse panbronchiolitis（DPB）と類似〕	細菌性肺炎（まれにARDS所見を伴うこともある）
治療	一時的絶飲食，嚥下リハビリテーション，胃粘膜防御因子増強薬〔イルソグラジン（ガスロン®）など〕	抗菌薬，一時的絶飲食，嚥下リハビリテーション，胃粘膜防御因子増強薬〔イルソグラジン（ガスロン®）など〕
予後	比較的良好	不良

（参考文献）
a) Matsuse T, et al. Importance of diffuse aspiration bronchiolitis caused by chronic occult aspiration in the elderly. Chest. 1996; 110: 1289-93.
b) Teramoto S. Clinical Significance of Aspiration Pneumonia and Diffuse Aspiration Bronchiolitis in the Elderly. J Gerontol Geriat Res. 2014; 3: 142.
c) Hu X, et al. Diffuse aspiration bronchiolitis: analysis of 20 consecutive patients. J Bras Pneumol. 2015; 41: 161-6.

11. 特発性肺線維症

概論と症状

特発性間質性肺炎（idiopathic interstitial pneumonias: IIPs）はそのいずれの病型も慢性咳嗽を呈する可能性がありますが，プライマリケアでは特発性肺線維症（idiopathic pulmonary fibrosis: IPF）を押さえておけばよいと思っている※ので，この書籍ではIPFのみを取り上げます．

※ IIPsには，IPF以外に非特異性間質性肺炎（nonspecific interstitial pneumonia: NSIP），特発性器質化肺炎（cryptogenic organizing pneumonia: COP），急性間質性肺炎（acute interstitial pneumonia: AIP），剥離性間質性肺炎（desquamative interstitial pneumonia: DIP），呼吸細気管支炎を伴う間質性肺炎（respiratory bronchiolitis-associated interstitial lung disease: RB-ILD），リンパ球性間質性肺炎（lymphocytic interstitial pneumonia: LIP），pleuroparenchymal fibroelastosis（PPFE）がありますが，この中でよく遭遇するのはIPF，NSIP，COPの3つです．少しつっこんで勉強したい人はこの3つを押さえるべきですが，慢性咳嗽という切り口でみた場合IPFだけ押さえておけばよいと思います．

IPFは初診時であっても，長年咳嗽に苦しめられた患者さんが多いです[1]．IPFの患者さんの70〜85％が年単位の慢性咳嗽を有しています[2]．IPF患者さんの咳嗽を24時間にわたって記録した珍しい研究があり，これによれば1時間あたり平均9.4回の咳嗽を発していたそうです[3]．ええっと……，6分に1回くらいでしょうか．最もひどい患者さんでは1時間当たり39.4回という例もありました．起きている間，ずっと咳き込んでいる状態ですね……．

IPFの咳嗽は，日中に多く夜間に少ないという特徴があります（図6-45）．GERDやSBSと違って，安静臥床時はかなり落ち着いていることが多いです．

そしてIPFの咳嗽は，他の慢性咳嗽疾患と比べて非常にしつこく強いものです（図6-46）．中枢気道に腫瘍が顔を出している悪性腫瘍のように，咳嗽は

11. 特発性肺線維症

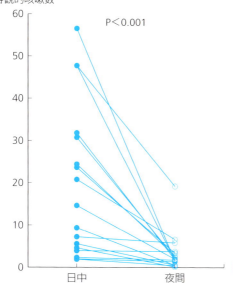

図 6-45 IPF の咳嗽（Key AL, et al. Cough. 2010; 6: 4[3)] より引用）

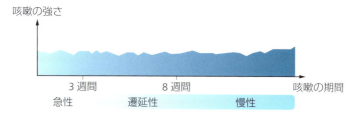

図 6-46 IPF の咳嗽グラフ

強い．そのため，経年的に QOL はどんどん損なわれていきますし，体重も徐々に落ちていきます．

　IPF の患者さんでは，カプサイシンによる化学的刺激（図 6-47）や胸壁振動による物理的刺激のいずれによっても咳感受性が強いことがわかっています[4,5)]．多くの咳嗽診療医も，極めて咳が出やすい呼吸器疾患であることを認めています．

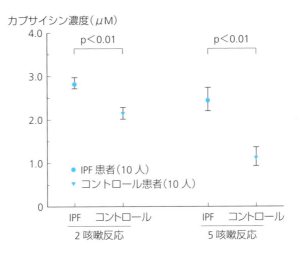

図 6-47 IPF 患者とコントロール患者のカプサイシンによる咳感受性（Hope-Gill BD, et al. AmJ Respir Crit Care Med. 2003; 168: 995-1002[4]）より引用）

診断

　IPF は胸部 HRCT や肺生検によって診断をつけます（図 6-48）．気管支鏡の小さな検体だけで IPF と診断することはできませんので，もし生検で診断するのであれば外科的肺生検を実施するのが一般的です※．

※将来的にはクライオプローブと呼ばれる凍結検体を採取する気管支鏡手技によって十分量の検体がとれる時代がきます．

　プライマリケアで最も多いのは，下葉に線維化を伴う間質性肺炎像を呈した例です．プライマリケアでは肺生検なんてできませんから，画像から IPF と診断するのであれば表 6-41 のように UIP パターンを満たす必要があります．UIP パターンの代表格は蜂巣肺の存在です（図 6-49）．こういった写真をみた場合，まず間違いなく IPF と考えてよいと思います※．

※こうした蜂巣肺が進行している例で，後から関節リウマチなどの膠原病を発症することは極めてまれですから，十中八九，ないしはそれ以上の確率で IPF と考えてよいでしょう．画像だけで IPF と断言しないのは，どの国の放射線科医も同じです．あくまで「UIP パターン」と言及します．

　possible UIP パターン（表 6-41）の場合，外科的生検の所見とマッチさせ

11. 特発性肺線維症

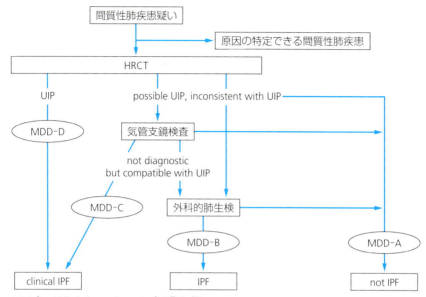

MDD (multidisciplinary discussion) の取り扱い
MDD: 下記の通り, 呼吸器内科医, 画像診断医, 病理診断医が総合的に判断する.
MDD-A: 画像上他疾患が考えられる場合, 気管支鏡検査あるいは外科的肺生検で他疾患が見込まれる場合.
MDD-B: 外科的肺生検は積極的 UIP 診断の根拠になる場合が多いため, 患者のリスクを勘案のうえ, 可能な限り施行する.
MDD-C: IPF 症例で非典型的な画像 (蜂巣肺が不鮮明など) を約半数で認めるため, 呼吸機能の低下など, 進行経過 (behavior) を総合して臨床的 IPF と判断する症例がある.
MDD-D: 病理検査のない場合の適格性を検討する.
各 MDD において最終診断が変わりうる可能性がある.

図 6-48 IPF 診断のフローチャート (日本呼吸器学会びまん性肺疾患診断・治療ガイドライン作成委員会. 特発性間質性肺炎 診断と治療の手引き. 改訂第 3 版[6] より引用)

表 6-41 胸部 HRCT における UIP パターン (Raghu G, et al. Am J Respir Crit Care Med. 2011; 183: 788-824[7] より引用)

UIP パターン (4 項目を満たす)	possible UIP パターン (3 項目を満たす)	inconsistent with UIP パターン (1 つでもある場合)
・胸膜直下, 下葉優位 ・網状影 ・蜂巣肺 (牽引性気管支拡張症の有無は問わない) ・「inconsistent with UIP パターン」の特徴を有さない	・胸膜直下, 下葉優位 ・網状影 ・「inconsistent with UIP パターン」の特徴を有さない	・上葉あるいは中肺野に優位 ・気管支血管束周囲に優位 ・広範囲にわたるスリガラス影 ・多数の微小粒影 (両側性, 上葉優位) ・分散した嚢胞 (多発性, 両側性, 蜂巣肺から離れたところ) ・びまん性モザイク灌流, エアトラッピング (両側性, 3 葉以上) ・気管支肺区域, 肺葉のコンソリデーション

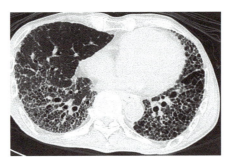

図 6-49 IPF の胸部 HRCT（UIP パターン）

て総合的に IPF と診断すべきです．生検ができない場合，それは"IPF 疑い"どまりです（診療していくうえで IPF 確定例と IPF 疑い例には大きな差はありませんが，各種申請にはこれらの差に大きな違いがあります）．

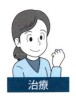

治療

残念ながら，IPF による慢性咳嗽を治療する有用な鎮咳薬はありません．唯一ランダム化比較試験が報告されているのは，サリドマイドです[8]．「なぜにサリドマイド !?」とお思いの方もいるかもしれませんが，サリドマイドは強力な免疫調節薬で，抗炎症作用や抗血管新生作用をもっています．この研究では，プラセボと比較して CQLQ スコアを改善しました〔プラセボとの平均差 −11.4 点（95％信頼区間 −15.7 〜 −7.0），p＜0.001〕（図 6-50）．また，VAS で評価した咳嗽の重症度も有意に軽減しました（図 6-51）．サリドマイドと聞くと何だか副作用が多そうなイメージがあります※が，非常に軽いものがほとんどです．便秘やめまいが多かったそうです．日本ではサレド®カプセルが発売されていますが，多発性骨髄腫やらい性結節性紅斑のみに保険適用があり，IPF に対して用いることは難しいでしょう．どうしても使用する場合，1 日あたりサレド® 50 mg から開始して，100 mg まで増量するのが一般的のようです．

> ※サリドマイドは，50 年以上前に日本でよく使用されていましたが，妊婦に使用することで催奇性があることが判明しました．日本では 1962 年 9 月に販売停止されました．その後，多発性骨髄腫に有効性が認められ，2008 年サレド®カプセルの商品名で再承認されました．

11．特発性肺線維症

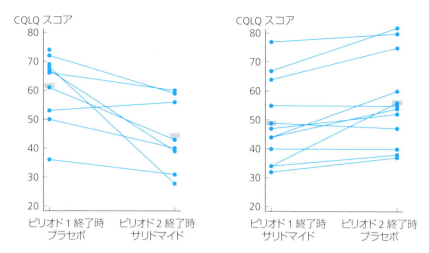

図6-50 IPFの咳嗽に対するサリドマイドのCQLQスコアへの効果
(Horton MR, et al. Ann Intern Med. 2012; 157: 398-406[8])より引用）

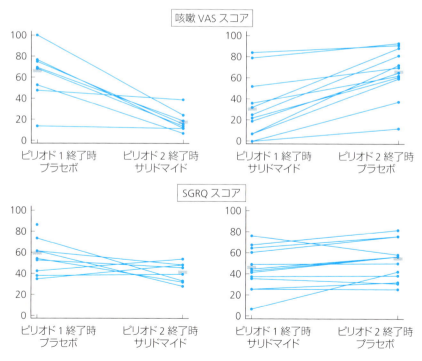

図6-51 IPFの咳嗽に対するサリドマイドの咳嗽VAS，SGRQスコアへの効果
(Horton MR, et al. Ann Intern Med. 2012; 157: 398-406[8])より引用）

他にもインターフェロンαやプレドニゾロン（プレドニン®）といった薬剤が効果的だとする報告もありますが[4,9]，前者はコマーシャルベースで薬剤が出回っていませんし，後者はそもそも現時点でIPFへの投与は推奨されていません[6].

IPFに使用されている抗線維化薬であるピルフェニドン（ピレスパ®）やニンテダニブ（オフェブ®）は努力性肺活量の低下を抑制する効果はありますが，咳嗽症状を軽減する効果はあまりありません．しかし，高用量ピルフェニドン（1,800 mg/日）を内服している患者さんでは，咳嗽の安定化が得られたという報告があるので，わずかに効果があるのかもしれません（図6-52）[10].

なお，IPFと胃食道逆流症（GERD）には深い関連性があることが知られており，IPFの悪化にはGERDが大きく関与しているのではないかと考える研究者もいます．ただし，GERDに対するプロトンポンプ阻害薬（PPI）治療を行ってもIPFの病態は改善せず，むしろ感染リスクを増加させるだけだと考えられています．そのため，現時点ではIPFに対するPPI使用は推奨されません[11].　また，腹腔鏡下逆流防止術を受けたIPF患者さんの経年的な努力性肺活量低下が抑制できなかったことから[12]，治療的な観点での両疾患の関連性は深いとは言いがたいようですね．

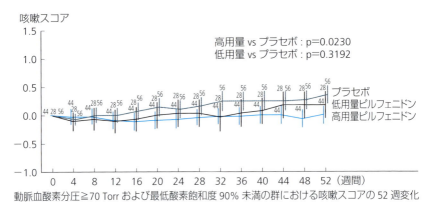

図 6-52 IPFに対する高用量ピルフェニドンの咳嗽スコアへの影響
（Azuma A, et al. Respir Ress. 2011; 12: 143[10] より引用）

(参考文献)
1) Vigeland CL, et al. Cough in idiopathic pulmonary fibrosis: more than just a nuisance. Lancet Respir Med. 2016; 4: 600-1.
2) Crystal RG, et al. Idiopathic pulmonary fibrosis. Clinical, histologic, radiographic, physiologic, scintigraphic, cytologic, and biochemical aspects. Ann Intern Med. 1976; 85: 769-88.
3) Key AL, et al. Objective cough frequency in Idiopathic Pulmonary Fibrosis. Cough. 2010; 6: 4.
4) Hope-Gill BD, et al. A study of the cough reflex in idiopathic pulmonary fibrosis. Am J Respir Crit Care Med. 2003; 168: 995-1002.
5) Jones RM, et al. Mechanical induction of cough in Idiopathic Pulmonary Fibrosis. Cough. 2011; 7: 2.
6) 日本呼吸器学会びまん性肺疾患診断・治療ガイドライン作成委員会. 特発性間質性肺炎診断と治療の手引き. 改訂第3版.
7) Raghu G, et al. An official ATS/ERS/JRS/ALAT statement: idiopathic pulmonary fibrosis: evidence-based guidelines for diagnosis and management. Am J Respir Crit Care Med. 2011; 183: 788-824.
8) Horton MR, et al. Thalidomide for the treatment of cough in idiopathic pulmonary fibrosis: a randomized trial. Ann Intern Med. 2012; 157: 398-406.
9) Lutherer LO, et al. Low-dose oral interferon α possibly retards the progression of idiopathic pulmonary fibrosis and alleviates associated cough in some patients. Thorax. 2011; 66: 446-7.
10) Azuma A, et al. Exploratory analysis of a phase III trial of pirfenidone identifies a subpopulation of patients with idiopathic pulmonary fibrosis as benefiting from treatment. Respir Res. 2011; 12: 143.
11) Kreuter M, et al. Antacid therapy and disease outcomes in idiopathic pulmonary fibrosis: a pooled analysis. Lancet Respir Med. 2016; 4: 381-9.
12) Raghu G, et al. Laparoscopic anti-reflux surgery for idiopathic pulmonary fibrosis at a single centre. Eur Respir J. 2016; 48: 826-32.

12. 喫煙咳嗽

　厳密には喫煙咳嗽という医学用語は存在しないのですが，これは読んで字のごとく，喫煙による咳嗽のことです．喫煙を始めて急性に起こる咳嗽といえば急性好酸球性肺炎が有名ですが，プライマリケアでは，喫煙に曝露されて慢性咳嗽を呈する例によく遭遇します．COPDに至るほどの長期曝露ではなく，せいぜい1～2カ月程度の喫煙歴でも起こります．

　常時喫煙している人は，そうでない人と比べて咳嗽の自覚症状が多いことがわかっています[1,2]．当然ながら長期に喫煙するほど気流閉塞が起こり，将来閉塞性肺疾患を発症するリスクが上昇します[3,4]．短期的にも長期的にも咳嗽をはじめとした呼吸器症状の出現閾値を低くします．

　たばこに興味のある"お年頃"の男の子が慢性咳嗽を呈している場合，喫煙によって気管支攣縮が悪化していないかどうか見極める必要があります[5]．

　喫煙は言うまでもなく周囲にも影響を与えてしまいます．受動喫煙を受けた人は，喘息[6,7]や慢性副鼻腔炎[8]の発症リスクが上昇します．ひいてはこれらの続発性呼吸器疾患も慢性咳嗽の一因になります．

　喫煙による慢性咳嗽のメカニズムとしては，腺細胞の肥大や気道上皮の透過性亢進による喀痰の増加，気道上皮線毛運動の障害による粘液輸送障害などが

考えられています．たばこの煙も異物ですから，そりゃ当然ですよね．さらに，喫煙刺激によってサブスタンスPなどの神経ペプチドが放出され，咳が誘発されます．

喫煙咳嗽の治療は，当然ながら禁煙です．禁煙によって症状が軽快します．喫煙しながらリンコデやメジコン®を内服する……なんていうとんでもないことにならないように．どうしても禁煙できない人には禁煙外来を勧めますが，残念ながらニコチン依存症ではない人に対しては，咳嗽とたばこのどちらかを選んでもらうしかないでしょうね．

ただ，多くの喫煙者は，慢性の呼吸器症状があっても病的なものと自覚していません．また，自覚していても喫煙を継続している人はゴマンといるでしょう．

扉の慢性咳嗽マップにも示しましたが，慢性咳嗽の診断を進める前に，喫煙を必ずやめてもらいましょう．そうでなければ，慢性咳嗽の診断をつけることはできません．

(参考文献)
1) Fletcher C, et al. The natural history of chronic airflow obstruction. BMJ. 1977; 1: 1645-8.
2) 峯下昌道, 他. 喫煙が呼吸器に与える影響－50歳前後の男性自衛官における検討－. 日呼吸会誌. 2005; 43: 443-8.
3) Higenbottam T, et al. Lung function and symptoms of cigarette smokers related to tar yield and number of cigarettes smoked. Lancet. 1980; 1: 409-11.
4) Dockery DW, et al. Cumulative and reversible effects of lifetime smoking on simple tests of lung function in adults. Am Rev Respir Dis. 1988; 137: 286-92.
5) Gilliland FD, et al. Regular smoking and asthma incidence in adolescents. Am J Respir Crit Care Med. 2006; 174: 1094-100.
6) Leuenberger P, et al. Passive smoking exposure in adults and chronic respiratory symptoms (SAPALDIA Study). Swiss study on air pollution and lung diseases in adults, SAPALDIA Team. Am J Respir Crit Care Med. 1994; 150: 1222-8.
7) Coogan PF, et al. Active and passive smoking and the incidence of asthma in the black women's health study. Am J Respir Crit Care Med. 2015; 191: 168-76.
8) Reh DD, et al. Secondhand tobacco smoke exposure and chronic rhinosinusitis: a population-based case-control study. Am J Rhinol Allergy. 2009; 23: 562-7.

13. 薬剤性咳嗽

① ACE阻害薬

薬剤性咳嗽として最も有名なものはACE阻害薬です．ご存知のように，ACE阻害薬は，ブラジキニンやサブスタンスPの分解を抑制するため，そのせいで咳嗽が出やすくなります（図6-53）[1]．内服した人の10～15％程度にみられますが，欧米人に比べてアジア人で頻度が多いという見解もありま

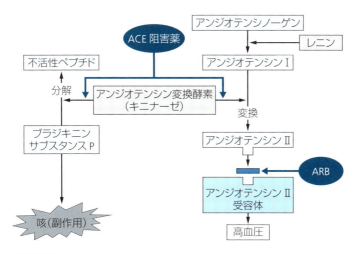

図 6-53 ACE 阻害薬と ARB

す[2,3]. ACE 遺伝子は染色体 17q23 に位置し，イントロン 16 における 287bp の欠失の有無によって欠失/挿入多型が形成されます．この多型は血清 ACE に強い影響を与えるとされており，遺伝子型 II の人では ACE 阻害薬の副作用の影響が強く出ることが知られています[4,5].

ただ，最近 ACE 阻害薬を使っている患者さんは減っており，アンジオテンシン II 受容体拮抗薬（ARB）を使うことが多くなりました．そのため，実臨床で ACE 阻害薬による慢性咳嗽に遭遇することは少ないですね．160 ページに記載したように，誤嚥性肺炎の予防に ACE 阻害薬が有効とされており，特に総合診療科ではこういう裏ワザを使っているドクターも多いかもしれません．「嚥下力は低下しているものの内服はできる高血圧の高齢者」という集団には ACE 阻害薬が有効でしょう．

ちなみに，ACE 阻害薬による咳嗽は，テオフィリンやクロモグリク酸によって軽減することが知られています[6,7]．何かの話のネタになるかもしれませんから，こうしたトリビアも知っておいて損はないでしょう．

②フェンタニル

フェンタニルは慢性咳嗽とは何ら関係のない薬剤ですが，ぜひとも知っておきたい知見です．フェンタニル誘発性咳嗽（Fentanyl-induced cough: FIC）は，麻酔導入中に，フェンタニルのボーラス投与後に観察される現象です．フェンタニルの血中濃度が急激に上昇することが咳嗽を誘発するようです．詳

しい機序はよくわかっていませんが，交感神経系の抑制による気管支攣縮が関与している説[8]，肺血管に近接するC線維がフェンタニルからの刺激を受けるという説[9,10]，μ受容体を刺激することによりヒスタミン遊離が起きて咳嗽を誘発するという説[11]，などがあります．

2014年のメタアナリシスではFICの発生率は投与患者の31％に発生すると報告されています[12]．3人に1人，かなり多いですね．フェンタニルの静注速度を緩徐にしたり，リドカインやプロポフォールを使用したりすることでFICを予防できるとされています．また，FICと術後の悪心・嘔吐は強い相関があることが知られており，FICを呈した患者さんでは術後のフェンタニルによる鎮痛を控えたほうがよいかもしれません[13]．また，ASA physical statusが低い患者でFICが多いというエキスパートオピニオンもあります．なお，短時間作用性のレミフェンタニルでも，フェンタニルと誘発性咳嗽発生率はそう変わらないとされています[14]．

③薬剤性気管支攣縮

アスピリン喘息〔aspirin-exacerbated respiratory disease（AERD）〕の患者さんに対してNSAIDsを使用することでも薬剤性咳嗽が惹起されますが，これは気管支攣縮によるものであり，前述した薬剤による慢性咳嗽とは少々意味合いが異なります．β遮断薬やオピオイドも，閉塞性肺疾患がある患者さんで気管支攣縮を起こすことがあります（個人的にはほとんど経験がありませんが）．そのため，慢性咳嗽の患者さんに対して安易にオピオイドを用いないようにしたいものです．

④薬剤性肺障害

薬剤によって間質性肺炎を起こすと，慢性咳嗽を呈することもあります．呼吸器内科でよく遭遇する薬剤性肺障害として，ゲフィチニブ（イレッサ®）などのEGFRチロシンキナーゼ阻害薬や関節リウマチに対するメトトレキサート（リウマトレックス®）によるものが挙げられます※．薬剤性肺障害の診断基準を提示します（表6-42）．

> ※ただ，メトトレキサートによる有意な薬剤性肺障害のリスク上昇はないとする報告も[15,16]．

慢性咳嗽の患者さんが受診したときは，新規薬剤が処方されていないかチェックする必要があります．成書には投与開始後2～3週間から2～3カ

表 6-42 薬剤性肺障害の診断基準（日本呼吸器学会. 薬剤性肺障害の診断・治療の手引き. 東京: メディカルレビュー社; 2013[17]）より引用）

1. 原因となる薬剤の摂取歴がある（市販薬，健康食品，非合法の麻薬・覚醒剤にも注意）
2. 薬剤に起因する臨床病型の報告がある（臨床所見，画像所見，病理パターンの報告）
3. 他の原因疾患が否定される（感染症，心原性肺水腫，原疾患増悪などの鑑別）
4. 薬剤の中止により病態が改善する（自然軽快もしくは副腎皮質ステロイドにより軽快）
5. 再投与により増悪する（一般的に誘発試験は勧められないが，その薬剤が患者にとって必要で誘発試験の安全性が確保される場合）

月で発症するなどと書かれていますが，要はいつ発症するかわからないということです．「犯人は20代から30代，もしくは40代から50代」という警察のプロファイリングとあまり変わりません．

（参考文献）
1) Dykewicz MS. Cough and angioedema from angiotensin-converting enzyme inhibitors: new insights into mechanisms and management. Curr Opin Allergy Clin Immunol. 2004; 4: 267-70.
2) Israili ZH, et al. Cough and angioneurotic edema associated with angiotensin-converting enzyme inhibitor therapy. A review of the literature and pathophysiology. Ann Intern Med. 1992; 117: 234-42.
3) Morice AH, et al. Cough. 1: Chronic cough in adults. Thorax. 2003; 58: 901-7.
4) Furuya K, et al. Angiotensin-I-converting enzyme gene polymorphism and susceptibility to cough. Lancet. 1994; 343 (8893): 354.
5) Li YF, et al. Angiotensin-converting enzyme (ACE) gene insertion/deletion polymorphism and ACE inhibitor-related cough: a meta-analysis. PLoS One. 2012; 7: e37396.
6) Cazzola M, et al. Theophylline in the inhibition of angiotensin-converting enzyme inhibitor-induced cough. Respiration. 1993; 60: 212-5.
7) Hargreaves MR, et al. Inhaled sodium cromoglycate in angiotensin-converting enzyme inhibitor cough. Lancet. 1995; 345: 13-6.
8) Reitan JA, et al. Central vagal control of fentanyl-induced bradycardia during halothane anesthesia. Anesth Analg. 1978; 57: 31-6.
9) Yasuda I, et al. Tracheal constriction by morphine and by fentanyl in man. Anesthesiology. 1978; 49: 117-9.
10) Paintal AS. Mechanism of stimulation of type J pulmonary receptors. J Physiol. 1969; 203: 511-32.
11) Lou YP. Regulation of neuropeptide release from pulmonary capsaicin-sensitive afferents in relation to bronchoconstriction. Acta Physiol Scand Suppl. 1993; 612: 1-88.
12) Kim JE, et al. Pharmacological and nonpharmacological prevention of fentanyl-induced cough: a meta-analysis. J Anesth. 2014; 28: 257-66.
13) Li CC, et al. Fentanyl-induced cough is a risk factor for postoperative nausea and vomiting. Br J Anaesth. 2015; 115: 444-8.
14) Bang SR, et al. Comparison of the effectiveness of lidocaine and salbutamol on coughing provoked by intravenous remifentanil during anesthesia induction. Korean J Anesthesiol. 2010; 59: 319-22.
15) Salliot C, et al. Long-term safety of methotrexate monotherapy in patients with rheumatoid arthritis: a systematic literature research. Ann Rheum Dis. 2009; 68: 1100-4.
16) Conway R, et al. Methotrexate use and risk of lung disease in psoriasis, psoriatic arthritis, and inflammatory bowel disease: systematic literature review and meta-analysis of randomised controlled trials. BMJ. 2015; 350: h1269.
17) 日本呼吸器学会. 薬剤性肺障害の診断・治療の手引き作成委員会, 編. 薬剤性肺障害の診断・治療の手引き. 東京: メディカルレビュー社; 2013.

14. somatic cough syndrome（SCS），心因性咳嗽 >>>>>>>

概論と症状

以前は心因性咳嗽と呼ばれていたものですが，現在は一部の例を除いて somatic cough syndrome（SCS）と呼ぶことが推奨されています[1]．心因性と書くと，どうしても「気のせいだ」，「演技だ」などと誤解を生むことがあります．とはいえ，日本語訳も定まっていない現状では SCS の名称は現場にはまったく定着していません※．そのため，プライマリケアにおいてはいまだ心因性咳嗽と呼ばれています．この本では，SCS という名称で話をすすめていきます．

> ※ SCS の咳嗽は身体化（somatization）とされています．身体化とは，人が心の不安や心理社会的ストレスを身体症状のかたちで訴えることです．こういった障害をもつ人を，DSM-V では「身体症状および関連障害（somatic symptom and related disorders）」と呼びます．以前の「身体表現性障害」と呼ばれていたカテゴリーです．SCS のことをあえて訳すのであれば，個人的には身体化咳嗽症候群あるいは身体的咳嗽症候群と呼ぶべきだと思います．

これまで心因性咳嗽として私たちがイメージしてきた疾患は，本項で述べる SCS と習慣性咳嗽に分けられると思います．習慣性咳嗽は，小児のチックによる咳嗽をイメージしてもらえればよいです．そのため，成人の場合，心因性咳嗽のほとんどが SCS になります（図 6-54）．ただ，わずかながらトゥレット症候群の成人持ち越し例も存在します．

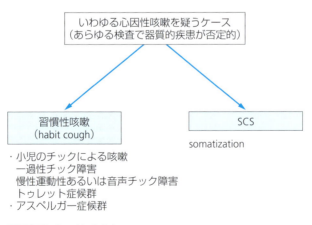

図 6-54 心因性咳嗽と SCS

14. somatic cough syndrome（SCS），心因性咳嗽

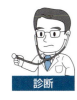
診断

　SCSの診断には定まったコンセンサスはありませんが，国内のガイドラインでは「心理生理的メカニズムにより発作的または持続的に起こる乾性咳嗽，あるいは長期間続く乾性咳嗽で器質的所見が認められず，心理社会的条件によって症状に消長がみられるもの」と定義されています[2]．日本咳嗽研究会による診断基準は表6-43の通りです．

　診断基準をみるとわかりますが，SCSの診断のためには器質的疾患による慢性咳嗽を否定しなければなりません．しかし，ただでさえ困難をきわめる慢性咳嗽診療で器質的疾患を除外するのは神業に近いことです．さらに，原因となるような明らかな心理社会的ストレスの存在が必要です．個人的には「副次的な利益が患者にもたらされる」というのは最近のアメリカ精神医学会の風潮にそぐわないので，この文面は必須ではないと考えます．咳嗽は随意的に生み出すことができますが，この障害を有する患者さんの場合，わざとらしく演技的に見えたとしても決して仮病ではないことに注意してください．

　なお，VertiganらのSCSのCHESTガイドラインでは，うつや不安症状の存在を診断根拠として用いるべきではないと明記されています[1]．これは，治療困難な慢性咳嗽の場合，心理症状を合併するのは当然のことだからです．誰だって咳が長引けば憂うつになるものです．

表6-43 日本咳嗽研究会による心因性咳嗽の診断基準
（URL：http://www.kubix.co.jp/cough/c_doctor.html#No8 より）

- 1～4のすべてを満たす
1. 犬が吠えるような（barking），きんきんした（brassy）あるいは霧笛（foghorn）のような，にたとえられるような大きな音のする咳嗽が反復性発作性に生じる．
2. 身体所見，画像所見，検査所見に明らかな異常を認めず，H_1拮抗薬，$β_2$刺激薬，（マクロライド系）抗菌薬，ステロイド薬，プロトンポンプ阻害薬など，しばしば咳嗽を呈する基礎疾患や病態に対して有効な薬剤がいずれも無効である．
3. 以下の3つの所見のうち，1つ以上を認める．
   - (1) 咳嗽により日常生活や社会生活が障害される一方で，副次的な利益が患者にもたらされる．
   - (2) 咳嗽の音が大きい割に重症感が乏しい．
   - (3) 咳嗽は睡眠中には消失する．
4. 治療では，マイナートランキライザーの投与，勇気づけ（reassurance），行動変容示唆療法[#1]（behavior modification suggestion therapy），relaxation techniques[#2]，精神療法[#3]（psychotherapy），言語療法（speech therapy），身体的療法（physical therapy）および催眠療法（hypnosis）などが有効．

[#1]: 気管支鏡，呼吸訓練（breathing exercise：口呼吸の予防，口呼吸の指導），bedsheet technique，不愉快な刺激（前腕への電気刺激など）など．

[#2]: biofeedback-assisted relaxation training など．

[#3]: カウンセリング（counseling），自己催眠（self-hypnosis），行動のペーシング（activity pacing），ストレス管理の訓練（stress management exercise）など．

呼吸器内科医やプライマリケア医が安易にSCSと診断するのは勧められませんので，これについては心療内科などの専門家の診察を受けるよう勧めるべきと思います．

どれだけSCSが疑わしくても，「何か咳嗽をきたす器質的疾患があるのでは……？」と最大限検索すべきだと思います[3]．それが内科医としての務めでしょう．

SCSの治療としては以下のものが挙げられます（表6-44）．個人的にはデパス®やパキシル®をほいほい処方するのはあまり好きではありません．プラセボでも治療効果があるとされており，慢性咳嗽に対する治療を導入して改善した患者さんのなかにはSCS例が含まれているかもしれません．

表6-44 SCSの治療

1. 環境調整
   - 明らかなSCSを疑う事例では、本人または周囲にそれについて気付いてもらうよう働きかけを行う
   - 家庭内，職場内，その他ストレスの回避を指導
   - 主治医1人でどうにかしようと思わず，複数のメディカルスタッフで情報を共有すること
2. 心理療法
   - 臨床心理士の介入
   - 心療内科への紹介（カウンセリングや行動療法など）
3. 薬物療法
   - 抗不安薬：ベンゾジアゼピン系
   - 抗うつ薬：選択的セロトニン再取り込み阻害薬（SSRI），セロトニン・ノルアドレナリン再取り込み阻害薬（SNRI）
   - 漢方薬：柴朴湯など

（参考文献）
1) Vertigan AE, et al. Somatic cough syndrome (previously referred to as psychogenic cough) and tic cough (previously referred to as habit cough) in adults and children: CHEST guideline and expert panel report. Chest. 2015; 148: 24-31.
2) 日本呼吸器学会. 咳嗽に関するガイドライン第2版作成委員会, 編. 咳嗽に関するガイドライン. 第2版. 大阪: メディカルレビュー社; 2012.
3) 灰田美知子, 他. 心因性咳嗽を疑われた慢性咳嗽の代表的症例から得られた教訓. 第17回日本咳嗽研究会一般演題.

15. cough hypersensitivity syndrome (CHS), laryngeal hypersensitivity (LH) >>>>>>>>>>>>>>>>>>>>>>>>

概論と症状

　何だか英語だらけになってきました，慢性咳嗽疾患の各論．しかし，この各論もとうとう最後です．この本で，ぜひともCHSだけは覚えてもらいたい，近年の咳嗽診療の超超超トピックです[1,2]．日本語に直すと，咳嗽過敏性症候群とでも言いましょうか[※1]．何とも難解な疾患概念が出てきたものです．ヨーロッパ呼吸器学会（ERS）のタスクフォースによる定義[※2]では，CHSは「低レベルの温度性，機械性，化学性曝露によってしばしば咳嗽が誘発される臨床的症候群」と定義されています[2]．何をどうやっても慢性咳嗽の原因がみつからない「unexplained chronic cough（説明できない慢性咳嗽：UCC）[※3]」と呼ばれる一群のなかに，どれくらいCHSが存在するのか色々なグループが現在研究しています．

> ※1　咳受容体感受性亢進状態と訳すべきという意見もあります．
> ※2　厳密にはオピニオンリーダー44人に対するアンケート調査で，43人に概ね賛同が得られた定義です[2]．残念ながらここに日本の医師は含まれていません．
> ※3　UCC以外にも，chronic refractory cough，chronic idiopathic coughなど色々な呼び方があります．これらがすべてCHSが関連するというコンセンサスはありませんが，しばしばUCCとCHSは同義語として扱われます．

　CHSを簡単に表現すると，「咳嗽が出やすい体質」のことです．例えば大量の唐辛子を中華鍋で煮込んだ密室に入ったとしましょう．うわっ，想像しただけで咳が出そうです．唐辛子耐性のない人は，十中八九咳嗽が出るはずです．しかし，なかにはそんなチョロイ刺激では咳嗽なんて出ないぜ！　という猛者もいるかもしれません．この差こそがcough sensitivityなのです．つまり，CHSの人は，軽いかぜ症候群にかかっただけで咳嗽が出ますし，たばこの煙が顔にかかっただけで咳嗽が出ます．とにかく，咳嗽が出やすいポテンシャルがある．しかし，CHSでない人は，咳嗽が出るまでの刺激閾値が高く，ちょっとしたことでは咳嗽が出ません．実は，世の中にある慢性咳嗽疾患の中にはこのCHSがコッソリ隠れているのではないかと考えられています[3]．咳喘息コンポーネントをもっている人でも，慢性咳嗽に悩むところまで行き着かない人もいれば，咳喘息コンポーネントとCHSを有しているために慢性咳嗽に悩まされる人もいます．従来慢性咳嗽の原因とされていたものは，あくまでtriggerであって，CHSが患者さんの根本に存在するという考え方です（図6-55）．しかし，CHSが全慢性咳嗽患者さんのどのくらいの割合を占めるのか

は未知です．そのため，特発性肺線維症やCOPDの患者さんのなかにも咳嗽で苦しんでいるCHSの人もいるでしょうし，これまでSCS（心因性咳嗽）と診断されていた患者さんのなかには実はCHSだったという人もいるかもしれません．ただ，CHSの概念については色々な意見があり，まだ国際的なコンセンサスは得られていません[4]．現時点でのMoriceらのCHSの疾患概念では，図6-55に示すようにGERDとの関連性が大きいと指摘されています[1]．

カプサイシン受容体はtransient receptor potential（TRP）イオンチャネルタンパクで構成されており，このTRPファミリーがCHS形成に大きく関与しているとされています（10ページ）[5]．

CHSの概念は解剖学的な観点とは関連のないものですが，類似の概念にlaryngeal hypersensitivity（LH）があります[6]．少し解剖学的な切り口でみたCHSのようなもので，両者は当然ながらオーバーラップする概念です[7]．LHはアトピー咳嗽と同様に，中枢気道に咳感受性，つまりイガイガ/ヒリヒリが存在するというものです（厳密には異常感覚が存在するという定義ですが）．

CHS/LHの素因があってもトリガーがGERDだったり咳喘息だったり……，というそもそも2段階のロジックになっているので，アトピー咳嗽などの概念とは異なります．LHの理解は，神経障害性疼痛の理解と似ています（表6-45）．神経障害性疼痛は，重度であるほど簡単に疼痛が誘発されてしまいます．この根本にはparesthesiaという異常感覚の存在が考えられています．咳嗽も同じように，LHがあることでアロタッシアのように容易に咳嗽が引き起こされる状態になりうるということです．

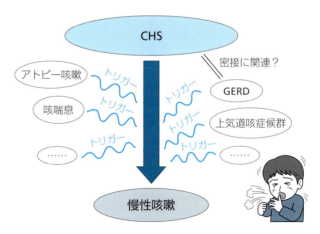

図6-55 CHSの概念

15. cough hypersensitivity syndrome（CHS），laryngeal hypersensitivity（LH）

表 6-45 LH の理解のための神経障害性疼痛との比較（Gibson PG, et al. BMJ. 2015; 351: h5590[7] より引用）

神経障害性疼痛		神経障害性咳嗽	
paresthesia	異常感覚	LH	異常感覚
hyperalgesia	痛覚過敏：通常では痛みを感じない程度の刺激に対する痛み	hypertussia	咳嗽過敏：通常では咳嗽を感じない程度の刺激に対する咳嗽
allodynia	アロディニア：通常では痛みを起こさない刺激によって引き起こされる痛み	allotussia	アロタッシア：通常では咳嗽を起こさない刺激によって引き起こされる咳嗽

　アレルギーの成書では喉頭アレルギー（112ページ）の分野でLHという用語が出てくることがあります．この対比では，アレルギー素因があるものを喉頭アレルギー，アレルギー素因がなくて経過が喉頭アレルギーと同じものをLHと呼びます．これが，国際的に議論されているLHと同じ概念として考えてよいのかはまだわかりません．

　CHSと同じく，LHについてもエキスパートオピニオンレベルのトピックであるため，こうした理解が本当に正しいかどうかまだコンセンサスはありません※．

> ※海外の学会では概ね受け入れられている概念のようなので，日本でもCHS/LHの話題はこれから増えてくると思われます．

　先ほどの図とは少々異なりますが，Gibsonらによって慢性咳嗽の原因疾患の一部にCHS/LHの素因がある人が含まれるという図が示されています[7]．個人的にはこういう理解でもよいなと思っています．この図 6-56 では，ACE阻害薬だけ何となく浮いている気がしますが……（最近はあまり使われないため）．

　なお，CHS/LHは女性に多いとされており，これはプライマリケアにおける慢性咳嗽で女性が多いという点と一致します[8]．

　ところで，遷延性慢性咳嗽症例においてLHと**奇異性声帯運動（paradoxical vocal cord movement: PVCM）**に大きな関連があるとする報告があります[9, 10]．PVCMというのは吸気時に声帯が内転する声帯運動異常で，喉頭で吸気性喘鳴をきたすことがあります．そのため，**声帯機能不全（vocal cord dysfunction: VCD）**と呼ばれることもあります．いずれも，うつ病，不安神経症，心的外傷後ストレス障害（post traumatic stress disorder: PTSD）などに伴った心因反応として発生するとされています．GERDがきっかけで

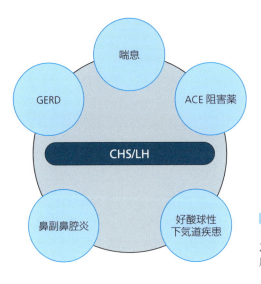

図 6-56 CHS/LH の概念
(Gibson PG, et al. BMJ. 2015; 351: h5590[7]) より引用)

LH-PVCM による咳嗽が顕在化するケースもありますし，喘息と診断されている例のなかには PVCM 例が多数存在することも示唆されています[11]．

個人的には，慢性咳嗽＋強い嗄声を呈している例では，LH-PVCM の存在を考えるべきと思います．こういった患者さんの中には，声帯機能の賦活のために言語療法を実践すると慢性咳嗽が軽減するケースがあります[12]．ただ，その多くに精神科・心療内科の助けが必要な疾患が隠れているかどうかは不明です．

診断

CHS/LH は疾患名というよりも概念の話ですから，実臨床で確定診断をつける・つけないといった議論はないように思います．カプサイシンによる刺激でそれらしいかどうかの検討はできますが，日本のプライマリケアでは難しいでしょう．

重要なのはどうしても診断がつかない UCC 例で，PVCM を喘息と誤診されているケースがないかどうか見極めることです．実臨床ではこうした誤診例が多いと警鐘を鳴らすドクターもいます[13]．

LH-PVCM を疑うケースでは，声帯の動きをファイバーで観察してもよいかもしれません．有症状時に観察することで，吸気時に声帯が内転する奇異性運動が観察されます．直接観察が難しい場合は，頸部に聴診器をあてて低い喘鳴（stridor に近い）がないかチェックしてみましょう[14]．

15. cough hypersensitivity syndrome（CHS），laryngeal hypersensitivity（LH）

治療

　CHS/LH に対しては，神経因性疼痛に有効とされてきたガバペンチン（ガバペン®）やプレガバリン（リリカ®）が有効とされています．ただ，以下に紹介する文献は CHS/LH という確定診断を下した例ではなく，あくまで難治性慢性咳嗽を対象にしたものであることに留意してください．

　例えば難治性慢性咳嗽の患者さん 62 人に対して，ガバペンチン（最大用量 1,800 mg/日）の効果をランダム化比較試験で検討したものがあります[15]．この研究では，プラセボ群に比べガバペンチン群で，平均 LCQ スコアが有意に改善しました（差 1.80 点，95％信頼区間 0.56-3.04，p＝0.004）（図 6-57）．NNT（number needed to treat）は 3.58 と神経障害性疼痛に匹敵するほどの結果です．

　また，1 日 300 mg*のリリカ®に言語療法（speech pathology treatment）を併用することで，平均 LCQ（Leicester Cough Questionnaire）スコアに 3.5 点（95％信頼区間 1.1-5.8）の上乗せ効果がみられ，咳嗽 VAS も 25.1 mm（95％信頼区間 10.6-39.6 mm）改善したという報告があります（図 6-58）[16]．VAS の MID の咳嗽診療では 17 mm 程度とされていますので（38 ページ），まあまあ有意な改善と言えるでしょうか．

> ※臨床研究でも実臨床でも，リリカ®は 75mg/日あたりから漸増していく処方が一般的です．

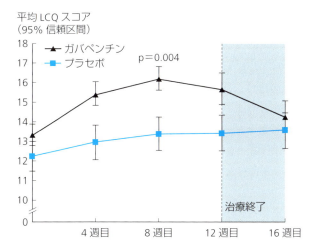

図 6-57　難治性慢性咳嗽に対するガバペンチンの効果
（Ryan NM, et al. Lancet. 2012; 380: 1583-9[15] より引用）

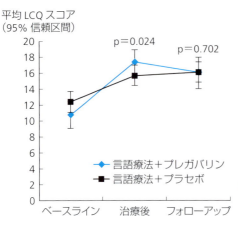

図 6-58 難治性慢性咳嗽に対するプレガバリンの効果（Vertigan AE, et al. Chest. 2016; 149: 639-48[16]）より引用）

ただ，この研究では咳嗽の頻度そのものは減少していません．この結果からも，この病態が求心性の咳感受性亢進を示唆するものであることがわかります[17]）．

神経障害性疼痛に使われている他の薬剤として，アミトリプチリン（トリプタノール®）も CHS/LH のような病態に有効だと考えられています．コデインでは満足な効果はなかったものの，アミトリプチリン 10mg でほとんど咳嗽がおさまったとする報告もあり[18]），少なくとも難治性咳嗽としてだらだらコデインを続けているよりは神経障害性疼痛に有効な薬剤を使用したほうがマシだということを意味しています．

UCC に対する neuromodulator のシステマティックレビューおよびメタアナリシスにおいても，一定の効果を認めています[19]）．

また，塩酸モルヒネを少量用いる方法も有効とされています[20]）．

臨床試験的にはこれらの治療薬は 4 〜 8 週間程度続けられますが，実臨床にもし適用する場合，CHS に対してどのくらいの期間内服を続ければよいのか答えはありません．咳嗽がおさまったらやめてよいのか，あるいは何カ月も，何年も続けるべきなのか……．ただ，薬剤をやめるという選択肢はどこかで一度はトライすべきでしょう．

> **処方例**
>
> ・ガバペン®(200 mg) 1錠分1眠前 → 眠気やふらつきないこと確認して，1～3日ごとに200～400 mgずつ増量，1,200～1,800 mg分3～4まで漸増
>
> 　あるいは　リリカ(75 mg)　2カプセル分2 → 眠気やふらつきがないことを確認して，1～2日ごとに50～150 mgずつ増量，150～300 mg分2まで漸増
>
> ※ただし，これらは慢性咳嗽に対する保険適用はない
>
> ・塩酸モルヒネ5 mg　1日2回
> ※ Morice らのレジメン[20] では10 mg 1日2回まで増量可としている

喉頭アレルギーに類似したLHに対してはアトピー咳嗽と同じようにヒスタミンH₁受容体拮抗薬が有効とされています．ただ，喉頭アレルギーに類似したLHが，神経障害性のプロセスによるLHと同一の概念でよいのかは不明です．

> **処方例**
>
> ・アゼプチン®(1 mg) 4錠分2
> あるいは　アレグラ®(60 mg) 2錠分2
> あるいは　クラリチン®(10 mg) 1錠眠前
> あるいは　ザイザル®(5 mg) 1錠眠前　など

ただ，こうした治療を用いても効果が乏しいという現場の意見も多く，オピニオンリーダーの多くもこれぞという有効な治療法がないと感じています[2]．

（参考文献）
1) Morice AH, et al. Cough hypersensitivity syndrome: a distinct clinical entity. Lung. 2011; 189: 73-9.
2) Morice AH, et al. Expert opinion on the cough hypersensitivity syndrome in respiratory medicine. Eur Respir J. 2014; 44: 1132-48.
3) Pavord ID, et al. Management of chronic cough. Lancet. 2008; 371: 1375-84.
4) Morice AH, et al. Cough hypersensitivity syndrome is an important clinical concept: a pro/con debate. Lung. 2012; 190: 3-9.
5) Groneberg DA, et al. Increased expression of transient receptor potential vanilloid-1 in airway nerves of chronic cough. Am J Respir Crit Care Med. 2004; 170: 1276-80.
6) Bucca CB, et al. Chronic cough and irritable larynx. J Allergy Clin Immunol. 2011; 127: 412-9.
7) Gibson PG, et al. Management of chronic refractory cough. BMJ. 2015; 351: h5590.
8) Morice AH, et al. A worldwide survey of chronic cough: a manifestation of

enhanced somatosensory response. Eur Respir J. 2014; 44: 1149-55.
9) Vertigan AE, et al. A review of voice and upper airway function in chronic cough and paradoxical vocal cord movement. Curr Opin Allergy Clin Immunol. 2007; 7: 37-42.
10) Ryan NM, et al. Characterization of laryngeal dysfunction in chronic persistent cough. Laryngoscope. 2009; 119: 640-5.
11) Low K, et al. Abnormal vocal cord function in difficult-to-treat asthma. Am J Respir Crit Care Med. 2011; 184: 50-6.
12) Gibson PG, et al. Speech pathology for chronic cough: a new approach. Pulm Pharmacol Ther. 2009; 22: 159-62.
13) Idrees M, et al. Vocal cord dysfunction in bronchial asthma. A review article. J Asthma. 2015; 52: 327-35.
14) Pinto LH, et al. Vocal cord dysfunction diagnosis may be improved by a screening check list. Allergol Int. 2016; 65: 180-5.
15) Ryan NM, et al. Gabapentin for refractory chronic cough: a randomised, double-blind, placebo-controlled trial. Lancet. 2012; 380: 1583-9.
16) Vertigan AE, et al. Pregabalin and speech pathology combination therapy for refractory chronic cough: A randomized controlled trial. Chest. 2016; 149: 639-48.
17) Chung KF, et al. Chronic cough as a neuropathic disorder. Lancet Respir Med. 2013; 1: 414-22.
18) Jeyakumar A, et al. Effectiveness of amitriptyline versus cough suppressants in the treatment of chronic cough resulting from postviral vagal neuropathy. Laryngoscope. 2006; 116: 2108-12.
19) Wei W, et al. The efficacy of specific neuromodulators on human refractory chronic cough: a systematic review and meta-analysis. J thorac Dis. 2016; 8: 2942-2951.
20) Morice AH, et al. Opiate therapy in chronic cough. Am J Respir Crit Care Med. 2007; 175: 312-5.

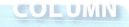

有望な鎮咳薬　P2X$_3$受容体拮抗薬

　ATP受容体は，イオンチャネル内蔵型受容体（P2X）とGタンパク質共役型受容体（P2Y）に大別されます．そのうち，P2Xには7種類（P2X$_1$〜P2X$_7$）のサブタイプが報告されています．P2X$_3$受容体は，神経障害性疼痛や咳嗽にも重要とされているC線維に高度に発現しています．そのため，この受容体をブロックすることで鎮咳作用をもたらすことができるのではないかと考えられました．

　難治性慢性咳嗽の患者さんを対象に実施されたランダム化比較試験では，P2X$_3$受容体拮抗薬（AF-219）はプラセボよりも咳嗽の頻度が75％減少しました（p=0.0003）．日中の咳嗽頻度も1時間当たり37±32回から11±8回へかなり減少しています（図6-59）．

　AF-219の有害事象として，味覚障害がみられたそうです．この登録患者さんの咳嗽平均期間は11年（3〜25年）とされており，超難治性と言っても過言ではないほどのしつこい慢性咳嗽を対象にしていることがわかります．少しでも有効な鎮咳薬が実用化されればよいなと思います．

（参考文献）
a) Abdulqawi R, et al. P2X3 receptor antagonist (AF-219) in refractory chronic cough: a randomised, double-blind, placebo-controlled phase 2 study. Lancet. 2015; 385: 1198-205.

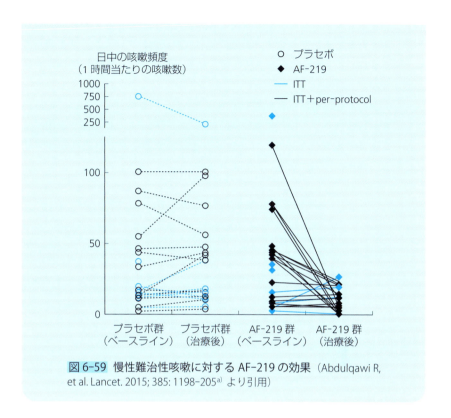

図 6-59 慢性難治性咳嗽に対する AF-219 の効果（Abdulqawi R, et al. Lancet. 2015; 385: 1198-205[a]）より引用）

16. 気道異物 >>

　よくならない慢性咳嗽をみたとき，気道異物の存在を疑う必要があります．ただ，胸部 CT 検査で気道内に容易に異物を同定できることが多いため，診断に難渋することはありません．気道異物の 60 〜 80％が乳幼児ですが，残りの多くは高齢者です．乳幼児ではピーナッツやボタンなど口に入れられるものすべてが異物のリスクになりますが，高齢者では歯牙，餅などが多いとされています[1]．小児とは異なり，成人の気道異物は診断が遅れることが知られており[2]，認知症を有する患者さんの慢性咳嗽をみたとき，誤嚥だけでなく"まさかの"気道異物を疑う必要があります．

　気道異物の咳嗽は，急性期にかなり強い咳嗽がみられますが，次第に肉芽を形成して咳嗽が軽度になります．そのため寝たきりの高齢者では，家族に「かぜだろう」と判断され受診が遅れるケースも少なくありません．慢性咳嗽や発

熱を呈して後日診断されればよいですが，症状が軽微だと長期間気道異物は放置されたままになります．長期間喘息と誤診されていたケースも報告されていますので[3]，慢性咳嗽の診断に行き詰まったら，どこかで胸部画像を撮るべきです．

気道異物は通常気管支鏡で摘出しますが，一番難渋するのはこの摘出作業です．特にツルツル滑りやすい歯牙や球体の異物はあらゆる鉗子を用いても掴むことすら至難の業です．ステロイドを使用することで気道粘膜の浮腫を軽減し，摘出が容易になることもあります[4,5]．

〈参考文献〉
1) 金子公一, 他. 気管支異物: 最近の症例から. 日本気管支研究会雑誌. 2006; 27: 518-23.
2) Baharloo F, et al. Tracheobronchial foreign bodies: presentation and management in children and adults. Chest. 1999; 115: 1357-62.
3) Metin B, et al. Adult foreign body aspirations treated for many years with the diagnosis of asthma: report of two cases. Acta Clin Belg. 2016; 71: 178-81.
4) Moisan TC. Retained endobronchial foreign body removal facilitated by steroid therapy of an obstructing, inflammatory polyp. Chest. 1991; 100: 270.
5) 辻　泰佑, 他. ステロイドの先行投与とバルーンカテーテル併用により容易に除去が可能となった気管支異物の 1 例. 気管支学. 2014; 36: 487-91.

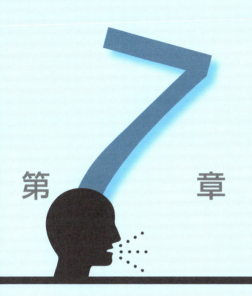

第7章

非特異的鎮咳薬

1. 中枢性麻薬性鎮咳薬：コデインリン酸水和物（リンコデ），ジヒドロコデインリン酸，オキシメテバノール（メテバニール®） ……… 190
2. 中枢性麻薬性鎮咳薬：塩酸モルヒネ ……………………………… 192
3. 中枢性非麻薬性鎮咳薬：デキストロメトルファン（メジコン®，アストマリ®，シーサール®） ……………………………………… 193
4. 中枢性非麻薬性鎮咳薬：ジメモルファン（アストミン®，ジメモルミンDS®），チペピジン（アスベリン®），エプラジノン（レスプレン®），ペントキシベリン（トクレス®，ガイレス®），クロペラスチン（フスタゾール®），ベンプロペリン（フラベリック®），クロフェダノール（コルドリン®），ノスカピン（ノスカピン®） ……………………………… 196
5. ハチミツ，ハチミツコーヒー ……………………………………… 198
6. マクロライド系抗菌薬長期療法 …………………………………… 201
7. 対症療法としての吸入薬 …………………………………………… 205
8. 漢方薬（麦門冬湯，小青竜湯，清肺湯，柴朴湯） ……………… 207
9. その他 ………………………………………………………………… 210

ここでは，広く用いられている慢性咳嗽に対する非特異的鎮咳薬を紹介します．

咳中枢は延髄孤束核にありますが，ここに作用するのが中枢性鎮咳薬です．中枢性鎮咳薬には麻薬性（コデインリン酸，塩酸モルヒネなど）と非麻薬性（メジコン®など）があります．最もよく知られた麻薬性鎮咳薬は，ご存知の通りオピオイド受容体に作用します．オピオイド受容体の中でもμ受容体（主にμ_2受容体）とκ受容体を刺激することで鎮咳効果が発揮されます※．非麻薬性の代表格であるデキストロメトルファン（メジコン®）はオピオイド受容体ではなく，NMDA受容体など複数の受容体に作用することで鎮咳効果が得られるとされています（193ページ）．

※オピオイドδ受容体と咳嗽の関わりについてはまだ議論の余地があるようです．

1. 中枢性麻薬性鎮咳薬：コデインリン酸水和物（リンコデ），ジヒドロコデインリン酸，オキシメテバノール（メテバニール®）>>>

コデインリン酸（通称「リンコデ」），ジヒドロコデイン，オキシメテバノールは中枢性麻薬性鎮咳薬です．オピオイド受容体に作用して，延髄弧束核にある咳中枢に作用して咳を抑制すると考えられています．鎮咳作用は鎮痛作用が出る量よりも少量で出現し，鎮静作用も加味されることで効果を発揮します．

これらの鎮咳薬はオピオイド受容体が絡むため，気管支収縮を起こしやすいことから喘息や咳喘息に積極的に使用することは勧められません．気管支腺分泌を抑制するため，喘息だけでなくCOPDにも用いるべきではないという意見もあります．また，モルヒネと類似した化学構造と薬理作用をもちますが，モルヒネに比べて鎮痛・鎮静作用は弱く，また鎮咳作用量でモルヒネに比べ便秘，悪心・嘔吐などの副作用が少なく依存の形成が弱いという特徴があります．

上述した3剤には鎮咳効果に差があるとされていますが※，実臨床ではそこまで差を感じるほどではなく，ジヒドロコデインやオキシメテバノールはプライマリケアではさほど使用されていないことから，結局のところリンコデがよく使用されているように思います．

1. 中枢性麻薬性鎮咳薬：コデインリン酸水和物，ジヒドロコデインリン酸，オキシメテバノール

> ※ジヒドロコデインはコデインの約2倍の鎮咳鎮痛作用をもち，オキシメテバノールはコデインの約10倍の鎮咳作用と2倍以上の鎮痛作用をもつとされていますが，本当に明らかな差があるのならば実臨床でもっとリンコデ以外を使っている医師が多いと思います……．ボソッ．

　COPDや上気道感染の患者さんの咳嗽に対するコデインの効果を検証したプラセボ対照比較試験では，ベースライン時に比べてコデイン投与後の咳嗽は減りましたが（p=0.02），残念ながらプラセボとの比較では有意差がないという結果でした[1]．その他，急性上気道感染症の若年男女（平均年齢23.5歳）を集めた研究でも，プラセボとの比較で主観的・客観的咳嗽評価は変わらないという結果でした[2]．コデインとて上気道炎にはあまりエビデンスがないというのが現状のようです．

　コデインリン酸1％（100倍散）は麻薬施用者免許がなくても処方できますが，10％（10倍散）の散剤は麻薬扱いになるので注意してください．

処方例
リン酸コデイン1％　6 g 分3（成分量として60 mg 分3）

　小児に対する中枢性麻薬性鎮咳薬の使用は安全性が保証されていませんので，基本的に成人に対してのみ用いるものと考えてください[3,4]．

　CYP2D6の代謝で，特定の遺伝子型を有する人ではコデインが迅速に代謝されてしまうため，血中濃度が健常者の20～80倍に達する可能性があります．人種差はあれど，日本人でも1％ほどがこういった反応を起こすことがあるため，副作用の発現には注意してください[5]．

（参考文献）
1) Smith J, et al. Effect of codeine on objective measurement of cough in chronic obstructive pulmonary disease. J Allergy Clin Immunol. 2006; 117: 831-5.
2) Freestone C, et al. Assessment of the antitussive efficacy of codeine in cough associated with common cold. J Pharm Pharmacol. 1997; 49: 1045-9.
3) Chang CC, et al. Over-the-counter (OTC) medications to reduce cough as an adjunct to antibiotics for acute pneumonia in children and adults. Cochrane Database Syst Rev. 2014; 3: CD006088.
4) O Reilly D, et al. Cough, codeine and confusion. BMJ Case Rep. 2015; 2015.
5) Ciszkowski C, et al. Codeine, ultrarapid-metabolism genotype, and postoperative death. N Engl J Med. 2009; 361: 827-8.

2. 中枢性麻薬性鎮咳薬：塩酸モルヒネ

　モルヒネは，延髄の咳中枢を抑制することで鎮咳作用がもたらされます．コデインと同じ作用部位です．さらに，オピオイドμおよびδ受容体を活性化し，興奮性グルタミン酸系を抑制します．1回換気量と呼吸数を減少させることで，努力性呼吸や呼吸困難感の緩和効果があります．

　慢性咳嗽の権威であるMoriceらによれば，通常の咳嗽治療に反応しない難治性咳嗽患者さんに対してモルヒネ徐放製剤5 mg 1日2回（10 mg 1日2回まで増量可とした）あるいはプラセボを投与したランダム化比較試験において，モルヒネが有意に咳嗽スコアを減少させたそうです（図7-1）（$p<0.01$）[1]．

　癌患者さんでは少量のモルヒネ投与によって呼吸困難感の緩和が見込めるため，終末期癌に伴う咳嗽に対してはモルヒネがより良い選択肢になるかもしれません[2]．睡眠の質も改善させることがわかっており，咳嗽によってQOLが落ちている患者さんにはもってこいの鎮咳薬かもしれません[3]．

> **処方例**
> 塩酸モルヒネ散　10～20 mg 分2
> あるいは頓服として1包5 mgを処方

　ちなみに高齢COPD患者さんに対するオピオイドは咳嗽を減らす可能性はあるのですが，救急を受診するリスクが高くなり，ひいては死亡リスクも上昇させるという報告があります[4]．そのため，基礎疾患で衰弱しているパフォーマンスステータスの悪い高齢の難治性咳嗽患者さんに，私はあまり塩酸モルヒネを処方しません．

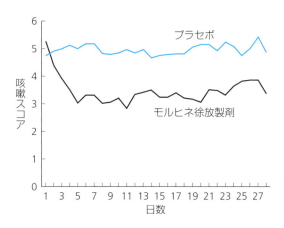

図7-1 モルヒネ徐放製剤の鎮咳効果（Morice AH, et al. Am J Respir Crit Care Med. 2007; 175: 312-5[1]）

(参考文献)
1) Morice AH, et al. Opiate therapy in chronic cough. Am J Respir Crit Care Med. 2007; 175: 312-5.
2) Bausewein C, et al. Shortness of breath and cough in patients in palliative care. Dtsch Arztebl Int. 2013; 110: 563-71; quiz 572.
3) Martins RT, et al. Effects of low-dose morphine on perceived sleep quality in patients with refractory breathlessness: A hypothesis generating study. Respirology. 2016; 21: 386-91.
4) Vozoris NT, et al. Incident opioid drug use and adverse respiratory outcomes among older adults with COPD. Eur Respir J. 2016; 48: 683-93.

3. 中枢性非麻薬性鎮咳薬：デキストロメトルファン（メジコン®，アストマリ®，シーサール®）>>>>>>>>>>>>

　デキストロメトルファン（メジコン®）は呼吸器内科だけでなく日本の咳嗽診療で処方されることが多い，鎮咳薬の王様のような存在です．ただ，「バシッと効いてくれたな！」という実感をもっている人は多くないかもしれません．

　デキストロメトルファンは中枢性非麻薬性鎮咳薬に分類されます．薬効が異なる立体異性体があり，左旋性のレボメトルファンが麻薬性であるのに対して，デキストロメトルファンは鎮咳作用のみが強く発現することが知られています．非麻薬性のため耐性や依存性がないので，安心して使えます．リンコデよりもメジコン®を好む医師が多いのもこうした理由があるからでしょう．

　デキストロメトルファンは延髄にある咳中枢に直接作用し，咳反射を抑制します．関連する受容体は多く，σ-1 受容体のほか，ノルアドレナリン，セロトニン，NMDA といった受容体にも関与し，その作用は多種多様です（図7-2）[1]．

　鎮咳作用は主にNMDA 受容体拮抗とσ-1 受容体作動によってもたらされていると考えられていますが，詳しくはよくわかっていません．グルタミン酸受容体の1つであるNMDA 受容体を阻害することで，動物実験レベルで鎮咳作用をもつことが明らかになっています[2]．また，デキストロメトルファンは延髄孤束核ニューロンにおけるNMDAの誘発電流を抑制することもわかっています[3]．NMDA 受容体拮抗作用は，鎮咳薬以外にもAlzheimer 型認知症[4]，抑うつ・不安・情動調節障害といった精神疾患にも有効とされています[5,6]．

　16人の慢性咳嗽を呈した患者に対して，コデイン20 mg あるいはデキストロメトルファン20 mg を投与したところ，同等の咳嗽減少効果がみられたとするクロスオーバー試験があります（図7-3）．また，デキストロメトルファンのほうが咳嗽の強度をより減らしました（図7-4）．

　小規模な観察研究では，コデイン30 mg とデキストロメトルファン60 mg

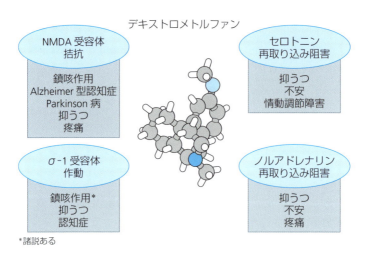

図 7-2　デキストロメトルファンの関連する受容体

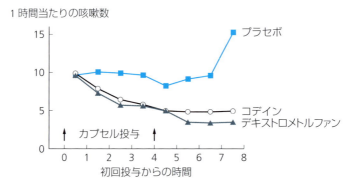

図 7-3　コデインとデキストロメトルファンの咳嗽頻度に対する効果（Matthys H, et al. J Int Med Res. 1983; 11: 92-100[7] より引用）

が同等の鎮咳効果であったとする報告もあります[8]．

ただ，リンコデやデキストロメトルファンはプラセボと比べて主観的な咳嗽症状を有意に改善させるほどのパワーはないというネガティブな意見も少なくありません[9,10]．

色々意見はありますが，これくらいの位置づけの鎮咳薬でさえも「最も効果的だ」とされているわけですから，咳嗽診療でいかに強力な武器が少ないかおわかりでしょう．

実際の咳嗽臨床では，診断がつくまでの治療薬として使用したり，感冒によ

3. 中枢性非麻薬性鎮咳薬：デキストロメトルファン

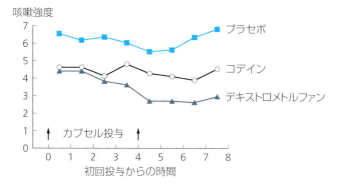

図7-4 コデインとデキストロメトルファンの咳嗽強度に対する効果（Matthys H, et al. J Int Med Res. 1983; 11: 92-100[7]）より引用）

る咳嗽などに対して使用したりしますが，「こういう場合に使いましょう」というコンセンサスはありません．コデインのように気管支を収縮させる作用はありませんので，呼吸器内科に紹介されてくる患者さんでメジコン®を処方されている人はとても多い．

ちなみにメジコン®3錠分3程度では咳が止まらないという患者さんが多いため，高齢者でなければ個人的には6錠分3で使用しています[11]．

> **処方例**
> メジコン（15mg） 3～6錠分3

 副作用はさほど多くありませんが，Alzheimer型認知症に対するキニジンとの併用でプラセボよりも転倒をきたしやすかったと報告されているので[4]，高齢者に処方する場合には転倒に注意したほうがよさそうです．

（参考文献）
1) Nguyen L, et al. Dextromethorphan: An update on its utility for neurological and neuropsychiatric disorders. Pharmacol Ther. 2016; 159: 1-22.
2) Kamei J, et al. Effects of N-methyl-D-aspartate antagonists on the cough reflex. Eur J Pharmacol. 1989; 168: 153-8.
3) Netzer R, et al. Dextromethorphan blocks N-methyl-D-aspartate-induced currents and voltage-operated inward currents in cultured cortical neurons. Eur J Pharmacol. 1993; 238: 209-16.
4) Cummings JL, et al. Effect of dextromethorphan-quinidine on agitation in patients with Alzheimer disease dementia: A randomized clinical trial. JAMA. 2015; 314: 1242-54.
5) Patatanian E, et al. Dextromethorphan/quinidine for the treatment of pseudobulbar affect. Consult Pharm. 2014; 29: 264-9.
6) Po KT, et al. Repeated, high-dose dextromethorphan treatment decreases neurogenesis and results in depression-like behavior in rats. Exp Brain Res. 2015; 233: 2205-14.
7) Matthys H, et al. Dextromethorphan and codeine: objective assessment of

antitussive activity in patients with chronic cough. J Int Med Res. 1983; 11: 92-100.
8) Aylward M, et al. Dextromethorphan and codeine: comparison of plasma kinetics and antitussive effects. Eur J Respir Dis. 1984; 65: 283-91.
9) Ramsay J, et al. Assessment of antitussive efficacy of dextromethorphan in smoking related cough: objective vs. subjective measures. Br J Clin Pharmacol. 2008; 65: 737-41.
10) Lee PCL, et al. Antitussive efficacy of dextromethorphan in cough associated with acute upper respiratory tract infection. J Pharm Pharmacol. 2000; 52: 1137-42.
11) Paul IM, et al. Dose-response relationship with increasing doses of dextromethorphan for children with cough. Clin Ther. 2004; 26: 1508-14.

4. 中枢性非麻薬性鎮咳薬：ジメモルファン (アストミン®, ジメモルミンDS®), チペピジン (アスベリン®), エプラジノン (レスプレン®), ペントキシベリン (トクレス®, ガイレス®), クロペラスチン (フスタゾール®), ベンプロペリン (フラベリック®), クロフェダノール (コルドリン®), ノスカピン (ノスカピン®) >>>>>>>>>>>

その他の中枢性非麻薬性鎮咳薬には強いエビデンスが存在せず，日本独自に採用されている鎮咳薬もチラホラ存在します．特定の疾患に用いることはなく，一般的な咳嗽に対して処方されるのが一般的です．

ジメモルファンはデキストロメトルファンの誘導体で，同じくらいの鎮咳効果を有すると考えられている鎮咳薬です[1]．しかし，本家のデキストロメトルファンのほうが圧倒的に知名度が高く，ジメモルファンを好んで使う医師は多くないでしょう．鎮咳効果を比較した英語文献はなく，ほとんどが日本国内で検討されたものです．リンコデと同じように，CYP2D6の代謝に個体差があることが報告されています[2]．

チペピジンは50年近い歴史をもつ大御所の中枢性鎮咳薬で，気管支腺分泌や気道粘膜線毛上皮運動を亢進することで去痰作用を併せ持つ鎮咳去痰薬です．最近は抑うつや注意欠陥多動性障害（ADHD）に対する知見のほうが有名かもしれません[3-5]．

エプラジノンも中枢性鎮咳作用と去痰作用を併せ持つ薬剤です．ほとんど臨床試験が存在せず，鎮咳効果は不明と言わざるを得ません．気管支攣縮を抑制する作用があるのでは，と30年ほど前のドイツの文献で報告されています[6]．

ペントキシベリンは中枢性の鎮咳作用に加えて，抗コリン作用や局所麻酔作用があるとされています．そのため，緑内障があるかどうか必ず確認してから使うようにしましょう．咳嗽反射を抑える作用は，リンコデの1.5倍相当とさ

れています[7]．気管支喘息や呼吸器感染症の患者さんを対象とした比較試験において，ペントキシベリンクエン酸塩投与群 557 人のうち臨床的に有効であったものは 90.7％と，プラセボ 5.7％よりも有意に多かったという報告があります（$p < 0.01$）[8]．

クロペラスチンはジフェンヒドラミンの同族化合物で，強い鎮咳作用があることが発見されたものです．咳中枢に直接作用しますが，去痰作用などは併せ持ちません．一般的な慢性咳嗽の夜間咳嗽や，慢性気管支炎・肺結核などの呼吸器系疾患の主観的症状を改善させることが知られていますが，他の中枢性非麻薬性鎮咳薬と比べて小規模な報告が多いに過ぎず，強固なエビデンスを有するわけではありません[9,10]．

ベンプロペリンは現在でも比較的プライマリケアでの処方例が多い鎮咳薬です．他の薬剤と同じく，咳中枢に作用しますが，肺伸張受容器からのインパルス低下や気管支筋弛緩作用があり，末梢性の作用も併せ持ちます[11]．リンコデと同程度の鎮咳作用があるとされています．ベンプロペリンの特徴的な副作用として音感の変化があります．まれではありますが，音がやや低めに聴こえる現象が起こることがあるそうです．そのため，私は音楽関係の職業に就いている患者さんには処方しないようにしています．

クロフェダノールも中枢性に作用する鎮咳薬です．デキストロメトルファンと同程度の鎮咳作用をもちます．小児の百日咳についてのイタリア語の文献がありますが[12]，検索した限りではほとんど臨床試験は存在しないようです．

ノスカピンは古くから知られるアヘンアルカロイドで，コデインと同等の鎮咳効果があると考えられて開発されました．ノスカピンは市販の風邪薬などの医薬品にも含まれていますが，その臨床的効果については評価に値する大規模試験がなされておらず，やはり不透明です．

（参考文献）
1) Ida H. The nonnarcotic antitussive drug dimemorfan: a review. Clin Ther. 1997; 19: 215-31.
2) Pei Q, et al. Cytochrome P450 2D6＊10 genotype affects the pharmacokinetics of dimemorfan in healthy Chinese subjects. Eur J Drug Metab Pharmacokinet. 2015; 40: 427-33.
3) Shirayama Y, et al. Effects of add-on tipepidine on treatment-resistant depression: an open-label pilot trial. Acta Neuropsychiatr. 2016; 28: 51-4.
4) Kawaura K, et al. Tipepidine, a non-narcotic antitussive, exerts an antidepressant-like effect in the forced swimming test in adrenocorticotropic hormone-treated rats. Behav Brain Res. 2016; 302: 269-78.
5) Sasaki T, et al. Tipepidine in children with attention deficit/hyperactivity disorder: a 4-week, open-label, preliminary study. Neuropsychiatr Dis Treat. 2014; 10: 147-51.
6) Haber P, et al. The bronchospasmolytic effect of eprazinone. Prax Klin Pneumol. 1985; 39: 54-8.
7) Levis S, et al. Evalution of the antitussive activity of some esters of pheny-

cycloalkane-carboxylic acids and study of different pharmacological properties of the most effective among them: The hydro-chloride of diethylaminoethoxyethyl-1-phenyl-1-cyclopentane carboxylate. Arch Int Pharmacodyn Ther. 1955; 103: 200-11.
8) Carter CH, et al. The clinical value of toclase in suppressing the cough reflex. Am J Med Sci. 1957; 233: 77-9.
9) Camisasca E, et al. Cloperastine in chronic bronchopulmonary diseases. Eur Rev Med Pharmacol Sci. 1983; 5: 375-8.
10) Olivieri D, et al. Clinical study of a new antitussive: cloperastine. Arch Monaldi. 1983; 38: 209-18.
11) Li Y, et al. Identification of some benproperine metabolites in humans and investigation of their antitussive effect. Acta Pharmacol Sin. 2005; 26: 1519-26.
12) Miraglia del Giudice M, et al. Controlled double-blind study on the efficacy of clofedanol-sobrerol in the treatment of pediatric pertussis. Minerva Pediatr. 1984; 36: 1199-206.

COLUMN

末梢性鎮咳薬ベンゾナテート

ベンゾナテートは1950年代から使用されている,古典的末梢性鎮咳薬です.肺の進展受容器を抑制することにより求心性インパルスの発生を抑制して鎮咳作用を示します.海外では末梢性鎮咳薬といえばコレなのですが,日本では発売されていません.非常に弱い作用と考えられますが,オピオイド抵抗性であった癌の咳嗽に有効であったとする報告もあります[a].

ちなみに,特発性肺線維症のところ(168ページ)で登場したサリドマイドも末梢性鎮咳薬に該当します.

(参考文献)
a) Doona M, et al. Benzonatate for opioid-resistant cough in advanced cancer. Palliat Med. 1998; 12: 55-8.

5. ハチミツ,ハチミツコーヒー >>>>>>>>>>>>>>>>>>>>>>>>>>>>>

咳嗽に対してハチミツが有効であることは,ここ数年でかなり知られるようになりました.とうとう,コクランレビューで取り上げられるようになったのは驚きました.ハチミツと医学は切っても切れない関係で,古代ギリシャのヒポクラテスも,皮膚炎やその他炎症性疾患に対してハチミツが有効であると考えていました.古代ローマの軍隊でも,ハチミツに浸した包帯を使っていたとされています.

小児の上気道感染症による咳嗽に対してハチミツが有効であると2007年に報告されました[1].これは,就寝前にスプーン1杯(2.5 mL)のハチミツを投与する群,ハチミツフレーバー入りデキストロメトルファンを投与する群,無治療の群にランダムに割り付けた研究です.デキストロメトルファンは,この

5. ハチミツ, ハチミツコーヒー

研究ではハチミツほどの鎮咳効果はないとされています. せっかくフレーバーまでつけたというのに…….

その後 2012 年には Cohen らによって小児 300 人規模のランダム化比較試験の結果が報告されました[2]. この研究でもハチミツは 10 g, スプーン 1 杯程度です. ハチミツの種類は, ユーカリハチミツ, シトラスハチミツ, シソハチミツの 3 種類を準備. 就寝前 30 分のハチミツ投与によって咳嗽が減るかどうか検証されました. その結果, プラセボ（水酸化ケイ素含有エキス）と比較して小児の咳嗽が軽減しただけでなく, 親の睡眠状態も改善しました（図 7-5）. 子どもの咳嗽って, 親は必ず起こされますよね. ウチもそうです. 親の QOL もとても重要なアウトカムだと思います.

前述したコクランレビューでは, プラセボと比べてハチミツの鎮咳効果が示されています（Likert スケール平均差－1.85 点, 95％信頼区間－3.36－－0.33）[3]. また, デキストロメトルファンとは同等という結論でした（Likert スケール平均差－0.07 点, 95％信頼区間－1.07-0.94）（図 7-6）.

なぜハチミツで咳嗽が軽減できるかはよくわかっていませんが, ハチミツが複数の抗酸化物質を含んでいるからではないかと考えられています[2]. また,

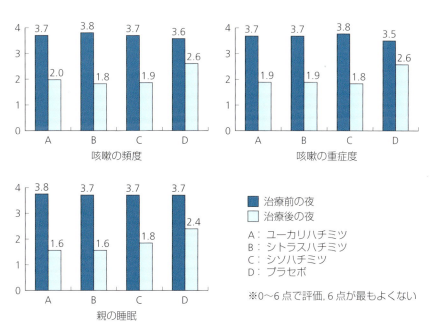

図 7-5 ハチミツの有効性 （Cohen HA, et al. Pediatrics. 2012; 130: 465-71[2] より引用）

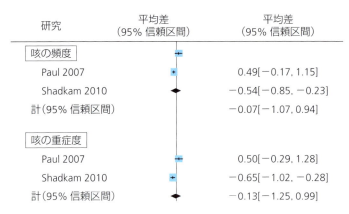

図7-6 デキストロメトルファンと比較したハチミツの有効性（Oduwole O, et al. Cochrane Database Syst Rev. 2014; 12: CD007094[3] より引用）

甘みを感じる神経が咳嗽に関与しているのではないかという意見もありますが，詳細は不明です[4]．

ウチの子どもが3歳の頃ひどい咳嗽を呈していたので，ハチミツをスプーン1杯あげようとしたら，べーっと吐き出されました．私もなめてみたのですが，よくよく考えると結構クセが強いですよねハチミツって．そこで，コーヒーを混ぜるという手法を紹介しましょう．3週間以上続く感染後咳嗽の成人患者97人（平均年齢40歳）を被験者にした研究では，お湯200 mLにハチミツ20.8 gとインスタントコーヒー2.9 gを溶かして8時間ごとに1週間それを飲み続けると，咳嗽スコアがゼロに到達するほど強力な効果が出ました[5]．ハチミツだけでなく，コーヒーにもある程度気管支拡張作用がありますから，これも咳嗽の軽減に寄与したのかもしれません．

なお，ボツリヌス感染症のリスクがあるため，ハチミツは1歳を超えた小児にのみ用いるよう注意してください※．

> ※1980年代に勧告が出され，その後ハチミツによる乳児ボツリヌス症は激減しています．ただ，現在もボツリヌス症の学会発表や論文ではハチミツの摂取歴が記載されていることから，多くのドクターがリスク因子として認識していると思われます．

処方例

小児・成人：ハチミツスプーン1杯　就寝前　など
成人：ハチミツ20.8 g＋インスタントコーヒー2.9 g＋お湯200 mL　8時間ごと　など

(参考文献)
1) Paul IM, et al. Effect of honey, dextromethorphan, and no treatment on nocturnal cough and sleep quality for coughing children and their parents. Arch Pediatr Adolesc Med. 2007; 161: 1140-6.
2) Cohen HA, et al. Effect of honey on nocturnal cough and sleep quality: a double-blind, randomized, placebo-controlled study. Pediatrics. 2012; 130: 465-71.
3) Oduwole O, et al. Honey for acute cough in children. Cochrane Database Syst Rev. 2014; 12: CD007094.
4) Eccles R, et al. Mechanisms of the placebo effect of sweet cough syrups. Respir Physiol Neurobiol. 2006; 152: 340-8.
5) Raeessi MA, et al. Honey plus coffee versus systemic steroid in the treatment of persistent post-infectious cough: a randomised controlled trial. Prim Care Respir J. 2013; 22: 325-30.

6. マクロライド系抗菌薬長期療法

とあるSNSで欧米の医師と議論していたとき,「日本ではマクロライド系抗菌薬が濫用されているらしいね,慢性咳嗽にはルーチンで使うのかい?」と言われたことがありました.

確かに,慢性咳嗽の患者さんが来院すれば,とりあえずマクロライド系抗菌薬を入れておこうというスタンスの医師もいるかもしれません.しかし,もちろん盲目的にマクロライドを処方するなんて手法は推奨されませんし[1],日本でもマイノリティだと私は信じています.耐性菌の問題が必ず勃発するためです[2].緑膿菌を保菌していない人にマクロライド系抗菌薬を長期処方すると,緑膿菌が定着しやすい細菌叢に変化するという懸念もあります[3].

マクロライド系抗菌薬が慢性咳嗽に効果があるとすれば,その抗炎症効果が主な作用でしょう.マクロライド系抗菌薬は好中球遊走を抑制することがわかっており[4,5],好中球の活性酸素の産生を減らす,糖化合物の産生を抑制し気道分泌物を減らす,肺胞マクロファージの貪食能を刺激する,リンパ球のアポトーシスを助長する,MMP-2やMMP-9の発現を抑制するといった機序も関与しています.そのため,主に好中球性炎症が絡む咳嗽疾患に有効と言えるでしょう.

気管支拡張症,とりわけびまん性汎細気管支炎(DPB)に対するマクロライド系抗菌薬長期療法が日本ではよく使用されており,この本でも紹介したようにSBSではマクロライド系抗菌薬が使用されます(126ページ).そのため,日本のことを"マクロライド系抗菌薬濫用国"だと揶揄する海外の医師もいます.ただ,現にDPBに対する低用量エリスロマイシン(400〜600 mg/日)は症状,呼吸機能の改善効果をもたらすことがわかっています[6,7].海外でも非囊胞性線維症の気管支拡張症の増悪イベントを抑制できるとする報告が

相次いでいます[8-10]．有名な医学雑誌にどんどん掲載されるものだから，影響力が大きい．

しかし日本以外の国でも，例えばCOPDに対して長期にアジスロマイシンを処方することで急性増悪を減らすことができるといった知見（図7-7）[11] をふまえ，バンバン使用されている国もあるそうです．図7-7に示すCOLUMBUS試験は，アジスロマイシン500 mgを週3日内服するレジメンを1年間も続けています．この研究に登録されたCOPD患者さんは，過去1年に3回以上の急性増悪を経験していることが条件なので，かなり重症例が多いのは否めません．そうした患者群でCOPD急性増悪を抑制できるメリットは大きいでしょう．その他の研究でも，湿性咳嗽を呈するCOPD患者さんのQOLを改善させるという報告もあり[12]，「最近痰がよく出るんじゃ」という訴えがある患者さんにはとりあえずマクロライド系抗菌薬！ というストラテジーも実臨床で出てくるかもしれません．

実は日本のガイドラインでは，原因不明の慢性咳嗽で喀痰があれば，できる限り検査を行った後に14・15員環マクロライド系抗菌薬を8週間トライしてもよいことになっています（図7-8）[13]．もちろん，これはSBSや百日咳を疑っている場合に限った選択肢であり，何でもかんでも喀痰がある慢性咳嗽にマクロライド系抗菌薬を処方すればよいというものではありません[※1]．

クラリスロマイシンは長期単独使用によって，特に気管支拡張症があるケー

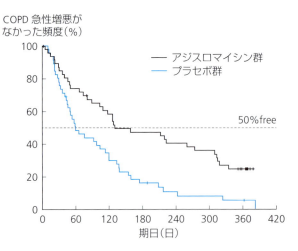

図7-7 アジスロマイシンのCOPD急性増悪の予防効果
（Uzun S, et al. Lanscet Respir Med. 2014; 2: 361-8[11] より引用）

6. マクロライド系抗菌薬長期療法

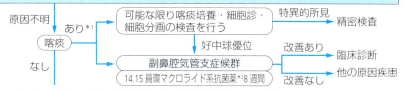

*1: 喀痰ありとは：少量の粘液性喀痰を伴う場合を除き，喀痰を喀出するための咳嗽，あるいは咳をするたびに痰が出る場合．
*2: まずエリスロマイシンを使用し，有効性が得られない場合や副作用が出現した場合は，他の14・15員環マクロライド系抗菌薬を考慮する．『「クラリスロマイシン【内服薬】」を「好中球性炎症性気道疾患」に対して処方した場合，当該使用事例を審査上認める』とされている（2011年9月28日厚生労働省保険局医療課）．

図7-8 成人の遷延性慢性咳嗽の診断（日本呼吸器学会．咳嗽に関するガイドライン．第2版．大阪：メディカルレビュー社；2012[13]）より一部引用）

スでは Mycobacterium avium complex の耐性化を招くおそれがあるため，どうしても用いる場合はエリスロマイシンのほうが望ましいでしょう．アジスロマイシンについては日本では長期投与はほとんど行われていません※2．

> ※1　好中球性炎症性気道疾患に対して用いた場合，クラリスロマイシンは査定されません．
> ※2　たとえエビデンスがあろうとも，安易にこのような抗菌薬を長期に使うべきではないという意見も多いです[14]．私も同感です．

処方例
・エリスロシン®（200 mg）　2錠分2〜3錠分3
　または，クラリスロマイシン（200 mg）1錠分1〜2錠分2　など
※ DPB の場合，6カ月〜2年使用するのが一般的である

個人的には慢性咳嗽でマクロライド系抗菌薬を用いるのは，SBS か百日咳のときくらいです．

128ページにも示しましたが，国内のエキスパートの意見による，マクロライド系抗菌薬の長期療法フローチャートを再度引用します（図7-9）．

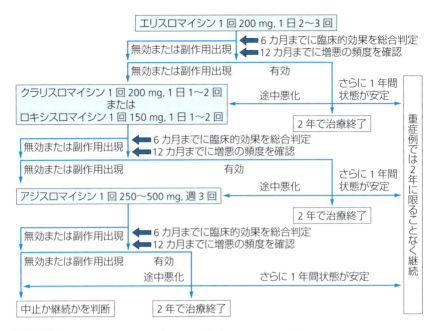

図 7-9 マクロライド系抗菌薬の長期療法フローチャート（水上絵理, 他. 呼吸器内科. 2016; 29: 130-5[15]）より引用）

（参考文献）
1) Hodgson D, et al. The Effects of Azithromycin in Treatment-Resistant Cough: A Randomized, Double-Blind, Placebo-Controlled Trial. Chest. 2016; 149: 1052-60.
2) Serisier DJ. Risks of population antimicrobial resistance associated with chronic macrolide use for inflammatory airway diseases. Lancet Respir Med. 2013; 1: 262-74.
3) Rogers GB, et al. The effect of long-term macrolide treatment on respiratory microbiota composition in non-cystic fibrosis bronchiectasis: an analysis from the randomised, double-blind, placebo-controlled BLESS trial. Lancet Respir Med. 2014; 2: 988-96.
4) Nelson S, et al. Erythromycin-induced suppression of pulmonary antibacterial defenses. A potential mechanism of superinfection in the lung. Am Rev Respir Dis. 1987; 136: 1207-12.
5) Ichikawa Y, et al. Erythromycin reduces neutrophils and neutrophil-derived elastolytic-like activity in the lower respiratory tract of bronchiolitis patients. Am Rev Respir Dis. 1992; 146: 196-203.
6) 工藤翔二, 他. びまん性汎細気管支炎にたいするエリスロマイシン少量長期投与の臨床効果に関する研究 4 年間の治療成績. 本胸部疾患学会雑誌. 1997; 25: 632-42.
7) Nagai H, et al. Long-term low-dose administration of erythromycin to patients with diffuse panbronchiolitis. Respiration. 1991; 58: 145-9.
8) Altenburg J, et al. Effect of azithromycin maintenance treatment on infectious exacerbations among patients with non-cystic fibrosis bronchiectasis: the BAT randomized controlled trial. JAMA. 2013; 309: 1251-9.
9) Wong C, et al. Azithromycin for prevention of exacerbations in non-cystic fibrosis bronchiectasis (EMBRACE): a randomised, double-blind, placebo-controlled trial. Lancet. 2012; 380: 660-7.

10) Serisier DJ, et al. Effect of long-term, low-dose erythromycin on pulmonary exacerbations among patients with non-cystic fibrosis bronchiectasis: the BLESS randomized controlled trial. JAMA. 2013; 309: 1260-7.
11) Uzun S, et al. Azithromycin maintenance treatment in patients with frequent exacerbations of chronic obstructive pulmonary disease (COLUMBUS): a randomised, double-blind, placebo-controlled trial. Lancet Respir Med. 2014; 2: 361-8.
12) Berkhof FF, et al. Azithromycin and cough-specific health status in patients with chronic obstructive pulmonary disease and chronic cough: a randomised controlled trial. Respir Res. 2013; 14: 125.
13) 日本呼吸器学会. 咳嗽に関するガイドライン第2版作成委員会, 編. 咳嗽に関するガイドライン. 第2版. 大阪: メディカルレビュー社; 2012.
14) Taylor SP. Azithromycin for the Prevention of COPD Exacerbations: The Good, Bad, and Ugly. Am J Med. 2015; 128: 1362.e1-6.
15) 水上絵理, 他. 咳嗽の主要原因疾患の鑑別と治療. 4) 慢性気道感染症: 副鼻腔気管支症候群を中心に. 呼吸器内科. 2016; 29: 130-5.

7. 対症療法としての吸入薬

　喘息やCOPDに対して吸入薬を用いるのは当然のことです．この本に登場した，咳喘息やアトピー咳嗽の一部でも吸入薬を用いることがあります．しかし，説明できない慢性咳嗽（unexplained chronic cough：UCC）の対症療法として吸入薬を用いることは妥当でしょうか？

　咳嗽に対する対症療法としての吸入薬と聞けば，私はまず吸入リドカインが思い浮かびます．リドカインをネブライザーで吸入するのです．ええっ，考えたこともなかった！　と思う人もいるでしょう．ある観察研究では，4％リドカイン3～5mL（120～200mg）を1日に2～3回吸入してもらうことで，慢性咳嗽の重症度が有意に軽減したと報告されています．ただ，アンケートをとってみると，主観的な症状は変わらない人がかなり多く（表7-1），有効な咳嗽治療薬とは到底言えない結果です．ただ，私は気管支鏡前の前処置のときにリドカインをルーチンで咽頭部～声帯に噴霧するのですが，確かに咳嗽は減るような気がします．

　閉塞性肺疾患に用いる吸入ステロイド薬（ICS）はどうでしょう．全く診断ができないUCC例に試しにICSを使ってみるという手法はアリかもしれませんが，果たしてそんな対症療法的にICSを使った研究があるのでしょうか．検索してみると，妥当な論文が3つほど見つかりました．1つは平均3.8年の咳嗽経験のある超ベテランの慢性咳嗽患者さん19人を集めたスタディで，吸入ベクロメタゾンが咳嗽に有効であった人がちらほらいました[2]．しかし，トータルでの平均咳嗽スコアは吸入ベクロメタゾンがあろうとなかろうと同じという結果でした．もう1つは，非喘息性の慢性咳嗽を呈した患者さん31人に対して吸入ベクロメタゾンの効果をプラセボと比較したクロスオーバー試験

表 7-1 リドカイン吸入による咳嗽治療のアンケート結果（Lim KG, et al. Chest. 2013; 143: 1060-5¹⁾より引用）

質問と回答	人数	頻度（%）	未回答
リドカイン吸入前後を比較すると，あなたの咳嗽はどうなったか			3人
治療後にとてもよくなった	19	22	
治療後にいくぶんよくなった	16	18	
治療前と変わらない	49	56	
治療前にいくぶん悪くなった	2	2	
治療前にとても悪くなった	2	2	
総じて，咳嗽の治療としてリドカイン吸入をどう思うか			1人
とても満足	151	17	
いくらか満足	15	17	
どちらでもない	22	24	
いくらか不満	16	18	
とても不満	22	24	

です³⁾．この研究では，ICS に咳嗽の緩和効果はみられませんでした．最後に，難治性咳嗽患者さん60人以上を集めた高用量の吸入ベクロメタゾンのプラセボ対照比較試験があります．この研究では，2週間の投与によって ICS 群の82%，プラセボ群の15%で咳嗽が改善しています⁴⁾．気道過敏性検査までしっかり実施できれば ICS が妥当かどうか検証できるのですが，多くの研究では，ICS が有効とされる慢性咳嗽疾患を完全に除外できていません．そのため，UCC のガイドラインでは，気道過敏性がなかったり好酸球性の気道炎症を示唆する所見がなかったりする場合に，ICS を使う根拠はないと書かれています⁵⁾．にっちもさっちも診断がつかない難治性咳嗽に対して ICS をトライするならば，高用量のキュバール®がよいかもしれません．

では，吸入抗コリン薬はどうでしょう．対症療法としての吸入抗コリン薬は，イプラトロピウムくらいしか評価されていないようです．14人の感染後咳嗽患者さんに対して吸入イプラロトピウムが有効かどうか検証した臨床試験では，実に12人にその有効性がみられたと報告されています⁶⁾．しかし，その後，吸入抗コリン薬の UCC に対する研究は進んでおらず，ガイドラインでも「ここで詳しく取り上げる価値はない」といった感じの扱いになっています⁵⁾．

(参考文献)
1) Lim KG, et al. Long-term safety of nebulized lidocaine for adults with difficult-to-control chronic cough: a case series. Chest. 2013; 143: 1060-5.
2) Boulet LP, et al. Airway inflammation in nonasthmatic subjects with chronic cough. Am J Respir Crit Care Med. 1994; 149: 482-9.
3) Evald T, et al. Chronic non-asthmatic cough is not affected by inhaled beclomethasone dipropionate. A controlled double blind clinical trial. Allergy. 1989; 44: 510-4.
4) Ribeiro M, et al. High-dose inhaled beclomethasone treatment in patients with chronic cough: a randomized placebo-controlled study. Ann Allergy Asthma Immunol. 2007; 99: 61-8.
5) Gibson P, et al. Treatment of Unexplained Chronic Cough: CHEST Guideline and Expert Panel Report. Chest. 2016; 149: 27-44.
6) Holmes PW, et al. Chronic persistent cough: use of ipratropium bromide in undiagnosed cases following upper respiratory tract infection. Respir Med. 1992; 86: 425-9.

8. 漢方薬（麦門冬湯，小青竜湯，清肺湯，柴朴湯）>>>>>>

　鎮咳作用のある漢方薬には，麦門冬，甘草，麻黄，半夏，五味子，杏仁などがあります．呼吸器疾患に使用される漢方薬にはこれらの成分が入っているものが多くみられます．さて，漢方鎮咳薬といえば，麦門冬湯，小青竜湯が挙げられます．実はこの2剤は，日本のガイドライン[1]でも推奨されている鎮咳薬なのです．麦門冬湯が乾性咳嗽，小青竜湯が湿性咳嗽に推奨されています．これら2剤に加えて，よく使われる他の漢方鎮咳薬も紹介しましょう．

　麦門冬湯は，気道炎症時にタキキニン類を分解する中性エンドペプチダーゼの活性低下を抑制し，オフィオポゴニンが粘液線毛輸送速度を改善することで末梢性の鎮咳作用をもたらします．エビデンスは意外に豊富です．特に，感染後咳嗽に対する有効性には定評があります．かぜ様の症状がみられた後の3週間以上続く遷延性咳嗽に対して，麦門冬湯1日9.0gを内服する群と内服しない群に割り付けた比較試験では，咳日誌における咳嗽スコアが有意に麦門冬湯群で改善したと報告されています（投与後4日後・5日後）[2]．また，麦門冬湯によるかぜ症候群後咳嗽の咳嗽スコアの改善は，デキストロメトルファンよりも良好でした（ただし統計学的に有意であったのは投与2日目のみ）（図7-10）[3]．

　麦門冬湯は主に乾性咳嗽に用いられますが，咳閾値が $3.9\,\mu M$ 以下の喘息患者さんに対して麦門冬湯を2カ月以上投与したところ，投与前後のカプサイシン咳嗽感受性検査による咳閾値の変化は，投与後に有意に上昇したことが示されています（図7-11）[4]．

　麦門冬湯は韓国でもよく使われる鎮咳薬であり，システマティックレビューにおいて早期の鎮咳効果が示されています[5]．ただ，早期の効果はみられる

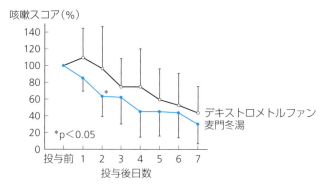

図 7-10　麦門冬湯による咳嗽スコアの改善（藤森勝也, 他. 日本東洋医学雑誌. 2001; 51: 725-32[3])より引用）

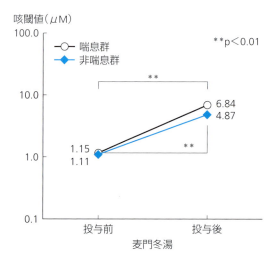

図 7-11　喘息に対する麦門冬湯の咳閾値改善効果（渡邉直人, 他. 日呼吸会誌. 2004; 42: 49-55[4])より引用）

ものの，長期的に鎮咳効果を維持するほどのパワーはありません．また，ゴロゴロと喀痰が多いようなケースでは本剤は良い鎮咳薬とは言えません．

小青竜湯は，水様の喀痰，喘鳴，咳嗽のいずれかがみられる軽症〜中等症の気管支炎に対して，プラセボと比較して咳嗽の回数や強度を改善したことが示されています[6]．また，気管支炎の患者さん33人に対して4週間以上小青竜湯を使用した研究では，全般改善度78.8％，咳嗽の回数の改善78.9％，咳嗽の強さの改善度68.4％と報告されています[7]．

清肺湯は，粘液線毛クリアランスの改善作用があるとされています．また，気道上皮細胞のCl⁻チャネルに作用し，喀痰の粘度を低下させると考えられています[8]．鼻炎症状のない湿性咳嗽に対して清肺湯を使用することがあります．慢性咳嗽に用いることは多くなく，基本的には急性期に用いる薬剤です．

柴朴湯は，抗炎症作用を有する小柴胡湯と呼吸困難感を改善する半夏厚朴湯の合方です．喘息などの好酸球性炎症による咳嗽に有効と考えられています．また，気道上皮細胞の水分吸収が亢進して喀痰を減少させる効果もあります．喀痰症状を有する喘息に有効です．

半夏厚朴湯は，大脳基底核においてドパミン分泌を促進し，サブスタンスPを増加させて咳嗽反射を改善するとされている薬剤です．実際，脳血管障害がある患者さんに4週間投与することで，唾液中のサブスタンスPが非投与群と比べ有意に増加し，嚥下反射が改善したという報告があります[9]．脳血管障害，Alzheimer病およびParkinson病を伴う高齢患者さん95人をランダム化し，半夏厚朴湯あるいはプラセボを12カ月にわたって投与したところ，累積肺炎発症率が半夏厚朴湯群で有意に減少したという報告もあります[10]．とはいえ，慢性誤嚥でゴホゴホ咳嗽を呈している高齢者に粉っぽい漢方薬を飲めというのは少々難しい事情もあります……．喀痰が多い咳嗽が良い適応とされています．

諸説ありますが，使い分けについては以下のように考えられています（表7-2）．

表 7-2 代表的漢方鎮咳薬の使い分け

咳嗽期間	喀痰	想定疾患	選択薬剤
遷延性咳嗽〜慢性咳嗽	少ない（乾性咳嗽）	乾性咳嗽全般，感染後咳嗽	麦門冬湯
急性咳嗽〜遷延性咳嗽	多い，鼻炎・喘鳴合併（湿性咳嗽）	SBS, UACS	小青竜湯
急性咳嗽	多い（湿性咳嗽）	SBS	清肺湯
遷延性咳嗽	多い（湿性咳嗽）	咳喘息，喘息，アトピー咳嗽	柴朴湯
遷延性咳嗽	多い（湿性咳嗽）	感染後咳嗽，誤嚥	半夏厚朴湯

> **処方例**
> ・麦門冬湯 3 g　1日3回
> ・小青竜湯 3 g　1日3回
> ・清肺湯 3 g　1日3回
> ・柴朴湯 2.5 g　1日3回
> ・半夏厚朴湯 2.5 g　1日3回

(参考文献)
1) 日本呼吸器学会. 咳嗽に関するガイドライン第2版作成委員会 編. 咳嗽に関するガイドライン. 第2版. 大阪: メディカルレビュー社; 2012.
2) Irifune K, et al. Antitussive effect of bakumondoto a fixed kampo medicine (six herbal components) for treatment of post-infectious prolonged cough: controlled clinical pilot study with 19 patients. Phytomedicine. 2011; 18: 630-3.
3) 藤森勝也, 他. かぜ症候群後咳嗽に対する麦門冬湯と臭化水素酸デキストロメトルファンの効果の比較 (パイロット試験). 日本東洋医学雑誌. 2001; 51: 725-32.
4) 渡邉直人, 他. 咳感受性の亢進している気管支喘息患者と非喘息患者に対する麦門冬湯の効果の比較検討. 日呼吸会誌. 2004; 42: 49-55.
5) Kim KI, et al. A traditional herbal medication, Maekmoondong-tang, for cough: A systematic review and meta-analysis. J Ethnopharmacol. 2016; 178: 144-54.
6) 宮本昭正, 他. TJ-19 ツムラ小青竜湯の気管支炎に対するPlacebo対照二重盲検群間比較試験. 臨床医薬. 2001; 17: 1189-214.
7) 川合 満, 他. 気管支炎に対するツムラ小青竜湯の臨床効果. Ther Res. 1991; 12: 2617-25.
8) 長岡 滋, 他. 漢方薬の去痰作用. Mebio. 1988; 5: 103-8.
9) Iwasaki K, et al. The traditional Chinese medicine banxia houpo tang improves swallowing reflex. Phytomedicine. 1999; 6: 103-6.
10) Iwasaki K, et al. A pilot study of banxia houpu tang, a traditional Chinese medicine, for reducing pneumonia risk in older adults with dementia. J Am Geriatr Soc. 2007; 55: 2035-40.

9. その他

「鎮咳薬」ではありませんが，慢性難治性咳嗽に対する理学療法と言語聴覚療法 (Physiotherapy, and speech and language therapy intervention: PSALTI) が有効とされています．

例えば，UCCの患者さんを4週間のPSALTIセッション (教育, 喉頭衛生・水分摂取教育[※1], 咳嗽抑制技術[※2], 呼吸エクササイズ[※3], カウンセリング) あるいはコントロール介入 (ライフスタイルのアドバイス) にランダムに割り付けた研究があります[1]．これによれば，介入4週時点でのLCQはPSALTI群で有意に改善したと報告されています (平均差1.53点，95%信頼区間0.21-2.85点，$p=0.024$)．また，客観的咳嗽頻度も41%減少しました (95%信頼区間36-95%，$p=0.030$) (図7-12)．

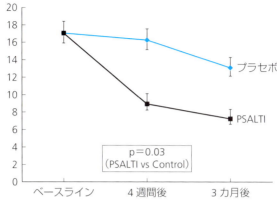

図 7-12 PSALTI による鎮咳効果（Chamberlain Mitchell SA, et al. Thorax. 2017; 72: 129-36[1] より引用）

※1 咳嗽反射や慢性咳嗽について講義する，鼻呼吸を推奨する，水分や非カフェイン飲料の摂取をすすめる，など．
※2 努力性嚥下，水をすする，甘いものを摂取する，など．
※3 安静時腹式呼吸，口すぼめ呼吸など．

　2006年に Vertigan らが同様の研究を実施していますが，この研究では咳嗽関連 QOL を改善させたり客観的な咳嗽頻度を減らしたりする効果はありませんでした[2]．そのため，主観的な QOL だけでなく客観的な咳嗽頻度の減少まで効果がみられたというのはなかなかインパクトの大きな研究と言えます．

　UCC に対して有効とされる治療法として，低用量モルヒネ，ガバペンチンあるいはプレガバリンと並んで言語聴覚療法が今注目を浴びています．"どうしようもないとき" にこの3つの治療法を提示すると考えるエキスパートもいます[3]．ガバペンチン（ガバペン®）などの neuromodulator については 183 ページに詳しく述べていますので，そちらを参考にしてください．

（参考文献）
1) Chamberlain Mitchell SA, et al. Physiotherapy, and speech and language therapy intervention for patients with refractory chronic cough: a multicentre randomised control trial. Thorax. 2017; 72: 129-36.
2) Vertigan AE, et al. Efficacy of speech pathology management for chronic cough: a randomised placebo controlled trial of treatment efficacy. Thorax. 2006; 61: 1065.
3) Smith JA, et al. Chronic Cough. N Engl J Med. 2016; 375: 1544-51.

COLUMN

慢性咳嗽にボツリヌス毒素が効く！？

　難治性咳嗽に対するA型ボツリヌス毒素（ボトックス®）の甲状披裂筋注入療法は，短期間であるとはいえ全体の半数に効果があるとされています[a]．ボツリヌス毒素は，末梢性に筋弛緩をもたらしますので，これが喉頭周囲の筋緊張を緩和して鎮咳効果をもたらすのではないかと考えられています．とはいえ，よほどの場合にしかこのような手は用いられないのでしょうが……．

a) Sasieta HC, et al. Bilateral Thyroarytenoid Botulinum Toxin Type A Injection for the Treatment of Refractory Chronic Cough. JAMA Otolaryngol Head Neck Surg. 2016; 142: 881-8.

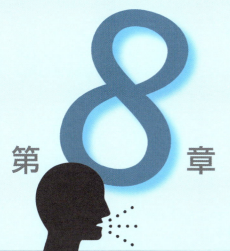

第8章

実際の戦略の組み立て

1. フローチャート …………………………………………………………… 214
2. 治療的診断 …………………………………………………………… 223

第8章 実際の戦略の組み立て

1. フローチャート >>>

　日本のガイドラインには，感染性咳嗽や慢性咳嗽の診断に対するフローチャートが示されています（図 8-1，8-2）[1]．このフローチャートに，これまで書いてきたことのエッセンスが詰め込まれてますが，実際の咳嗽診療は残念ながらこのような典型的なチャート通りにスイスイと進められるものではありません．

　日本のガイドラインは非常にざっくりした感じがします．慢性咳嗽疾患がこ

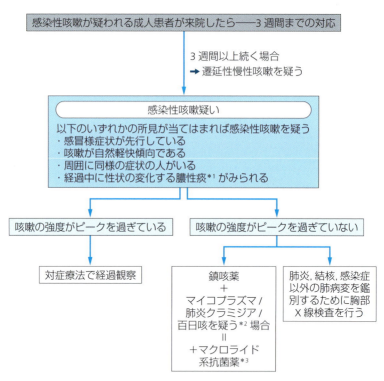

[*1] 膿性痰は，気道の炎症によって産生され，細菌性感染症を直接意味するものではないため，抗菌薬の適応の判断基準にはならない．
[*2] 百日咳は特有の咳嗽（whooping cough）や嘔吐を伴うほどの強い咳嗽発作があれば疑う．マイコプラズマや肺炎クラミジアは，周囲に同じ症状の人がいる場合に疑う．
[*3] 抗菌薬の選択は，既往症（副作用など）や地域における薬剤耐性菌の疫学的頻度により適切なものを選択する．

図 8-1 成人の感染性咳嗽の診断（日本呼吸器学会．薬剤性肺障害の診断・治療の手引き．大阪：メディカルレビュー社; 2012[1] より引用）

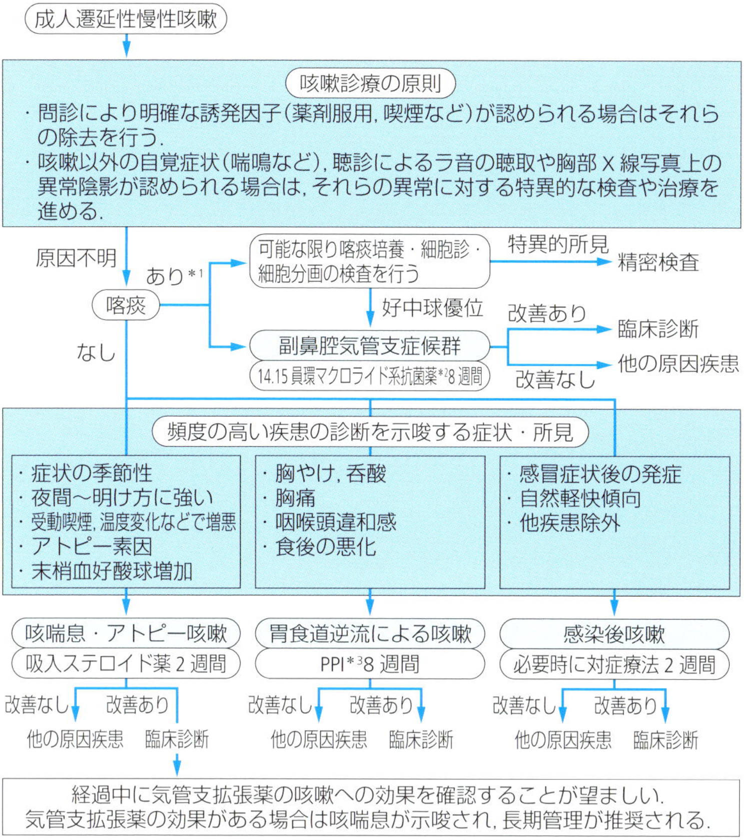

1. フローチャート

```
成人遷延性慢性咳嗽
    ↓
┌─────────────────────────────────────────┐
│ 咳嗽診療の原則                              │
│ ・問診により明確な誘発因子（薬剤服用,喫煙など）が認められる場合はそれら │
│  の除去を行う．                             │
│ ・咳嗽以外の自覚症状（喘鳴など），聴診によるラ音の聴取や胸部X線写真上の│
│  異常陰影が認められる場合は，それらの異常に対する特異的な検査や治療を│
│  進める．                                  │
└─────────────────────────────────────────┘
```

原因不明 / 喀痰 あり*¹ → 可能な限り喀痰培養・細胞診・細胞分画の検査を行う → 特異的所見 → 精密検査

好中球優位 → 副鼻腔気管支症候群（14.15員環マクロライド系抗菌薬*² 8週間）→ 改善あり → 臨床診断 / 改善なし → 他の原因疾患

喀痰なし
↓

頻度の高い疾患の診断を示唆する症状・所見

・症状の季節性 ・夜間〜明け方に強い ・受動喫煙,温度変化などで増悪 ・アトピー素因 ・末梢血好酸球増加	・胸やけ,呑酸 ・胸痛 ・咽喉頭違和感 ・食後の悪化	・感冒症状後の発症 ・自然軽快傾向 ・他疾患除外
咳喘息・アトピー咳嗽 吸入ステロイド薬2週間	胃食道逆流による咳嗽 PPI*³ 8週間	感染後咳嗽 必要時に対症療法2週間
改善なし→他の原因疾患 改善あり→臨床診断	改善なし→他の原因疾患 改善あり→臨床診断	改善なし→他の原因疾患 改善あり→臨床診断

経過中に気管支拡張薬の咳嗽への効果を確認することが望ましい．
気管支拡張薬の効果がある場合は咳喘息が示唆され，長期管理が推奨される．

注）改善が認められない場合や，いずれにも該当しない場合などは専門医療施設に紹介する．
注）改善後も咳嗽が残存する場合は，2疾患の合併も考慮する．
*¹ 喀痰ありとは：少量の粘液性喀痰を伴う場合を除き，喀痰を喀出するための咳嗽，あるいは咳をする度に痰が出る場合．
*² まずエリスロマイシンを使用し，有効性が得られない場合や副作用が出現した場合は，他の14・15員環マクロライド系抗菌薬を考慮する．『「クラリスロマイシン【内服薬】」を「好中球性炎症性気道疾患」に対して処方した場合，当該使用事例を審査上認める』とされている（2011年9月28日厚生労働省保険局医療課）．

図8-2 成人の遷延性慢性咳嗽の診断（日本呼吸器学会．薬剤性肺障害の診断・治療の手引き．大阪：メディカルレビュー社；2012[1] より引用）

れだけたくさんあるのだから，プライマリケアレベルでも，もう少し具体的なチャートが欲しい．例えば韓国の遷延性・慢性咳嗽のガイドラインにおけるアルゴリズムチャートが細かくわかりやすいうえ，2016年発刊とできたてホヤホヤなので，ここで紹介しましょう（図8-3）[2]※．

第8章 実際の戦略の組み立て

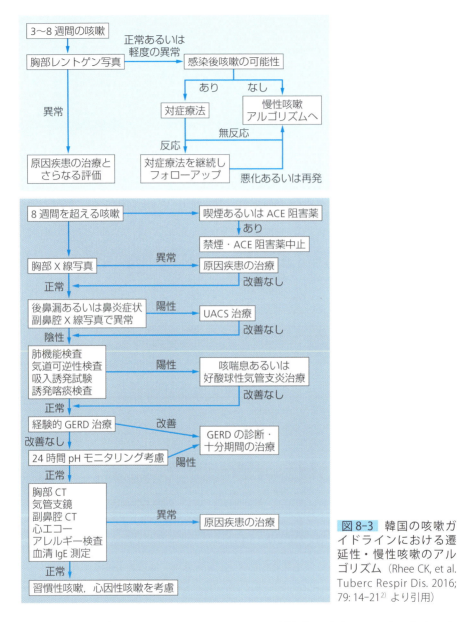

図8-3 韓国の咳嗽ガイドラインにおける遷延性・慢性咳嗽のアルゴリズム（Rhee CK, et al. Tuberc Respir Dis. 2016; 79: 14-21[2]）より引用）

　何で韓国のガイドラインなんだよ！　と思われる方もいるかもしれませんが，咳嗽のガイドラインに力を入れているアメリカでさえも，フローチャートは非常にざっくりしたものです[3]．また，2006年のガイドライン以降は，テーマ別に細かいガイドラインに改変されており，この最新の咳嗽ガイドラインシ

リーズでは慢性咳嗽の診断のためのフローチャートは存在しません[4]．ヨーロッパの咳嗽ガイドラインは軒並み古いものがほとんどで，2017年2月の執筆時点ではあまり参考にできそうにありません．

韓国の咳嗽ガイドラインのフローチャートの完成度はかなり高いと思いますが，国内外ガイドラインをいくつも見ていると，ふと感じることがあります．それは，遷延性・慢性咳嗽の診断というものは，そもそも順番に検査していくというものではなく，同時多発的に慢性咳嗽疾患を頭に思い浮かべて，それらに見合った検査を実施することが多いのです．そのため，"フローチャート"という理解の仕方は好ましくない気がします．

そこで，国内ガイドラインに齟齬が生じないよう，なおかつ個人的な慢性咳嗽診療に近いスタンスで，次のページのようなオリジナル慢性咳嗽マップ（図8-4，巻頭差し込みページ．次ページに参照縮小したものあり）を作成してみました．フローチャートとしてではなく，マインドマップのような感じで見ていただければと思います．これは中国の咳嗽ガイドライン[5]が私のイメージしているマインドマップに近いフローチャートになっていたため，それにヒントを得て作成したものです．ただ，咳嗽の大家の医師からみれば異論があるような図かもしれません．あくまで個人的な意見に過ぎないということを頭に入れて見てください．

まず慢性咳嗽を診たとき，その程度やQOLへの影響について問診します．そして，慢性咳嗽を診たときに「どの疾患らしいか」を問診や病歴である程度アタリをつけないといけません．これまでの各論を参考に，もう一度表8-1を見てみましょう．深く調べないとわからないことが多いですが，同時多発的にこれらの疾患を想起することで診断がスムーズに進みます．

以下，個人的な慢性咳嗽診療の手順と方策を記載してみたいと思います．

①鑑別診断に入る前に喫煙やACE阻害薬をやめてもらう

②感染後咳嗽のチェック

直近に明らかな感染エピソードがある場合，積極的に感染後咳嗽を疑います．多くの感染後咳嗽はウイルス性ですから自然治癒を待ってもよいと思います．しかし，中にはマイコプラズマや百日咳に感染した患者さんもいるので，咽頭痛の有無や周囲の感染状況を確認して総合的に判断しましょう．

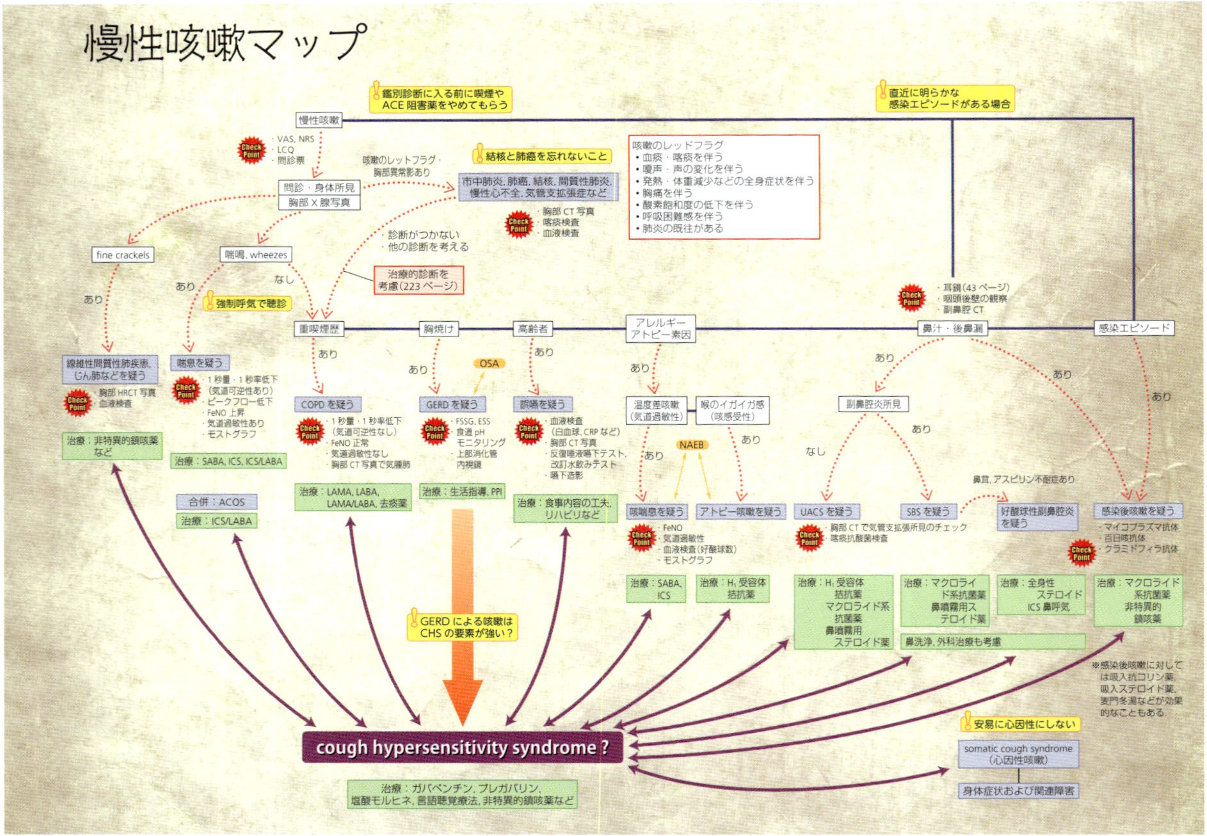

第 8 章　実際の戦略の組み立て

図 8-4　慢性咳嗽マップ

表 8-1 遷延性・慢性咳嗽疾患の特徴

	随伴症状	喀痰	鼻汁	咳嗽誘発因子	聴診所見
感染後咳嗽	発熱	+	±	特になし	肺炎合併時は crackles など
結核	微熱,体重減少	±	−	特になし	非特異的
非結核性抗酸菌症	微熱,体重減少,血痰	±	−	特になし	非特異的
肺アスペルギルス症	微熱,体重減少	±	−	特になし	非特異的
喘息	喘鳴	−	−	アレルゲン,寒暖差,ストレス,月経,妊娠など	wheezes
咳喘息	なし	−	−	煙,運動,会話,寒暖差など	正常
アトピー咳嗽	アトピー素因,咽頭部違和感	−	−	煙,運動,会話,花粉症など	正常
SBS	膿性鼻汁	+	+	鼻汁による後鼻漏,臥位	非特異的
気管支拡張症	体重減少,血痰	±	−	なし	非特異的
UACS	鼻炎症状	−	+	鼻汁による後鼻漏,臥位	正常
GERD	胸やけ	−	−	臥位,食後	正常
COPD	呼吸困難感	±	−	運動など	呼吸音低下,感染合併時は rhonchi など
IPF	呼吸困難感	−	−	運動など	fine crackles
SCS	精神症状	−	−	ケースバイケース	正常
CHS/LH	CHS:なし LH:咽頭部違和感,嗄声	−	−	不明	LH は声帯部に stridor 様の低い音を聴取することも

③レッドフラグの確認

　問診や身体所見から,明らかな異常〔レッドフラグ(28 ページ)〕,バイタルサインの異常など)があれば,通常の慢性咳嗽の鑑別から少し離れて,common な病態を考える必要があります.すなわち,市中肺炎,肺癌,心不全などです."common things are common" の原則通り,慢性咳嗽であってもまずは市中肺炎や感染後咳嗽などのありふれた疾患から想起するのが鑑別診断の王道です.common な咳嗽疾患を考える場合,胸部 X 線写真や胸部 CT 写真が

有力なツールになるでしょう．もちろん，市中肺炎によって既存の喘息が悪化するといったハイブリッドな咳嗽を呈することもあるので，注意しましょう．

④聴診

聴診所見でwheezesが明らかにある場合，喘息やCOPD急性増悪の可能性が高いですが，目の前にいるのが慢性咳嗽の患者さんならば，喘息の確からしさが上がります．重喫煙歴がある場合，慢性気管支炎型でwheezesを呈しているCOPDあるいはACOSを考えます．COPD急性増悪は，慢性化する前に受診していることが多いはずで，慢性咳嗽の病態を呈してあなたの前に登場することはそんなに多くありません．他方，fine cracklesがあればその音は慢性咳嗽の原因と考えてよいでしょう．おそらく胸部HRCTでは肺の線維化がみられるはずです．原因疾患としては，IPFなどの慢性線維性間質性肺疾患，じん肺などが考えられます．

⑤ GERD，アトピー咳嗽，咳喘息，SBS，UACSの鑑別を試みる

この時点ではっきりと慢性咳嗽の診断がつかない場合，GERD，アトピー咳嗽，咳喘息，SBS，UACSといった慢性咳嗽の大御所たちを鑑別に入れる必要があります．問診によって慢性咳嗽の診断にせまることは可能ですが，典型的なキーワード（温度変化による咳嗽，胸やけ，花粉症など）をもって受診する患者さんは多くありません．咳喘息やアトピー咳嗽のような代表的な慢性乾性咳嗽疾患であっても時に喀痰を伴うこともあります[6]．

さらなる鑑別のために，咽頭部の詳細な観察（後鼻漏の有無），GERDの問診，呼吸機能検査，気道過敏性検査・気管支平滑筋収縮誘発咳嗽反応検査・モストグラフ（ただし実施可能な施設に限る），血液検査（好酸球数，IgE，各種抗体など），副鼻腔の検査を追加すると有力な情報が得られるはずです．

⑥治療介入

各疾患らしい所見があればそれに応じた治療に入りますが，これらの検査結果を待つだけの時間的猶予がない場合，あるいはおそらく診断に到達できないだろうと考えた場合もやはり治療にうつります（治療的診断）．

慢性咳嗽の手がかりがない場合，治療的診断では主に3系統への治療の道筋を考えます．それは，(1) マクロライド系抗菌薬，(2) ICSあるいはヒスタミンH_1受容体拮抗薬，(3) PPIの3系統です．

まず，目の前の患者さんがマイコプラズマ感染症やSBSらしい感じがする

ときには（1）が適用されます．マクロライド系抗菌薬は鎮咳薬としての速効性はありません．明らかにSBSらしくないのに漫然と抗菌薬を投与するのは私は反対なので，治療的診断の場面でマクロライド系抗菌薬を先行投与することは感染後咳嗽を除いてほとんどありません．

咳喘息かアトピー咳嗽のような印象はあるが確信にいたらないとき，ICSを用いて効果をみてからヒスタミンH_1受容体拮抗薬を投与したり，あるいはその逆をトライします．時間的猶予がない場合，両者を併用することもあります．ただし，咳喘息かアトピー咳嗽のどちらかを鑑別することはできなくなります．

PPIは，GERDかもしれないなと思ったときに8週間程度のトライをこころみてもよいと思います．ただし，個人的にはFSSGなどの問診でGERDが疑わしければ最初から気管支拡張薬やH_1受容体拮抗薬は処方しませんし，逆にGERDが否定的ならPPIをあまり使うことはありません．

鑑別が超困難なケースでは，気管支拡張薬＋H_1受容体拮抗薬＋PPI＋マクロライド系抗菌薬＋非特異的鎮咳薬というスーパーカクテルを処方する医師もいます．ただしこの手法は問題を先送りしているに過ぎず，鎮咳できたとしても再発時に再び悩むことになります．

CHS（179ページ）についてはその位置付けがまだよくわかっていないので，ガバペン®やリリカ®を処方するのはよほどの難治性の場合のみに限られます．保険適用がないため，注意が必要です．

慢性咳嗽の診断に難渋しそうなとき，治療的診断を導入してもよいと思いますが，自分がどの疾患カテゴリーを想定しているかちゃんと言えることが条件だと思います．「何だかよくわからんから，スーパーカクテルを処方した」では医療とは言えません．自分自身と患者さんが納得できる理由が必要です．ただ，非特異的な鎮咳薬で比較的に安全に使用できるメジコン®，リンコデ，鎮咳漢方薬などは乾性咳嗽ではあまり躊躇しなくてもよいと思っています．

以下，まとめです．

- "common things are common"，慢性咳嗽をみた場合にはまず市中肺炎，感染後咳嗽，喘息などのcommon diseaseを疑う．
- 慢性咳嗽を診療する場合，結核や肺癌などの見逃してはいけない疾患を常に頭に入れ，レッドフラグがないか観察しながら診療にあたること．
- 詳細な問診によって慢性咳嗽の鑑別診断を紐解くことができるが，典型的なキーワード（温度変化による咳嗽，胸やけ，花粉症もちなど）が登場

するケースはそう多くない.
- 咳喘息やアトピー咳嗽のような代表的な慢性乾性咳嗽疾患でも時に喀痰を伴うこともある[6]. その逆も然り. 思い込みは敵.
- 診断に難渋しそうな場合, 診断前治療を導入してもよいが, その際どの疾患を想定しているか言えることが望ましい.
- すべての咳嗽疾患に CHS の要素が含まれる可能性を考慮し, 難治性の場合にはガバペンチン, プレガバリン, 塩酸モルヒネを用いてもよい※.
- デキストロメトルファンなどの非特異的鎮咳薬は, 乾性咳嗽では安全に使用できるのであれば QOL 向上のために処方してもよい.

※ CHEST のガイドラインでは, プレガバリンではなくガバペンチンの使用を推奨しています[7]. 個人的にはどちらでも大差はないと思っています. ただしこれらは保険適用外です.

呼吸器内科医やプライマリケア医にとっては SCS (心因性咳嗽) の診断は難しいでしょうし, 転換性障害を有していると通常の臨床力では太刀打ちできません. 積極的に疑っている場合には, 心療内科や精神科にコンサルトすることも重要です. ただ, 「あなたの咳嗽はどちらかといえば心の……」などと言及することで患者さんの感情を逆なでしてしまうおそれがあるため, 対応は慎重にしなければいけません.

(参考文献)
1) 日本呼吸器学会. 薬剤性肺障害の診断・治療の手引き作成委員会, 編. 薬剤性肺障害の診断・治療の手引き. 大阪: メディカルレビュー社; 2012.
2) Rhee CK, et al. The Korean Cough Guideline: Recommendation and summary statement. Tuberc Respir Dis (Seoul). 2016; 79: 14-21.
3) Irwin RS, et al. Diagnosis and management of cough executive summary: ACCP evidence-based clinical practice guidelines. Chest. 2006; 129 (1 Suppl): 1S-23S.
4) Irwin RS, et al. Overview of the management of cough: CHEST Guideline and Expert Panel Report. Chest. 2014; 146: 885-9.
5) Asthma Workgroup, Chinese Society, Respiratory, Diseases (CSRD), Chinese Medical, Association. The Chinese national guidelines on diagnosis and management of cough (December 2010). Chin Med J (Engl). 2011; 124: 3207-19.
6) 細井慶太, 他. 初診の遷延性・慢性咳嗽患者における喀痰の出現頻度の検討. 日本呼吸器学会雑誌. 2011; 49 (suppl.1-1): 181.
7) Gibson P, et al. Treatment of unexplained chronic cough: CHEST guideline and expert panel report. Chest. 2016; 149: 27-44.

2. 治療的診断

　慢性咳嗽の患者さんを目の当たりにしたとき，どうしても診断がつかない，あるいは診断がつきにくいケースであっても必ず身体所見や問診にその手がかりがみえています．それを信ずるかどうかは医師にかかっていますが，難しい咳嗽診療ではそうしたほころびが大きなとっかかりになることが多いのです．

　どうしてもその手がかりがみえないとき，UCCと判断せざるを得ません．

　さて，治療的診断を検討するのは，簡単に診断がつかない慢性咳嗽疾患に限ります．つまり，咳喘息なのかアトピー咳嗽なのかUACSなのか，何だかよくわからない慢性咳嗽の場合．あるいは検査結果がどうしても後日に判明するため，早期に治療を導入してあげたいという場合．プライマリケアの現場では，高価な呼吸器診断機器を置いていない施設も多く，ほぼ問診だけで治療を開始しなければならない病院やクリニックもあるでしょう．呼吸器内科に紹介状を書いて……というのもアリですが，「そんな大病院に行かなくてもいいから，先生，早く咳止め出してよ」程度のスタンスの患者さんも多いはずです．

　そういったとき，治療的診断を適用することがあります．つまり，治療反応性をみて「あぁ，あの疾患だったのかな」と後で診断名がぼんやりとわかるケースです※．

> ※スーパーカクテル（225ページ）ではないにしても，複数の鎮咳薬を用いるとどれが効いたのかわからないことがあります．今後再発したときのために，治療前にできるだけ診断をつけておきたいです．しかし目の前の患者さんの症状を早く緩和してあげたい．これが咳嗽臨床のジレンマです．

①マクロライド系抗菌薬

　国内のガイドラインでは，喀痰がある原因不明の遷延性慢性咳嗽に対しては，14・15員環マクロライド系抗菌薬の使用を8週間実施して，改善があれば臨床的にSBSと考えてよく，改善がなければ他の診断を考えるべきという記載があります[1]．また，クラミドフィラ，マイコプラズマが咳嗽を呈する疾患で一定の頻度を占めるため，急性上気道炎に対してマクロライド系抗菌薬を経験的に処方してもよいという考えもあります．

　とはいえ，喀痰がある原因不明の慢性咳嗽だからエリスロシン，というのはあまりにも短絡的ですから，せめて気管支拡張症や副鼻腔炎の所見があったときに開始したいものです．問診だけでも鼻・副鼻腔・咽頭の診察は可能です．また，感染エピソードがあったけれどもマイコプラズマや百日咳の診断結果を

待つ時間がないときにも，マクロライド系抗菌薬を投与する戦略は悪くないかもしれません※．ただ，個人的には非定型肺炎にはマクロライド系抗菌薬よりはドキシサイクリンを使いたいです．

> ※百日咳に対する早期治療には感染拡大を予防する意義がありますが，それ以外となるとアウトカム改善にはあまり役立ちません．何より，慢性咳嗽のフェーズでは既に感染症に対する抗菌薬の処方意義は極めて低いと言わざるを得ません．

②吸入薬＋ヒスタミン H_1 受容体拮抗薬

アレルギーやアトピー素因がある慢性咳嗽の患者さんで，喘息らしくないとき，咳喘息かアトピー咳嗽で悩む場面は多いと思います．どれだけ問診しても，気道過敏性検査やモストグラフのような特殊な検査をしないと鑑別ができない事態もあるでしょう．しかしそんな機器はウチには置いていない．じゃあどうする．

そういった場合，咳喘息とアトピー咳嗽の両方を天秤にかけてヒスタミン H_1 受容体拮抗薬＋吸入ステロイド薬（ICS）〔プラス頓用の短時間作用性 β_2 刺激薬（SABA）〕を処方することがあります．患者さんが「待てない」ときにかぎって，この手法を私はアリだと思っています．

「温度差があるところで咳嗽が出やすいみたいだから，ウン，この患者さんは咳喘息なのかもしれない！」，「喉がイガイガするらしいから，ウン，この患者さんはアトピー咳嗽なのかもしれない！」と自分を納得させてもよいですが，病歴のみで安易な思い込みをしないよう心がけねばなりません．思い込みに足元をすくわれそうになったことが何度もあります．

国内のガイドライン[1]では，症状から咳喘息かアトピー咳嗽を疑ったときに ICS を 2 週間トライするという手法が書かれています．ICS は咳喘息だけでなく一部のアトピー咳嗽にも効果があるので，中途半端に両方に効果がある ICS だけ入れるのであれば，最初からヒスタミン H_1 受容体拮抗薬を入れてもいいのではとも思います．ゆえにヒスタミン H_1 受容体拮抗薬＋ICS＋SABA という処方がアリだと申し上げたのです．

「結局，何の診断だったんだ」という大きな課題を残すこともありますが，咳喘息かアトピー咳嗽か，どちらの疾患なのかという問題はその人の人生に大きな影響を与えるとは私は思っていません．癌か結核か，という大きな影響を与える分岐点ではないはずです．

ただし，気道過敏性検査やモストグラフが可能であれば，実施していただきたい．診断を放棄してもよいとは思っていません．努力はすべきです．

③プロトンポンプ阻害薬（PPI）

　GERDを疑ったとき，検査がなかなか実施できない施設も多いでしょう．問診だけでPPIを投与してよいのかどうか議論の余地はあるかもしれませんが，GERDによる慢性咳嗽を強く疑っているときPPIを先行投与することが多いです．国内のガイドラインによれば，PPIは8週間処方することになっています[1]．GERDによる慢性咳嗽の軽快には，少なくとも2〜3カ月が必要なので，保険適用範囲内でも8週間という治療期間がよい落としどころですね．

　個人的には「GERDをみたら閉塞性睡眠時無呼吸を疑え」という格言を提唱したいと思っているくらいなので，肥満はないか，顎が小さくないか，いびきがないかなど閉塞性睡眠時無呼吸の問診も重要だと考えています．

④非特異的鎮咳薬

　メジコン®，リンコデ，漢方鎮咳薬などの非特異的鎮咳薬を診断前に処方することがあります．これは患者さんのQOLを改善させることが主目的であり，診断に影響を与えにくいものを選ぶのが前提です．また，診断はついているけど，特異的治療法がない場合（感染後咳嗽など）にも用います．ただし湿性咳嗽への処方には注意が必要です．

　また，リンコデは気管支を攣縮させる作用があるため，少なくとも喘息発作やCOPD急性増悪に用いるべきではありません．咳喘息を積極的に疑っているときにも，私はリンコデは避けています．

⑤慢性咳嗽スーパーカクテル

　前述したように，慢性咳嗽スーパーカクテルとは，マクロライド系抗菌薬＋吸入薬（ICS＋SABAあるいはICS/LABA＋SABA）＋H_1受容体拮抗薬＋PPI＋非特異的鎮咳薬という合わせ技です．このすべてを選ばずとも，いくつか組み合わせて使用するドクターもいるのではないでしょうか．

　無人島にいて検査することができないなら，こういった処方でQOLを改善させるのもアリかもしれませんが，あまり勧められるモノではありません．よくわからないCRP上昇＋発熱に，カルバペネム系抗菌薬＋抗真菌薬＋ステロイドパルス療法を用いるようなものです．

　しかし，慢性咳嗽の診断・治療はこの先ほとんど進歩しないかもしれません．もし今後10年，20年かけてスーパーカクテルのエビデンスが確立すれば，こんな治療が普及する時代がくるかもしれません．

何度か述べましたが，自分自身と患者さんが納得できる理由があれば，慢性咳嗽治療薬の併用はよいと思います．それがスーパーカクテルという事態になったとしても，誰も責めることはできません．しかし，一気に爆弾を落とすのではなく，可能なら薬剤は徐々に追加してほしい．

〈参考文献〉
1）日本呼吸器学会. 薬剤性肺障害の診断・治療の手引き作成委員会, 編. 薬剤性肺障害の診断・治療の手引き. 大阪: メディカルレビュー社; 2012.

第9章 珍しい咳嗽たち

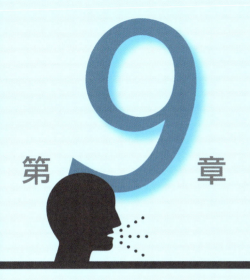

1. 咳嗽の原因はもっと上にあった ……………………………………… 228
2. にわとりが先か，卵が先か ……………………………………………… 230
3. 咳嗽の原因はまさかの大動脈に ………………………………………… 231
4. 遠い日の記憶 ……………………………………………………………… 233

第9章 珍しい咳嗽たち

1. 咳嗽の原因はもっと上にあった

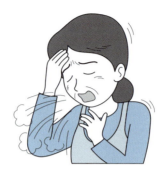

　3カ月に及ぶ咳嗽を訴えて来院した患者さん．63歳の主婦で，これまで病気とは無縁だというおっとりした女性でした．診察中にもコンコンと乾性咳嗽を発していましたが，聴診器では wheezes や crackles を聴取できませんでした．副鼻腔や咽頭の診察でも特に問題はありません．このとき，眼底を含めた全身の診察をくまなくできておれば脳腫瘍の存在を疑えたのかもしれませんが，この時点ではまさか咳嗽の鑑別診断にそのような疾患を想定していませんでした．

　咳嗽について詳しい問診をしてみると，母親が喘息だったという以外，特に気になる点はありません．咳嗽は朝に起こることもあれば，寝ているときに起こることもあるらしく，一定しません．

　胸部X線写真やCT写真を撮影しましたが，いたって正常です．気道可逆性検査を含めた呼吸機能検査にも問題はありません．血液検査も何ら異常がありません．マイコプラズマ抗体と百日咳抗体は外注だったので，初診時には結果が得られませんでした．

　私の頭のなかには乾性慢性咳嗽の鑑別疾患として，感染後咳嗽，咳喘息，アトピー咳嗽が浮かんでいました．頻度から，感染後咳嗽＞咳喘息＞アトピー咳嗽，という順序を考えていましたが，どれもこれも決め手に欠ける印象でした．何だかしっくりこない．吸入薬（吸入ステロイド薬＋頓用短時間作用性β_2刺激薬）＋H_1受容体拮抗薬＋メジコン®を処方して，抗体の結果を待ちました．

　初診から1週間後，抗体はすべて陰性という結果が返ってきました．——乾性咳嗽は相変わらず．変わったことといえば，最近咳嗽とともに嘔吐をするようになってきたこと．小児であれば，咳き込んだ拍子に嘔吐することがありますが，成人では百日咳のような頑固な咳嗽でない限り，まれです．「そういえ

ば軽い吐き気はありますね」とおっしゃいましたが，なんだか私が誘導した答えのような感じで，悪心が前面に出ているという印象はありませんでした．悪心・嘔吐というキーワードにGERDも頭に浮かびましたが，胸焼け症状は一切ありません．耳鏡を使ってもう一度鼻腔を観察しましたが，特に鼻汁はなさそうです．

　メジコン®は数年前にも服用したことがあり，全く効果がなかったのでもう服用したくないとおっしゃられました．そこで，メジコン®を中止して，吸入薬とH₁受容体拮抗薬にPPIを追加しました．この時点で，咳喘息，アトピー咳嗽，GERDの治療を実施していることになります．マイコプラズマなど以外のウイルス性の感染後咳嗽も鑑別として残っていましたが，これに対しては特異的な治療法はありません．この時点で私の頭のなかは，感染後咳嗽＞咳喘息＞アトピー咳嗽＞GERDという疾患を想定していました．

　推奨されないであろう慢性咳嗽スーパーカクテル（225ページ）に近い処方内容で，自分の咳嗽診療はこれでよいのかと自問自答する日々でした．

　1週間後，咳嗽はよくならず，今度は咳嗽する度に頭痛が出てきたとおっしゃいました．膿性鼻汁や後鼻漏はなく，副鼻腔の圧痛もありませんでしたが，もしかしたら非典型的な副鼻腔炎かもしれないと思い，副鼻腔CTを撮影することにしました．その時，頭痛＋悪心というキーワードがふと頭をよぎり，撮影範囲を副鼻腔だけでなく脳全体も含めるよう設定しました．もしかして……咳嗽の原因は頭のなかにあるんじゃないだろうか．

　――私の頭をよぎった嫌な予感は的中し，頭部CTで明らかに脳腫瘍と思われる所見が見つかりました．

　脳腫瘍の初期症状は，頭痛や悪心が有名です．咳嗽などの胸腔内圧上昇によって脳腫瘍の頭痛が悪化することが知られていますが[1]，誰でも激しい咳嗽をすれば頭蓋内圧が亢進して頭痛を感じることもあるでしょう[2]．脳腫瘍の部位や脳浮腫の程度によっては下位脳神経障害によって誤嚥を生じることがあり，間接的に慢性咳嗽をきたすことがあるかもしれません．また，肺転移を起こせばこれも咳嗽の原因になりえます．この症例は右前頭葉に2～3cmほどの腫瘍があり，脳浮腫は合併していませんでした．脳浮腫がひどいならともかく，この程度でも咳嗽を主症状にすることもあるのだろうか，と不思議に思いながら脳神経外科に紹介状を書きました．

　1960年代に咳嗽を主症状とした脳腫瘍の報告がありますが[3]，当時は脳浮腫の判断も難しかったでしょうし，脳腫瘍が直接的に咳嗽をきたしたのかどうかは誰にもわかりません．いくつか文献をあたってみましたが，脳腫瘍の初期

症状としての咳嗽の頻度はかなりまれのようです．

2カ月後に手術が終わった彼女が来院しました．驚くべきことに，3カ月間悩まされた咳嗽は，手術後ピタリと止まったとのことでした．それからというもの，慢性咳嗽の患者さんが咳嗽の度に頭痛を訴えているときには，この患者さんのことを思い出すようになりました．

〈参考文献〉
1) Forsyth PA, et al. Headaches in patients with brain tumors: a study of 111 patients. Neurology. 1993; 43: 1678-83.
2) Lane RJ, et al. Modified Valsalva test differentiates primary from secondary cough headache. J Head Pain. 2013; 14: 31.
3) Greenblatt J. Cough as a symptom of a brain tumor. Conn Med. 1961; 25: 239-40.

2. にわとりが先か，卵が先か

55歳の男性が，誕生日の朝に始まった慢性咳嗽が4カ月ほどおさまらないと訴えて来院しました．なぜ誕生日の日に咳嗽を発症したことを覚えているのか，と問うと，「誕生日おめでとう」と言われ「ありがとう」と返事をした瞬間，大きな咳をしてしまい，その際胸がブチっとちぎれる音がしたというのです．その後から，乾性咳嗽が続いているのでした．

この患者さんの診断はすぐにつきました．なぜなら，右肺の呼吸音がほとんど聴こえなかったからです．バイタルサインを確認すると，特に問題ありません．呼吸数も促迫しておらず，SpO₂も室内気で99％ありました．気道異物や無気肺の可能性も考えましたが，気胸も鑑別に考えました．すべては胸部X線写真が明らかにしてくれるだろう，慢性咳嗽の診断は，朝飯前と言ってよいくらい簡単な症例でした．

胸部X線写真では右肺がいびつに虚脱しており，胸部CT写真ではところどころに癒着を残しながら肺が見事に虚脱していました（図9-1）．おそらく，この患者さんは発症時にはそれなりの呼吸困難感があったに違いありません．しかしながら，もともと病院嫌いということもあって，よほどのことがなければ病院に行かないと決めていたそうです．次第に呼吸困難感がおさまってきたので，大丈夫だろうとタカをくくっていました．しかし，咳嗽はその後おさまることはありませんでした．咳嗽のしすぎで体重も次第に落ちてきたので，奥さんに心配されて来院した，という経緯です．

右肺の低酸素性肺血管攣縮によって健常肺の血流が増えてSpO₂が戻ったため，呼吸困難感が次第に薄らいでいったのでしょう．結核後遺症や肺全摘後と

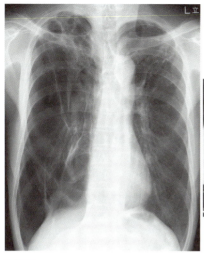
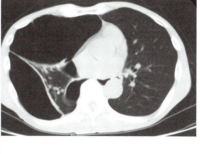

図 9-1　初診時の胸部 X 線写真と胸部 CT 写真

同じ現象ですね．

　気胸を発症したとき，咳嗽を呈することがあります．また，咳嗽をしたとき，気胸を発症することがあります．気胸＋咳嗽患者さんを診たとき，気胸と咳嗽のどちらが原因でどちらが結果なのか，臨床医には知る由がありません．にわとりが先か，卵が先か，という問題と同じです．

3. 咳嗽の原因はまさかの大動脈に >>>>>>>>>>>>>>>>>>>>>>>>>

　2 年前にリウマチ性多発筋痛症（polymyalgia rheumatica：PMR）と診断されたことがある 60 歳女性が，5 カ月ほど前から咳嗽に悩まされていました．喫煙歴はありません．以前は PMR に対してステロイドを処方されていましたが，現在は特に内服薬もありません．

　よくよく話を聞いてみていると，PMR があった 2 年前から軽い咳嗽があったものの，最近は感じていなかったそうです．5 カ月前から出現した咳嗽は，1 週間前からさらにひどくなったと話しておられました．咳嗽の日内変動ははっきりせず，寛解・増悪因子もありませんでした．咳嗽以外の症状を聞いてみると，「最近食欲が出ないので，1 カ月で 5 kg ほど体重が減っていると思います．あと，何も家のことがしたくないほどだるいんです．頭も重い感じがするし，夜も寝づらいです」と不定愁訴のような訴えが続きました．

体重減少というキーワードから，肺癌による慢性咳嗽が頭をよぎりましたが，血液検査では赤沈が 121 mm/時間と異常高値を示していました．もちろん肺癌でも赤沈が上昇することがありますが，PMR を有している患者さんですから，血管炎が潜んでいるかもしれない，頭にその可能性を想起しました．

胸部 CT を撮像しましたが，肺野には全く異常がありません．つまり，慢性咳嗽の原因は肺外ということです．しかし造影 CT で，大動脈壁が全周性に肥厚しているような所見が得られていました（図 9-2）．これはやはり……．

この患者さんは大動脈炎症候群の可能性が高いと考えられました．そして自費であることを承諾してもらったうえで FDG-PET を撮像したところ，大動脈全長と両側鎖骨下動脈・腕頭動脈，総頸動脈に及ぶ広範囲の集積がありました．間違いありません，大動脈炎症候群です（図 9-3）．

PMR との関連で側頭動脈炎も鑑別に挙がりましたが，浅側頭動脈の触診に

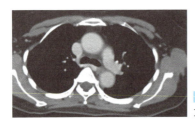

図 9-2 本症例の造影胸部 CT 所見：大動脈壁が肥厚している……？

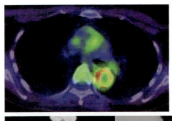

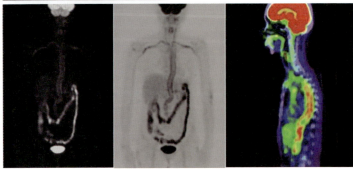

図 9-3 本症例の FDG-PET 所見：大動脈炎の所見

異常はなく FDG-PET でも側頭動脈には明らかな集積はありませんでした．

プレドニゾロン 50 mg/ 日の治療を開始したところ，驚くべきことに翌日にはピタっと咳嗽が止まり，食欲も戻ってきました．そして 1 週間後には倦怠感も消失し，家事ができるようになり，患者さんの訴えていた様々な症状はみるみるうちに改善しました．2 年前の咳嗽が今回の慢性咳嗽と関連しているかはわかりませんが，PMR に対する初期治療でいったんマスクされてしまっていたのかもしれませんね．

大動脈炎症候群はステロイドによく反応し，1 日で劇的に効果が表れることがあり，患者さんから本当に喜ばれる疾患の 1 つです．この疾患は初期症状として感冒様症状を呈することがありますが，慢性咳嗽を契機に発見されることは非常に稀です[1,2]．中小血管炎で肺病変を合併している場合はともかく，慢性咳嗽の鑑別疾患として血管炎を最初から挙げておくのは至難の業です．患者さんの訴えにつぶさに耳を傾けてヒントのピースをつなぎあわせ，早期に診断をつけたいものですね．

（参考文献）
1) Van der Schueren B, et al. Cough as the presenting symptom of large vessel vasculitis. Clin Rheumatol. 2005; 24: 411-4.
2) Nd Perera G, et al. Bronchiectasis and hoarseness of voice in takayasu arteritis: a rare presentation. BMC Res Notes. 2012; 5: 447.

※本症例は，市立福知山市民病院総合内科川島篤志先生，西村康裕先生のご厚意により紹介させていただきました（原稿執筆：近畿中央胸部疾患センター片山加奈子先生）．

4. 遠い日の記憶 >>>

2 カ月ほどの慢性咳嗽を呈した 45 歳男性．紹介状もなく，当院が初診でした．

咳嗽は乾性咳嗽で，散歩をしているときに起こりやすいとのことです．診察時には全く咳嗽は出ていませんでしたが，咳嗽に苦しんだ末に当院を受診されているのですから，軽い咳嗽というわけではないでしょう．散歩をしているときに発咳するというのに，激しい運動をしても，極端な温度差でも咳嗽は誘発されないそうです．喉のイガイガ感もありません．聴診，血液検査，肺機能検査，胸部画像検査はすべて正常．喫煙歴もありません．

仕事は，印刷会社の営業だそうです．3 カ月前に，宮城県から大阪府へ単身赴任してきたそうです．時期的に，その引っ越しが慢性咳嗽の原因だと感じま

第9章 珍しい咳嗽たち

した．すなわち，引っ越した家に咳嗽の原因があるのではないかと．

引っ越し＋咳嗽といえば，過敏性肺炎が挙げられますが，胸部HRCTでも全く粒状影がみられません．呼気CTを撮影してエアトラッピングを検出しようと試みましたが，エアトラッピングのエの字もありません．極めて正常．ホルムアルデヒドなどによるシックハウス症候群も考えました[1]．日本におけるシックハウス症候群は，とりわけ新築住宅において，建材，内装材，塗料，家具，什器などから発生する化学物質によるものを指します．私も大学時代に入居したマンションで，シックハウス症候群を経験したことがあります．ただ，彼が咳嗽を呈するのは散歩をしているときです．家や部屋から離れるとむしろ症状が改善するというのがシックハウス症候群の特徴なので[2]，何だかやはりヘンだ．

特殊な趣味，整髪料，シャンプー，……ありとあらゆることを問診しましたが，原因がはっきりしません．念のためにマイコプラズマと百日咳の抗体を採取して後日来院いただくことにしました．早急に治療を導入してほしいといった感じではなく，「診断がつくのを待てる」とおっしゃってくれたので，初診時に薬剤を処方しませんでした．

2回目の受診は1週間後でした．マイコプラズマと百日咳の抗体は陰性．詳しめに肺機能検査を実施しましたがやはり陰性でした．

「川の土手を歩くたびに咳が出るんです」．

患者さんはこんなことをポツリとつぶやきました．特定の場所が慢性咳嗽の原因になっているとすれば，その場所を避ければよいのではないかと思ったのですが，その川の土手というのは特定の場所というワケではなかったのです．つまり，どこの川の土手であろうと咳嗽が出るというのです．

私の頭に，心因性咳嗽・SCSという言葉がちらつき始めました．そういえば，彼は宮城県から大阪府へ赴任してきたのだった．もしかして，という気持ちを抱きつつ，私はこう切り出しました．

「宮城県から赴任してきたとおっしゃいましたが，もしかして東日本大震災を経験されているのですか？」

彼は，ええその通りです，と頷きました．そして，彼の次男が津波で死亡したことも私に伝えてきました．自分も溺死しかけたが，消防隊員に助けられたということ．その思い出を語る姿は悲しそうでしたが，泣き出したり取り乱したりといったことはありませんでした．

私は精神的な原因による咳嗽と安易に判断することが嫌いです．私がまだ若輩者ということもあってか，なんだか咳嗽診療に負けたような気がしてならな

いからです．しかし，なかには本当にそれが原因で咳嗽をきたしている人がいるはずです．今回ばかりは疑いようがありません，目の前のこの男性は間違いなくそれです．川を逆流した大津波が，愛する次男を奪った映像が頭から離れず，川を見る度にあの日溺死しかけたときの咳嗽が再現されるのではないか．

大学病院の心療内科の受診を希望したため，彼を近隣の大学の心療内科に紹介しました．後日病院に届けられた紹介状の返信には，PTSD（posttraumatic stress disorder）という診断名が書かれていました．よくよく問診すると，フラッシュバック症状が顕著にみられていたそうです．フラッシュバックの存在まで引き出せなかったのは，私の問診力不足によるものでしょう．

アメリカ同時多発テロ事件において，多くの消防隊員が慢性咳嗽を呈しており，PTSDとの関連性が指摘されています[3]．彼の咳嗽は，PTSDのDSM-V診断基準[4]における「心的外傷的出来事の側面を象徴するまたはそれに類似する，内的または外的なきっかけに対する顕著な生理学的反応」という侵入症状に相当するものではないかと考えられます．

その後，彼は当院を受診していませんが，今頃咳嗽もきっとよくなっているのだろうと信じています．そして，この患者さんは私の慢性咳嗽の診療に大きな影響を与えています．

問診こそが咳嗽診療の扉を開く．どこまで深く問診ができるか，それこそが慢性咳嗽の診断にせまる唯一無二の武器なのだと確信しています．

　　（参考文献）
　　1) Chang CC, et al. The sick building syndrome. I. Definition and epidemiological considerations. J Asthma. 1993; 30: 285-95.
　　2) 厚生労働科学研究（健康安全・危機管理対策総合研究事業）．シックハウス症候群診療マニュアル．
　　3) Niles JK, et al. Comorbid trends in World Trade Center cough syndrome and probable posttraumatic stress disorder in firefighters. Chest. 2011; 140: 1146-54.
　　4) 日本精神神経学会, 監. DSM-5 精神疾患の診断・統計マニュアル．東京: 医学書院; 2014.

日本語索引

あ行

アカラシア	163
アストグラフ　Jupiter 21	54
アストグラフ法	53
アスピリン喘息	140, 174
アスペルギルス	92, 110
アスペルギルス抗原	92
アスペルギローマ	92
アズマチェック	48
アズマプランプラス	48
アデノウイルス	66
アデノシン三リン酸	11
アトピー咳嗽	18, 109, 133
アトピー咳嗽の診断基準	112
アナフィラキシー反応	29
アメリカ胸部学会	3, 53
カルシトニン遺伝子関連ペプチド	8
アレルギー性真菌性副鼻腔炎	132
アレルギー性鼻炎	132
アロタッシア	181
アロディニア	181
イギリス胸部学会	3, 16
胃食道逆流	143
胃食道逆流症	18, 29, 33, 143
一酸化窒素	9
イムノカード®マイコプラズマ	59, 82
インターフェロンα	170
インターフェロンγ遊離アッセイ	81
インフルエンザウイルス	66
うつ病	181
エプワース睡眠スケール	149
エルナス®肺炎クラミドフィラ IgM	61, 85
嚥下造影検査	158
嚥下反射測定	158
エンテロウイルス	66
オウム病	66
オピオイド受容体	190
オフィオポゴニン	207

か行

咳　嗽	
——過敏	181
——過敏性症候群	179
——逆流自己悪循環	144
——検査	47
——時呼気流量	13
——数	12
——速度	4
——定義	3
——努力	12
——メカニズム	5
改訂水飲みテスト	158
かぜ症候群	17, 66
過敏性肺炎	37
カプサイシン	9, 11, 57
カプサイシン咳感受性検査	57, 63
下部食道括約筋	143
乾性咳嗽	23
関節リウマチ	174
感染後咳嗽	18, 74
感染後鼻炎	132
感染性咳嗽	74
寒冷凝集素	59
奇異性声帯運動	181
気管支拡張症	29, 89, 122
気管支動脈塞栓術	29
気管支平滑筋収縮誘発咳嗽反応検査	56, 63
気胸	29, 70
喫煙咳嗽	171
喫煙歴	32
気道異物	29, 187
気道可逆性検査	49, 95
気道過敏性	33
気道過敏性検査	51, 95
気道抵抗	57
機能性ディスペプシア	145
急性咳嗽	17
急性間質性肺炎	164
急性冠症候群	29

急性好酸球性肺炎	171	習慣性咳嗽	176
急性心不全	29	修正 MRC	152
急速適応受容体	6	上気道咳症候群	18, 33, 132
吸入短時間作用性 β_2 刺激薬		食道裂孔ヘルニア	144
	49, 78, 94, 99, 224	食物テスト	158
強制呼気	44	しわぶく	2
胸部 X 線写真	47	心因性咳嗽	176, 234
禁煙	152	真菌関連慢性咳嗽	110
菌球	92	神経障害性疼痛	180
クイックチェイサー® Auto Myco	62, 79, 82	神経ペプチド	7
クイックチェイサー® Myco	62, 79, 82	心臓喘息	46
クエン酸	57	身体化	176
クォンティフェロン	81	身体症状および関連障害	176
くちすすぐ	2	身体所見	42
クライオプローブ	166	心的外傷後ストレス障害	181
クラミドフィラ	66, 84	心不全	24, 70
クラミドフィラ抗体	61, 84	スギ舌下免疫療法	38
クリプトコッカス	92	すすぐ	2
痙咳	75	スタッカート	75
結核	87	スパイロメトリー	49
好酸球カチオン性タンパク	104	スローモーション咳嗽	44
好酸球性気管支炎	116	生活指導	148
好酸球性副鼻腔炎	139	声帯機能不全	181
喉頭アレルギー	112, 181	咳閾値	57
喉頭蓋炎	29	咳感受性検査	57
喉頭過敏	112	咳休止時間	12
後鼻漏	43, 132	咳強度	13
誤嚥	29	咳受容体感受性検査	57, 63
誤嚥性肺炎	147, 157	咳衝動	13, 45
コールドフレオン現象	107	咳潜時	12
呼気一酸化窒素濃度	51, 95	咳喘息	18, 24, 102
呼吸機能検査	47	咳喘息の診断基準	103
呼吸細気管支炎を伴う間質性肺炎	164	咳中枢	190
呼吸抵抗	53, 58	脊椎後弯症	45
黒質線条体	7	咳優位型喘息	103
孤束核	5	説明できない慢性咳嗽	179, 205
コロナウイルス	66	線維状赤血球凝集素	60
さ行		遷延性咳嗽	18, 74
		喘息	18, 24, 94
細菌性肺炎	29, 147	喘息発作	70
細菌性副鼻腔炎	132	前立腺肥大	113
サブスタンス P	7, 160, 172, 209	**た行**	
敷石状所見	43, 132		
耳鏡	43	大脳基底核	7
シックハウス症候群	234	多発性骨髄腫	168
湿性咳嗽	23	チック	176

注意欠陥多動性障害	196
中枢パターン発生器	5
中性エンドペプチダーゼ	207
痛覚過敏	181
通年性鼻炎	132
東浜株	60, 77
特発性器質化肺炎	164
特発性肺線維症	164
特発性肺線維症急性増悪	70
ドパミン	162
トランスイルミネーションテスト	43
鳥飼病	37
努力性肺活量	151, 170
トルーゾーン	48

な行

内視鏡的鼻副鼻腔手術	130, 142
ニコチン	11
日本アレルギー学会標準法	53
ニューロキニン A	8
ノバグノスト百日咳	61, 77

は行

パーソナルベスト	48
肺アスペルギルス症	92
肺アスペルギローマ	93
肺活量	151
肺癌	29
肺クリプトコッカス症	92
肺結核	29
肺血栓塞栓症	29, 70
肺高血圧症	29, 45
肺真菌症	92
肺進展受容器	8
剥離性間質性肺炎	164
ハチミツ	198
ハチミツコーヒー	198
鼻洗浄	142
鼻茸	126, 139
パラインフルエンザウイルス	66
パラ百日咳菌	77
反回神経麻痺	29
反復唾液嚥下テスト	158
ピークフローメーター	48, 95
鼻炎	132
非結核性抗酸菌症	89
ヒスタミン	11
非喘息性好酸球性気管支炎	116
非喘息性好酸球性気管支炎の診断基準	119
ヒタザイム法	61, 84
ビタミン B_6	89
非特異性間質性肺炎	164
ヒトメタニューモウイルス	66, 74
非びらん性胃食道逆流症	145
肥満	45
びまん性	
——嚥下性細気管支炎	163
——汎細気管支炎	140, 201
——汎細気管支炎の診断基準	125
百日咳	75
——抗体	60, 75
——診断のフローチャート	77
——毒素	60
微粒子凝集法	82
不安神経症	181
フェンタニル誘発性咳嗽	173
腹腔鏡下逆流防止術	170
副鼻腔炎	43
副鼻腔気管支症候群	122
副鼻腔気管支症候群の診断基準	125
布団歴	37
ブラジキニン	11, 172
フローボリュームカーブ	49
プロスタグランジン E_2	11
プロトンポンプ阻害薬	145, 225
プロラスト®$Myco$	62, 79, 82
閉塞性睡眠時無呼吸	149, 225
補体結合反応	82

ま行

マイコプラズマ	66, 78
マイコプラズマ抗体	59
マクロライド系抗菌薬	78, 201, 220, 223
慢性咳嗽	18
慢性咳嗽の治療的診断	223
慢性気管支炎	152
慢性誤嚥	157
慢性副鼻腔炎の診断基準	125
ミニライト	48
迷走神経	5
メサコリン咳誘発検査	56, 63
メサコリン累積負荷量	54

モストグラフ	57, 95

や行

薬剤性咳嗽	172
薬剤性肺障害	174
ヤケイロタケ	110
山口株	60, 77
誘導型一酸化窒素合成酵素	9
ヨーロッパ呼吸器学会	3, 53, 179

ら行

らい性結節性紅斑	168
ライノウイルス	66
リアルタイムPCR法	82
リボソームタンパクL7/L12	82
リボテスト®マイコプラズマ	62, 79, 82
緑内障	113
緑膿菌	126, 132, 201
リンパ球性間質性肺炎	164
レプリーゼ	75

欧文索引

A

ACE 阻害薬	160, 172
acute interstitial pneumonia	164
Aδ 線維	6
A 型ボツリヌス毒素	212
allodynia	181
allotussia	181
Alzheimer 型認知症	193, 195
Alzheimer 病	209
American Thoracic Society	3, 53
ARB	173
ARDS	70
ASA physical status	174
aspirin-exacerbated respiratory disease	174
asthma-COPD overlap syndrome	95

B

β-D グルカン	92
Bjerkandera adusta	110
Bordetella pertussis	75
British Thoracic Society	3, 16

C

C2	57
C5	57
calcitoningene-related peptide	8
central pattern generator	5
CF 法	59
cobblestone appearance	43, 132
COLUMBUS 試験	202
COPD	29
COPD assessment test	152
COPD 急性増悪	46, 70
cough bouts	12
── count	12
── effort	12
── episodes	12
── epoch	12
── intensity	13
── latency	12
── peak flow	13
── reflux self-perpetuating cycle	144
cough hypersensitivity syndrome	144, 179
cough-specific quality-of-life questionnaire	13, 40
COX-2 阻害薬	11
cryptogenic organizing pneumonia	164
C 線維	6
Cycleave®PCR 呼吸器系感染症起因菌検出キット Ver.2	82
CYP2D6	191, 196

D

deflation cough	151
desquamative interstitial pneumonia	164
Diehr の肺炎予測	67
diffuse aspiration bronchiolitis	163
diffuse panbronchiolitis	163
Dmin	54
DnaK タンパク	82
DPB の診断基準	125

E

e-Myco™ VALiD-Q マイコプラズマ qPCR 検出キット	82
EGFR チロシンキナーゼ阻害薬	174
eosinophilic bronchitis	116
eosinophilic chronic rhinosinusitis	139
Epworth sleepiness Scale	149
European Respiratory Society	3, 53

F

Fentanyl-induced cough	173
FHA 抗体	77
filamentous hemagglutinin	60
fine crackles	70, 220
fractional exhaled nitric oxide	95
Frequency Scale for Symptoms of Gastroesophageal	145
Fres	58
fungus ball	92

fungus-associated chronic cough	110

G

gastro-oesophageal reflux disease	143
gastroesophageal reflux	143
gastroesophageal reflux disease	18, 33, 143

H

Hansel 染色	62
Hering-Breuer 反射	9
hyperalgesia	181
hypertussia	181

I

idiopathic interstitial pneumonias	164
idiopathic pulmonary fibrosis	164
IgE-MAST33	61
inconsistent with UIP パターン	167
inducible nitric oxide synthase	9
IPF 急性増悪	70

J

JESREC スコア	140

L

LAMP 法	62, 80
laryngeal hypersensitivity	29, 112, 179
Leicester cough questionnaire	13, 38
LoopampEXIA®	81
Loopamp®肺炎マイコプラズマ検出試薬キット D	62, 79, 82
Loopamp®百日咳菌検出試薬キット D	77
lower esophageal sphincter	143
lymphocytic interstitial pneumonia	164

M

MAC 抗体	91
minimally important difference	38
MostGraph-02	58
mucoid impaction	91
Mycobacterium avium complex	89

N

NAEB の診断基準	119
neuromodulator	184, 211
NICE ガイドライン	51
NIOX	51
NMDA 受容体拮抗	193
NObreath	51
non-asthmatic eosinophilic bronchitis	116
nonspecific interstitial pneumonia	164
NSAIDs アレルギー	140
numerical rating scale	13
Numerical Rating Scale	37

P

P2X 受容体	11
P2X$_3$ 受容体拮抗薬	186
PA 法	59
paradoxical vocal cord movement	181
paresthesia	181
Parkinson 病	162, 209
pertussis toxin	60, 79
physiotherapy, and speech and language therapy intervention	210
pleuroparenchymal fibroelastosis	164
possible UIP パターン	167
posttraumatic stress disorder	235
proton-pump inhibitors	145
PT-IgG 抗体	60, 76

Q

quorum-sensing	132

R

R5	58
R20	58
rapidly adapting receptors	6
reflex theory	143
respiratory bronchiolitis-associated interstitial lung disease	164
RS ウイルス	66

S

SBS の診断基準	125
sensation of mucus in the throat	14
σ-1 受容体作動	193
sinobronchial syndrome	122
slowly adapting receptors	8
somatic cough syndrome	175
somatic symptom and related disorders	175
somatization	175

T

T-SPOT	81
transient lower esophageal sphincter relaxation	143
transient receptor potential	180
―― vanilloid₁	9
tree-in-bud pattern	81, 88, 163
TRP ファミリー	10, 180
TRPV1 阻害薬	9

U

UIP パターン	167
unexplained chronic cough	179, 205
upper airway cough syndrome	18, 33, 132
urge-to-cough	13, 45

V

visual analog scale	13, 37
vocal cord dysfunction	181

W

wheezes	44, 78, 94, 103, 220
whoop	75

X

X5	58

略語索引

A

ACOS	95
ADHD	196
AERD	140, 174
AIP	164
ATP	11
ATS	3, 53

B

BTS	3, 16

C

CAT	152
CGRP	8
CHS	144, 179
COP	164
COPD	29, 152
CQLQ	13, 40

D

DAB	163
DIP	164
DPB	163, 201

E

EB	116
ECRS	139
ERS	3, 53, 179
ESS	149

F

FACC	110
FeNO	51, 95
FHA	60
FIC	173
FSSG	145

G

GER	143
GERD	18, 24, 33, 45, 143
GORD	143

H

HLA B54	124

I

ICAM-1	127
ICS	78, 98, 106, 119, 206, 220, 224
ICS/LABA	99, 106, 152
IIPs	164
iNOS	9
IPF	70, 164

L

LABA	152
LAMA	152
LAMA/LABA	152
LCQ	13, 38
LES	143
LH	112, 179
LIP	164

M

MAC	89
MID	38
mMRC	152
MUC5AC	127

N

NAEB	116
NO	10
NRS	13, 37
NSAIDs	174
NSIP	164

O

OPQRST	32

P

PPFE	164
PPI	145, 220, 225

PSALTI	210
PT	60
PTSD	235
PVCM	181

R

RARs	6
RB-ILD	164

S

SABA	49, 78, 94, 99, 106, 152, 224
SAMA	152
SARs	8
SBS	122
SCS	176, 234
SMIT	14, 110
SNRI	178
SSRI	178

T

TLESR	143
TRP	180
TRPA1	10
TRPM8	10
TRPV1	9
TRPV4	10

U

UACS	18, 24, 33, 132
UCC	179, 205

V

VAS	13, 37
VC	151
VCD	181

薬剤名索引

あ行

アクリジニウム	153
アジスロマイシン	86, 126
アストマリ®	193
アストミン®	196
アスベリン®	196
アズマネックス®	98, 100, 107, 119
アセトアミノフェン	69
アゼプチン®	114, 185
アゼラスチン	114
アタラックス®（P）	114
アドエア®	99, 100, 107
アトロベント®	153
アノーロ®	154
アマンタジン	162
アミトリプチリン	184
アラミスト®	129, 137
アレグラ®	114, 138, 185
アレジオン®	114
アレロック®	114
アンジオテンシンⅡ受容体拮抗薬	173
アンピシリン/スルバクタム	160
イスコチン®	89
イソニアジド	89
イトラコナゾール	93, 113
イトリゾール®	93
イプラトロピウム	153, 206
イルソグラジン	163
イレッサ®	174
インダカテロール	154
ウメクリジニウム	153, 154
ウルティブロ®	154
エオジノステイン®	62
エクリラ®	153
エタンブトール	89
エバスチン	114
エバステル®	114
エピナスチン	114
エフェドリン®	138
エブトール®	89, 92
エプラジノン	196
エメロミン®	114
エリザス®	129, 137
エリスロシン®	126, 130, 203
エンクラッセ®	153
塩酸モルヒネ	78, 184, 192
オーキシス®	154
オーグメンチン®	70
オキサトミド	114
オキシメテバノール	190
オフェブ®	170
オマリズマブ	102
オルベスコ®	98, 100, 107, 119, 142
オロダテロール塩酸塩	154
オロパタジン	114
オンブレス®	154

か行

ガイレス®	196
カスポファンギン	93
ガスロン®	163
葛根湯	69
カナマイシン	92
ガバペン®	183, 221
カンサイダス®	93
キニジン	195
吸入ステロイド薬	78, 98, 205, 224
吸入ステロイド薬/長時間作用性β_2刺激薬	99
吸入短時間作用性β_2刺激薬	49, 78, 94, 99, 224
キュバール®	98, 100, 107, 119, 142
クラビット®	83
クラリス®	78, 83, 86, 92, 126, 130
クラリチン®	114
グリコピロニウム	153, 154
クロフェダノール	196
クロペラスチン	196
クロモグリク酸	173
ゲフィチニブ	174
ケンブラン®	53

コデインリン酸 69, 190
コルドリン® 196

さ行

柴朴湯 69, 209
ザイザル® 114, 138, 185
ザジテン® 114
サリドマイド 168
サルタノール® 49, 99, 153
サルブタモール硫酸塩 99, 153
サルメテロールキシナホ酸塩 99, 154
サレド® 168
サワシリン® 70
シーサール® 193
シーブリ® 153
シクレソニド 98
ジスロマック® 78, 84, 86, 126
ジスロマックSR® 78, 83, 86
ジヒドロコデインリン酸 190
ジフェンヒドラミン 114, 197
シプロヘプタジン 114
シムビコート® 99, 100, 107
ジメモルファン 196
ジメモルミンDS® 196
小青竜湯 69, 208
ジルテック® 114
シロスタゾール 162
辛夷清肺湯 69, 138
シングレア® 101, 107, 119, 130, 138
シンメトレル® 162
ストレプトマイシン 92
スピオルト® 154
スピリーバ® 101, 153
清肺湯 69, 209
ゼスラン® 114
セチリジン 114
セフメノキシム 129
セルテクト® 114
セレスタミン® 141
セレベント® 154
セロトニン・ノルアドレナリン再取り込み
　阻害薬 178
選択的セロトニン再取り込み阻害薬 178
ゾレア® 102

た行

タケプロン® 147
タナトリル® 161
タベジール® 114
タリオン® 114
チオトロピウム 153, 154
チペピジン 196
ディレグラ® 114
テオフィリン 173
デキサメタゾンシペシル酸エステル
　点鼻粉末 129, 137
デキストロメトルファン 78, 193
デザレックス 114
デスロラタジン 114
デパス® 178
ドキシサイクリン 83, 86
トクレス® 196
トラマゾリン 138
トリプタノール® 184

な行

ナゾネックス® 129, 137
ニポラジン® 114
ニンテダニブ 170
ヌーカラ® 102
ネオマレルミン® 114
ネキシウム® 147
ノスカピン® 196

は行

パキシル® 178
バクタ® 78
麦門冬湯 10, 69, 207
鼻噴霧用ステロイド薬 69, 129, 137
（パモ酸）ヒドロキシジン 114
パリエット® 147
パルミコート® 98, 100, 107, 119
半夏厚朴湯 162, 209
ヒスタミンH_1受容体拮抗薬
　　　　　106, 113, 119, 185, 220, 224
ビブラマイシン® 83, 86, 130
ヒベルナ® 114
ピラジナミド 89
ビラスチン 114
ビラノア® 114

薬剤名索引

ピラマイド®	89
ビランテロール	99, 154
ピリドキサール®	89
ピルフェニドン	170
ピレスパ®	170
ピレチア®	114
ファンガード®	93
ブイフェンド®	93
フェキソフェナジン	114
フェキソフェナジン＋プソイドエフェドリン	114
フェノテロール	99, 153
フェンタニル	173
フスタゾール®	196
ブデソニド	98, 99
フマル酸エメダスチン	114
フマル酸クレマスチン	114
フマル酸ケトチフェン	114
フラベリック®	196
プリビナ®	138
プリンペラン®	148
フルタイド®	98, 100, 107, 119
フルチカゾンフランカルボン酸エステル	99
フルチカゾンフランカルボン酸エステル点鼻液	129, 137
フルチカゾンプロピオン酸エステル	98, 99
フルチカゾンプロピオン酸エステル点鼻液	129, 137
フルティフォーム®	99, 100, 107
フルナーゼ®	129, 137
プレガバリン	183
プレタール®	162
プレドニゾロン（プレドニン®） 101, 107, 115, 119, 130, 142, 170	
プロカテロール塩酸塩水和物	99, 153
プロトンポンプ阻害薬	145, 225
プロボコリン®	53
プロポフォール	174
プロメタジン	114
ベクロメタゾン	98, 205
ベクロメタゾンプロピオン酸エステル製剤（点鼻）	129, 137
ベシル酸ベポタスチン	114
ペストロン®	129
ペナ®	114
ベネトリン®	99, 153
ペリアクチン®	114
ベロテック®	99, 153
ベンゾジアゼピン	178
ベンゾナテート	198
ペントキシベリン	196
ベンプロペリン	196
ボトックス®	212
ホモクロミン®	114
ホモクロルシクリジン	114
ポララミン	114
ボリコナゾール	93
ホルモテロール	99, 154

ま行

麻黄附子細辛湯	69, 115
マクロライド系抗菌薬	78, 201, 220, 223
マレイン酸クロルフェニラミン	114
ミカファンギン	93
ミノマイシン®	83, 86
ムコソルバン®	130
ムコダイン®	130
メキタジン	114
メサコリン	53
メジコン®	69, 78, 193, 225
メテバニール®	190
メトクロプラミド	148
メトトレキサート	174
メプチン®	49, 99, 101, 107, 153
メポリズマブ	102
モメタゾンフランカルボン酸エステル	98
モメタゾンフランカルボン酸エステル水和物点鼻液	129, 137

や行

ユナシンS®	160

ら行

リウマトレックス®	174
リドカイン	174, 205
リノコート®	129, 137
リファンピシン	89, 92
苓甘姜味辛夏仁湯	69
リリカ	183, 221
リンコデ	190, 225
ルリッド®	126
レスタミン®	114

レスプレン®	196	ロキソプロフェン	69
レボセチリジン	114	ロラタジン	114

数字・アルファベット

レボフロキサシン	83		
レボメトルファン	193	14員環マクロライド	126
レミカット®	114	15員環マクロライド	126
レミフェンタニル	174	SB-705498	9
レルベア®	99, 100, 107	ST合剤	78
ロキシスロマイシン	126		

著者略歴

倉原　優

国立病院機構近畿中央胸部疾患センター内科医師．2006年滋賀医科大学卒業．洛和会音羽病院を経て2008年より現職．日本呼吸器学会呼吸器専門医，日本感染症学会感染症専門医，インフェクションコントロールドクター．自身のブログで論文の和訳やエッセイなどを執筆（ブログ「呼吸器内科医」　http://pulmonary.exblog.jp/）．

咳のみかた，考えかた　Ⓒ

発　行	2017年4月15日　1版1刷
	2017年5月30日　1版2刷

著　者　倉　原　　優

発行者　株式会社　　中外医学社
　　　　代表取締役　青　木　　滋
　　　　〒162-0805　東京都新宿区矢来町62
　　　　電　　話　(03) 3268-2701(代)
　　　　振替口座　00190-1-98814番

印刷・製本／三和印刷(株)　　＜HI・HU＞
ISBN978-4-498-13034-0　　Printed in Japan

JCOPY　＜(社)出版者著作権管理機構　委託出版物＞
本書の無断複写は著作権法上での例外を除き禁じられています．複写される場合は，そのつど事前に，(社)出版者著作権管理機構（電話 03-3513-6969，FAX 03-3513-6979，e-mail: info@jcopy.or.jp）の許諾を得てください．